Agente comunitário de saúde e endemias:
aspectos da sua atuação

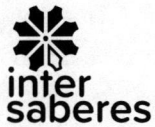

Agente comunitário de saúde e endemias:
aspectos da sua atuação

Louise Aracema Scussiato
Deisi Cristine Forlin Benedet
(Organizadoras)

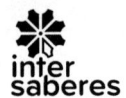

Rua Clara Vendramin, 58 . Mossunguê . CEP 81200-170
Curitiba . PR . Brasil . Fone: (41) 2106-4170
www.intersaberes.com . editora@intersaberes.com

Conselho editorial
Dr. Alexandre Coutinho Pagliarini
Dr.ª Elena Godoy
Dr. Neri dos Santos
M.ª Maria Lúcia Prado Sabatella

Editora-chefe
Lindsay Azambuja

Gerente editorial
Ariadne Nunes Wenger

Assistente editorial
Daniela Viroli Pereira Pinto

Preparação de originais
Arte e Texto Edição e Revisão de Textos

Edição de texto
Palavra do Editor
Camila Rosa

Capa
Charles L. da Silva (*design*)
Skylines/Shutterstock (imagem)

Projeto gráfico
Charles L. da Silva (*design*)
SkillUp/Shutterstock (imagem)

Diagramação
Querido Design

***Designer* responsável**
Ana Lucia Cintra

Iconografia
Regina Claudia Cruz Prestes

Dados Internacionais de Catalogação na Publicação (CIP)
(Câmara Brasileira do Livro, SP, Brasil)

Agente comunitário de saúde e endemias : aspectos da sua atuação / organizadoras Louise Aracema Scussiato, Deisi Cristine Forlin Benedet. -- 1. ed. -- Curitiba, PR : InterSaberes, 2025.

Vários autores.
Bibliografia.
ISBN 978-85-227-1670-8

1. Agentes comunitários de saúde - Brasil 2. Agentes comunitários de saúde - Leis e legislação 3. Políticas públicas 4. Saúde pública 5. Serviços de saúde comunitária I. Scussiato, Louise Aracema. II. Benedet, Deisi Cristine Forlin.

24-245045　　　　　　　　　　　　　　　　　　　　　　　　　　　CDD-362.10981

Índices para catálogo sistemático:
1. Brasil : Agentes comunitários de saúde : Saúde pública 362.10981
Cibele Maria Dias - Bibliotecária - CRB-8/9427

1ª edição, 2025.
Foi feito o depósito legal.
Informamos que é de inteira responsabilidade dos autores a emissão de conceitos.
Nenhuma parte desta publicação poderá ser reproduzida por qualquer meio ou forma sem a prévia autorização da Editora InterSaberes.
A violação dos direitos autorais é crime estabelecido na Lei n. 9.610/1998 e punido pelo art. 184 do Código Penal.

Sumário

9   *Prefácio*
11 *Apresentação*
13 *Como aproveitar ao máximo este livro*

Capítulo 1
15 Atuação e atribuições do agente comunitário de saúde e endemias
17 1.1 Legislações específicas
24 1.2 Atribuições dos agentes comunitários de saúde e endemias
29 1.3 Os agentes comunitários de saúde e endemias como elo entre a comunidade e os serviços de saúde
31 1.4 Os agentes comunitários de saúde e endemias como agentes de mudança na saúde da população

Capítulo 2
39 Nutrição humana: o que o agente comunitário de saúde e endemias precisa saber
41 2.1 O Direito Humano à Alimentação Adequada e a Segurança Alimentar e Nutricional
44 2.2 Linha do tempo das políticas públicas na área de alimentação e nutrição
47 2.3 Indicadores mais utilizados da Insegurança Alimentar e Nutricional
52 2.4 Principais aspectos do consumo alimentar de pré-escolares e escolares
55 2.5 Principais aspectos do consumo alimentar de adultos e idosos

Capítulo 3
67 Atuação do agente comunitário de saúde e endemias em primeiros socorros
- 69   3.1 Atendimento inicial – avaliação do local e da vítima
- 75   3.2 Emergências clínicas
- 91   3.3 Emergências traumáticas
- 103   3.4 Intoxicação exógena
- 105   3.5 Acidentes com animais peçonhentos

Capítulo 4
119 Atuação do agente comunitário de saúde e endemias com a pessoa idosa
- 121   4.1 Políticas públicas para as pessoas idosas sob a perspectiva dos agentes comunitários de saúde e endemias
- 134   4.2 Perfil do agente comunitário de saúde e do agente de combate às endemias na atenção à saúde da pessoa idosa
- 139   4.3 Práticas administrativas cotidianas dos agentes comunitários de saúde e endemias na atenção à saúde da pessoa idosa
- 142   4.4 Ações voltadas à saúde da pessoa idosa: visita domiciliar como instrumento de prática de cuidado
- 147   4.5 A importância dos agentes comunitários de saúde e endemias nos grupos de educação em saúde

Capítulo 5
153 Processos patológicos relacionados ao envelhecimento
- 155   5.1 Processo saúde-doença: reflexões sobre o processo de envelhecer
- 160   5.2 Alterações patológicas dos sistemas nervoso, cardíaco e respiratório
- 181   5.3 Alterações patológicas dos sistemas renal, endócrino e digestório
- 193   5.4 Alterações patológicas dos sistemas tegumentar, locomotor e hematológico
- 206   5.5 Aspectos contemporâneos na abordagem do envelhecimento pelos profissionais de saúde

Capítulo 6
215 O agente comunitário de saúde e endemias ante os cuidados paliativos
217 6.1 Cuidados paliativos: filosofia e princípios
222 6.2 Níveis de atenção em cuidados paliativos e atuação da equipe interprofissional
227 6.3 Particularidades dos cuidados paliativos no início da vida e em pediatria
231 6.4 Particularidades dos cuidados paliativos em pacientes adultos, em idosos e em oncologia
237 6.5 Assistência à fase final da vida e óbito domiciliar

247 *Considerações finais*
249 *Lista de siglas*
253 *Referências*
291 *Respostas*
301 *Sobre os autores*

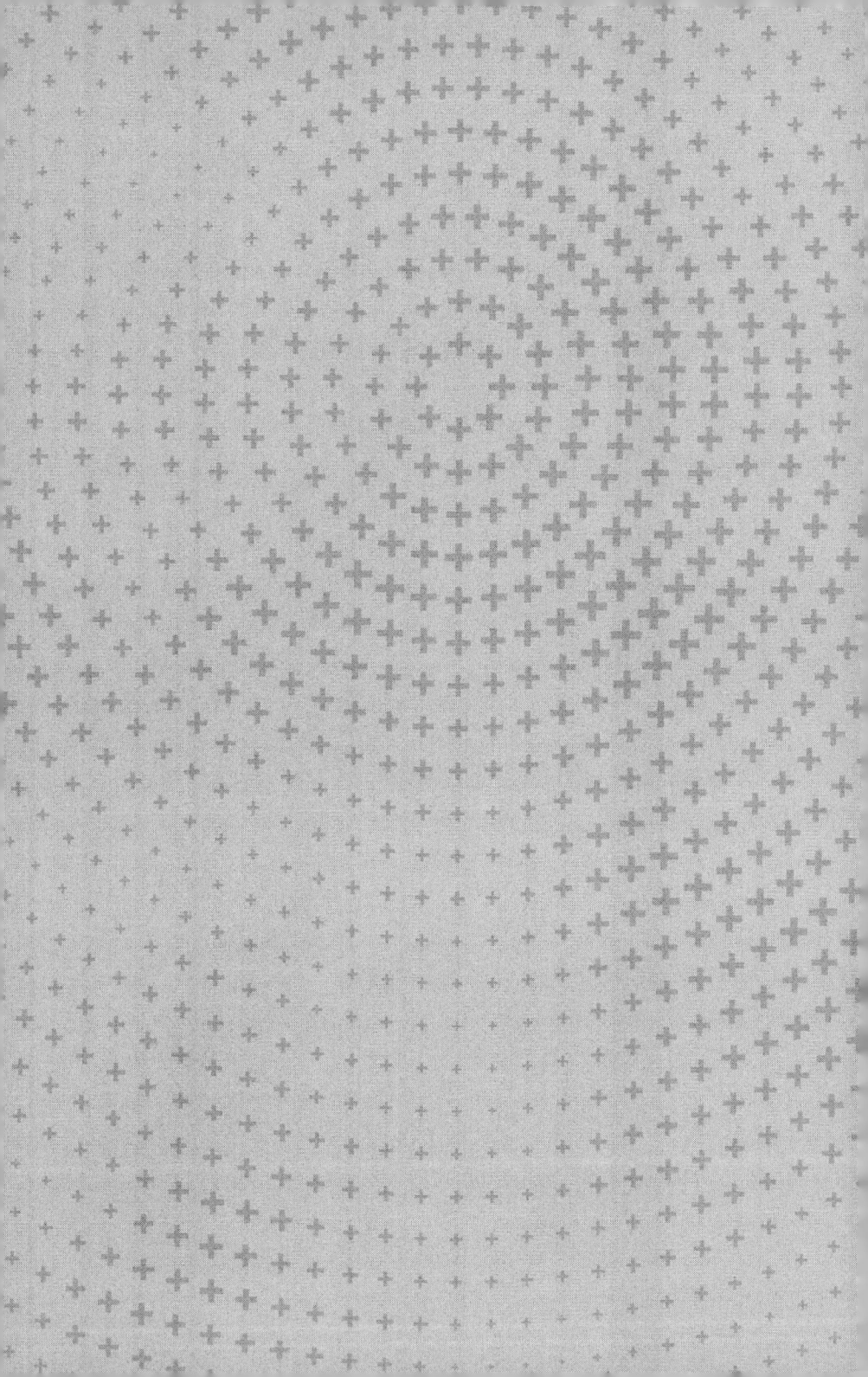

Prefácio

O Sistema Único de Saúde (SUS) é uma realidade e, mesmo que apresente fragilidades, está permanentemente em construção, com problemas a serem resolvidos e desafios a serem enfrentados para a concretização de seus princípios e suas diretrizes. Trata-se de uma política pública constituída por territórios, tendo na atenção sua porta principal e atuação focada na responsabilidade sanitária de equipes multidisciplinares, as quais trabalham em conjunto com a comunidade na busca por qualidade de vida para essa população.

A atuação dos agentes comunitários em saúde e endemias (ACSE) compreende saberes técnicos e conhecimento locorregional. Nesse contexto, esta obra se destaca na instrumentalização desses profissionais para a atuação assertiva nos territórios – que, construídos historicamente, estão vivos, pulsam e se transformam.

O direito à saúde é universal, para todas as pessoas, porém cada comunidade, cada família, cada pessoa tem necessidades diferentes. Para cuidar das pessoas, individual ou coletivamente, são necessários conhecimentos sobre os ciclos de vida, os contextos sociais e os aspectos relevantes das necessidades de saúde tanto de cada pessoa quanto da coletividade. Assim, é preciso ter um olhar diferenciado para a organização da oferta e do acesso aos serviços e ações de saúde, buscando minimizar os efeitos das desigualdades sociais.

Nesse sentido, este livro aponta os principais aspectos, conforme os princípios do SUS, a serem considerados pelos ACSE, em conjunto com os demais profissionais da Atenção Básica: buscar a integralidade da assistência à saúde com igualdade e equidade e orientar-se pelos princípios de acessibilidade, vínculo, continuidade do cuidado (longitudinalidade), responsabilização, humanização, participação social e coordenação do cuidado.

Os autores demonstram que os ACSE são personagens fundamentais na Atenção Básica, tendo em vista sua proximidade com as necessidades e os problemas que afetam a comunidade. Trata-se de profissionais que se destacam pela capacidade de se comunicar com as pessoas e pela liderança natural que exercem.

A política pública de saúde sai fortalecida com esta obra.

Profª Drª Ivana Maria Saes Busato
Odontóloga e Coordenadora de Cursos EaD do Centro Universitário Internacional Uninter

Apresentação

A atuação dos agentes comunitários de saúde e endemias (ACSE) é essencial para um trabalho eficaz e efetivo na Atenção Primária à Saúde (APS). São profissionais que atuam como uma ponte entre os serviços de saúde e a comunidade, uma vez que estão mais próximos dos indivíduos, conhecem suas necessidades e conseguem identificar mudanças necessárias para uma melhor assistência.

Nosso intuito é que, ao final da leitura deste livro, você compreenda a importância da atuação do profissional agente comunitário de saúde e de combate às endemias, além de valorizar essa profissão, que, muitas vezes, não recebe o devido reconhecimento por parte de outros profissionais.

É importante mencionar que, apesar de cada profissional de saúde ter seu papel na APS, todos formam uma equipe, razão pela qual devem sempre lembrar que as ações e atitudes que tiverem gerarão um impacto direto na saúde da população atendida. Por isso, o foco neste livro é reforçar os aspectos da atuação do profissional agente comunitário de saúde e de combate às endemias e valorizar seu trabalho, mas também destacar que eles fazem parte de uma equipe multiprofissional.

Este livro foi dividido em seis capítulos. No Capítulo 1, abordaremos conteúdos relativos às legislações específicas voltadas para os ACSE e suas atribuições. Também discutiremos a atuação dos ACSE como agentes de mudança e como um elo entre a comunidade e os serviços de saúde. Já o Capítulo 2 terá como foco o que os ACSE precisam saber sobre nutrição humana em cada fase da vida do ser humano.

No Capítulo 3, a abordagem será voltada para a atuação dos ACSE em situações que exigem primeiros socorros. No Capítulo 4, por sua vez, analisaremos a atuação desses profissionais com a população idosa.

O Capítulo 5 apresentará os processos patológicos voltados ao envelhecimento, evidenciando o que os ACSE precisam saber para atuar com pessoas idosas com processos patológicos. Por fim, o Capítulo 6 tratará dos cuidados paliativos, enfocando a atuação dos ACSE com indivíduos que estão nesse processo.

Esperamos que você aproveite a leitura deste livro, consiga refletir sobre a importância da atuação dos profissionais ACSE e, assim, possa ter uma atuação mais assertiva.

Boa leitura!

Como aproveitar ao máximo este livro

Empregamos nesta obra recursos que visam enriquecer seu aprendizado, facilitar a compreensão dos conteúdos e tornar a leitura mais dinâmica. Conheça a seguir cada uma dessas ferramentas e saiba como estão distribuídas no decorrer deste livro para bem aproveitá-las.

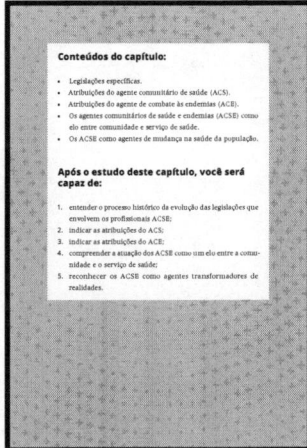

Conteúdos do capítulo:

Logo na abertura do capítulo, relacionamos os conteúdos que nele serão abordados.

Após o estudo deste capítulo, você será capaz de:

Antes de iniciarmos nossa abordagem, listamos as habilidades trabalhadas no capítulo e os conhecimentos que você assimilará no decorrer do texto.

Para saber mais

Sugerimos a leitura de diferentes conteúdos digitais e impressos para que você aprofunde sua aprendizagem e siga buscando conhecimento.

Síntese

Ao final de cada capítulo, relacionamos as principais informações nele abordadas a fim de que você avalie as conclusões a que chegou, confirmando-as ou redefinindo-as.

Questões para revisão

Ao realizar estas atividades, você poderá rever os principais conceitos analisados. Ao final do livro, disponibilizamos as respostas às questões para a verificação de sua aprendizagem.

Questões para reflexão

Ao propormos estas questões, pretendemos estimular sua reflexão crítica sobre temas que ampliam a discussão dos conteúdos tratados no capítulo, contemplando ideias e experiências que podem ser compartilhadas com seus pares.

Capítulo 1

Atuação e atribuições do agente comunitário de saúde e endemias

Louise Aracema Scussiato
Deisi Cristine Forlin Benedet
Karla Michelle Nobre Minervino

Conteúdos do capítulo:

- Legislações específicas.
- Atribuições do agente comunitário de saúde (ACS).
- Atribuições do agente de combate às endemias (ACE).
- Os agentes comunitários de saúde e endemias (ACSE) como elo entre comunidade e serviço de saúde.
- Os ACSE como agentes de mudança na saúde da população.

Após o estudo deste capítulo, você será capaz de:

1. entender o processo histórico da evolução das legislações que envolvem os profissionais ACSE;
2. indicar as atribuições do ACS;
3. indicar as atribuições do ACE;
4. compreender a atuação dos ACSE como um elo entre a comunidade e o serviço de saúde;
5. reconhecer os ACSE como agentes transformadores de realidades.

1.1 Legislações específicas

Os profissionais agentes comunitários de saúde e endemias (ACSE) tiveram uma jornada de luta e desenvolvimento até chegarem aos dias atuais reconhecidos como profissionais de saúde. Antes, porém, de serem apresentadas as atribuições específicas tanto do agente comunitário de saúde (ACS) quanto do agente de combate às endemias (ACE), um breve contexto histórico será abordado concomitantemente com as leis e emendas que auxiliam no entendimento da história desses profissionais.

A profissão teve início no Estado do Ceará e começou com a escolha de mulheres da comunidade. Em 1991, esses profissionais não tinham uma categoria específica nem escolaridade definida, assim como não faziam parte da equipe de saúde da família (Barros et al., 2010).

Desse modo, essa profissão foi, por muito tempo, negligenciada. Houve até mesmo várias tentativas de extinção por portarias que visavam transformar todos os agentes comunitários de saúde (ACS) em técnicos em enfermagem. No entanto, com a união da categoria em torno da Confederação Nacional dos Agentes Comunitários de Saúde (Conacs), a Lei n. 14.536, de 20 de janeiro de 2023 (Brasil, 2023a), alterou a Lei n. 11.350, de 5 de outubro de 2006 (Brasil, 2006b), a fim de considerar os ACS e os ACE como profissionais de saúde, com profissões regulamentadas.

No Quadro 1.1 constam as legislações que regem essa profissão importante e exclusiva do Sistema Único de Saúde (SUS).

Quadro 1.1 – Leis ou emendas que denotam o contexto histórico da evolução da profissão dos ACSE

Lei ou emenda	Especificações	Link
Emenda Constitucional n. 51, de 14 de fevereiro de 2006	"As Mesas da Câmara dos Deputados e do Senado Federal, nos termos do art. 60 da Constituição Federal, promulgam a seguinte Emenda ao texto constitucional: Art. 1º O art. 198 da Constituição Federal passa a vigorar acrescido dos seguintes §§ 4º, 5º e 6º: 'Art. 198. [...] § 4º Os gestores locais do sistema único de saúde poderão admitir agentes comunitários de saúde e agentes de combate às endemias por meio de processo seletivo público, de acordo com a natureza e complexidade de suas atribuições e requisitos específicos para sua atuação. § 5º Lei federal disporá sobre o regime jurídico e a regulamentação das atividades de agente comunitário de saúde e agente de combate às endemias. § 6º Além das hipóteses previstas no § 1º do art. 41 e no § 4º do art. 169 da Constituição Federal, o servidor que exerça funções equivalentes às de agente comunitário de saúde ou de agente de combate às endemias poderá perder o cargo em caso de descumprimento dos requisitos específicos, fixados em lei, para o seu exercício.' (NR) Art. 2º Após a promulgação da presente Emenda Constitucional, os agentes comunitários de saúde e os agentes de combate às endemias somente poderão ser contratados diretamente pelos Estados, pelo Distrito Federal ou pelos Municípios na forma do § 4º do art. 198 da Constituição Federal, observado o limite de gasto estabelecido na Lei Complementar de que trata o art. 169 da Constituição Federal. Parágrafo único. Os profissionais que, na data de promulgação desta Emenda e a qualquer título, desempenharem as atividades de agente comunitário de saúde ou de agente de combate às endemias, na forma da lei, ficam dispensados de se submeter ao processo seletivo público a que se refere o § 4º do art. 198 da Constituição Federal, desde que tenham sido contratados a partir de anterior processo de Seleção	<https://www.planalto.gov.br/ccivil_03/constituicao/emendas/emc/emc51.htm>

(continua)

(Quadro 1.1 – continuação)

Lei ou emenda	Especificações	Link
	Pública efetuado por órgãos ou entes da administração direta ou indireta de Estado, Distrito Federal ou Município ou por outras instituições com a efetiva supervisão e autorização da administração direta dos entes da federação. Art. 3º Esta Emenda Constitucional entra em vigor na data da sua publicação".	
Lei n. 11.350, de 5 de outubro de 2006	"Regulamenta o § 5º do art. 198 da Constituição, dispõe sobre o aproveitamento de pessoal amparado pelo parágrafo único do art. 2º da Emenda Constitucional nº 51, de 14 de fevereiro de 2006, e dá outras providências. Art. 1º As atividades de Agente Comunitário de Saúde e de Agente de Combate às Endemias, passam a reger-se pelo disposto nesta Lei. Parágrafo único. Esta Lei é denominada Lei Ruth Brilhante. Art. 2º O exercício das atividades de Agente Comunitário de Saúde e de Agente de Combate às Endemias, nos termos desta Lei, dar-se-á exclusivamente no âmbito do Sistema Único de Saúde – SUS, na execução das atividades de responsabilidade dos entes federados, mediante vínculo direto entre os referidos Agentes e órgão ou entidade da administração direta, autárquica ou fundacional. § 1º É essencial e obrigatória a presença de Agentes Comunitários de Saúde na Estratégia Saúde da Família e de Agentes de Combate às Endemias na estrutura de vigilância epidemiológica e ambiental". Essas são algumas das principais determinações da Lei Ruth Brilhante, considerada uma das mais importantes para a profissão.	<https://www.planalto.gov.br/ccivil_03/_ato2004-2006/2006/lei/l11350.htm>
Lei n. 11.585, de 28 de novembro de 2007	Esta lei dispõe sobre a instituição do Dia Nacional do Agente Comunitário de Saúde e Agentes de Combate às Endemias. "Art. 1º É instituído o dia 4 de outubro como o Dia Nacional do Agente Comunitário de Saúde. Art. 2º Esta Lei entra em vigor na data de sua publicação".	<https://www.planalto.gov.br/ccivil_03/_ato2007-2010/2007/lei/l11585.htm>

(Quadro 1.1 – continuação)

Lei ou emenda	Especificações	Link
Emenda Constitucional n. 63, de 4 de novembro de 2010	"Altera o § 5º do art. 198 da Constituição Federal para dispor sobre piso salarial profissional nacional e diretrizes para os Planos de Carreira de agentes comunitários de saúde e de agentes de combate às endemias. [...] § 5º Lei federal disporá sobre o regime jurídico, o piso salarial profissional nacional, as diretrizes para os Planos de Carreira e a regulamentação das atividades de agente comunitário de saúde e agente de combate às endemias, competindo à União, nos termos da lei, prestar assistência financeira complementar aos Estados, ao Distrito Federal e aos Municípios, para o cumprimento do referido piso salarial. [...] Art. 2º Esta Emenda Constitucional entra em vigor na data de sua publicação".	<https://www.planalto.gov.br/ccivil_03/Constituicao/Emendas/Emc/emc63.htm>
Lei n. 12.994, de 17 de junho de 2014	"Altera a Lei nº 11.350, de 5 de outubro de 2006, para instituir piso salarial profissional nacional e diretrizes para o plano de carreira dos Agentes Comunitários de Saúde e dos Agentes de Combate às Endemias. [...] Art. 1º A Lei nº 11.350, de 5 de outubro de 2006, passa a vigorar acrescida dos seguintes artigos: 'Art. 9º-A. O piso salarial profissional nacional é o valor abaixo do qual a União, os Estados, o Distrito Federal e os Municípios não poderão fixar o vencimento inicial das Carreiras de Agente Comunitário de Saúde e de Agente de Combate às Endemias para a jornada de 40 (quarenta) horas semanais. § 1º O piso salarial profissional nacional dos Agentes Comunitários de Saúde e dos Agentes de Combate às Endemias é fixado no valor de R$ 1.014,00 (mil e quatorze reais) mensais. § 2º A jornada de trabalho de 40 (quarenta) horas exigida para garantia do piso salarial previsto nesta Lei deverá ser integralmente dedicada a ações e serviços de promoção da saúde, vigilância epidemiológica e combate a endemias em prol das famílias e comunidades assistidas, dentro dos respectivos territórios de atuação, segundo as atribuições previstas nesta Lei'".	<https://www.planalto.gov.br/ccivil_03/_ato2011-2014/2014/lei/l12994.htm>

(Quadro 1.1 – continuação)

Lei ou emenda	Especificações	Link
Lei n. 13.342, de 3 de outubro de 2016	"Altera a Lei nº 11.350, de 5 de outubro de 2006, para dispor sobre a formação profissional e sobre benefícios trabalhistas e previdenciários dos Agentes Comunitários de Saúde e dos Agentes de Combate às Endemias [...]".	<https://planalto.gov.br/ccivil_03///////_Ato2015-2018/2016/Lei/L13342.htm>
Lei n. 13.595 de 5 de janeiro de 2018	"Altera a Lei nº 11.350, de 5 de outubro de 2006, para dispor sobre a reformulação das atribuições, a jornada e as condições de trabalho, o grau de formação profissional, os cursos de formação técnica e continuada e a indenização de transporte dos profissionais Agentes Comunitários de Saúde e Agentes de Combate às Endemias".	<https://www.planalto.gov.br/ccivil_03/_ato2015-2018/2018/lei/l13595.htm>
Lei n. 13.708, de 14 de agosto de 2018	"Altera a Lei nº 11.350, de 5 de outubro de 2006, para modificar normas que regulam o exercício profissional dos Agentes Comunitários de Saúde e dos Agentes de Combate às Endemias".	<https://www.planalto.gov.br/ccivil_03/_ato2015-2018/2018/lei/l13708.htm>
Portaria MS n. 3.241, de 7 de dezembro de 2020	"Institui o Programa Saúde com Agente, destinado à formação técnica dos Agentes Comunitários de Saúde e dos Agentes de Combate às Endemias".	<https://www.in.gov.br/en/web/dou/-/portaria-ms-n-3.241-de-7-de-dezembro-de-2020-293178860>

(Quadro 1.1 – continuação)

Lei ou emenda	Especificações	Link
Emenda Constitucional n. 120, de 5 de maio de 2022	"Acrescenta §§ 7º, 8º, 9º, 10 e 11 ao art. 198 da Constituição Federal, para dispor sobre a responsabilidade financeira da União, corresponsável pelo Sistema Único de Saúde (SUS), na política remuneratória e na valorização dos profissionais que exercem atividades de agente comunitário de saúde e de agente de combate às endemias. [...] '§ 7º O vencimento dos agentes comunitários de saúde e dos agentes de combate às endemias fica sob responsabilidade da União, e cabe aos Estados, ao Distrito Federal e aos Municípios estabelecer, além de outros consectários e vantagens, incentivos, auxílios, gratificações e indenizações, a fim de valorizar o trabalho desses profissionais. § 8º Os recursos destinados ao pagamento do vencimento dos agentes comunitários de saúde e dos agentes de combate às endemias serão consignados no orçamento geral da União com dotação própria e exclusiva. § 9º O vencimento dos agentes comunitários de saúde e dos agentes de combate às endemias não será inferior a 2 (dois) salários-mínimos, repassados pela União aos Municípios, aos Estados e ao Distrito Federal. § 10. Os agentes comunitários de saúde e os agentes de combate às endemias terão também, em razão dos riscos inerentes às funções desempenhadas, aposentadoria especial e, somado aos seus vencimentos, adicional de insalubridade. § 11. Os recursos financeiros repassados pela União aos Estados, ao Distrito Federal e aos Municípios para pagamento do vencimento ou de qualquer outra vantagem dos agentes comunitários de saúde e dos agentes de combate às endemias não serão objeto de inclusão no cálculo para fins do limite de despesa com pessoal." (NR) Art. 2º Esta Emenda Constitucional entra em vigor na data de sua publicação'". Esta emenda é muito importante, pois, além de definir o piso dos agentes, ainda retira a categoria da responsabilidade do município com relação ao limite prudencial.	<https://www.planalto.gov.br/ccivil_03/constituicao/emendas/emc/emc120.htm>

(Quadro 1.1 – continuação)

Lei ou emenda	Especificações	Link
Lei n. 14.536, de 20 de janeiro de 2023	"Altera a Lei nº 11.350, de 5 de outubro de 2006, a fim de considerar os Agentes Comunitários de Saúde e os Agentes de Combate às Endemias como profissionais de saúde, com profissões regulamentadas, para a finalidade que especifica".	<https://www.planalto.gov.br/ccivil_03/_ato2023-2026/2023/lei/L14536.htm>
Portaria GM/MS n. 51, de 24 de janeiro de 2023	"Estabelece o valor do incentivo financeiro federal de custeio mensal referente aos Agentes de Combate às Endemias para o ano de 2023".	<https://bvsms.saude.gov.br/bvs/saudelegis/gm/2023/prt0051_27_01_2023.html>.
Portaria GM/MS n. 576, de 5 de maio de 2023	"Estabelece o valor do incentivo financeiro federal de custeio mensal referente aos Agentes Comunitários de Saúde para o ano de 2023". Esta portaria se refere ao novo piso inicial de dois salários mínimos para os ACSE.	<https://bvsms.saude.gov.br/bvs/saudelegis/gm/2023/prt0576_09_05_2023.html#:~:text=Estabelece%20o%20valor%20do%20incentivo,para%20o%20ano%20de%202023>
Portaria GM/MS n. 2.304, de 12 de dezembro de 2023	"Institui o Programa Mais Saúde com Agente, destinado à formação técnica dos Agentes Comunitários de Saúde e dos Agentes de Combate às Endemias no triênio 2024-2026".	<https://www.gov.br/saude/pt-br/composicao/se/dgip/air-e-melhoria-normativa/relatorios/2023/portaria-gm-ms-no-2-304-de-12-de-dezembro-de-2023>

(Quadro 1.1 – conclusão)

Lei ou emenda	Especificações	Link
Portaria SAES/MS n. 1.546, de 20 de março de 2024	Institui o CBO para o técnico em agente comunitário de saúde (3222-55) e dá novas atribuições. Procedimentos alterados: Código e Nome do procedimento 01.01.01.001-0 – Atividade educativa/orientação em grupo na atenção primária 01.01.01.009-5 – Prevenção da covid-19 nas escolas 01.01.02.003-1 – Ação coletiva de escovação dental supervisionada 01.01.03.001-0 – Visita domiciliar por profissional de nível médio 01.01.04.007-5 – Medição de altura 01.01.04.008-3 – Medição de Peso 01.01.04.009-1 – Dispensação de suplemento de micronutrientes em pó – NUTRISUS 01.01.04.012-1 – Avaliação do risco de insegurança alimentar 02.14.01.001-5 – Glicemia capilar 03.01.05.013-9 – Busca ativa 03.01.10.003-9 – Aferição de pressão arterial 03.01.10.025-0 – Aferição de temperatura 03.01.13.007-8 – Acompanhamento do tratamento para malária não complicada	<https://www.in.gov.br/en/web/dou/-/portaria-saes/ms-n-1.546-de-20-de-marco-de-2024-550369141>

Como pode ser verificado, diversas leis e emendas foram publicadas para contemplar diferentes aspectos relacionados aos profissionais ACSE.

1.2 Atribuições dos agentes comunitários de saúde e endemias

As atribuições profissionais dos ACSE estão bem definidas na Política Nacional de Atenção Básica (PNAB), no âmbito do SUS, instituída por meio da Portaria n. 2.436, de 21 de setembro de 2017 (Brasil, 2017), do Ministério da Saúde.

Segundo a PNAB de 2017, no que compete ao ACS e ao ACE, existem atribuições que são comuns entre eles. Portanto, partindo da ideia de que precisa haver uma colaboração entre a Atenção Básica e a Vigilância em Saúde para identificar corretamente os problemas de saúde nas comunidades e planejar intervenções clínicas e sanitárias mais efetivas, recomenda-se a integração das atividades dos agentes de saúde (ACS e ACE) (Brasil, 2017).

Além das atribuições comuns a todos os profissionais da equipe de Atenção Básica, a PNAB estabelece atribuições específicas dos ACSE. Na sequência, apresentamos as atribuições comuns aos ACS e aos ACE e também as exclusivas a cada categoria.

Atribuições comuns ao ACS e ao ACE conforme a PNAB

> I - Realizar diagnóstico demográfico, social, cultural, ambiental, epidemiológico e sanitário do território em que atuam, contribuindo para o processo de territorialização e mapeamento da área de atuação da equipe;
> II - Desenvolver atividades de promoção da saúde, de prevenção de doenças e agravos, em especial aqueles mais prevalentes no território, e de vigilância em saúde, por meio de visitas domiciliares regulares e de ações educativas individuais e coletivas, na UBS, no domicílio e outros espaços da comunidade, incluindo a investigação epidemiológica de casos suspeitos de doenças e agravos junto a outros profissionais da equipe quando necessário;
> III - Realizar visitas domiciliares com periodicidade estabelecida no planejamento da equipe e conforme as necessidades de saúde da população, para o monitoramento da situação das famílias e indivíduos do território, com especial atenção às pessoas com agravos e condições que necessitem de maior número de visitas domiciliares;

IV - Identificar e registrar situações que interfiram no curso das doenças ou que tenham importância epidemiológica relacionada aos fatores ambientais, realizando, quando necessário, bloqueio de transmissão de doenças infecciosas e agravos;

V - Orientar a comunidade sobre sintomas, riscos e agentes transmissores de doenças e medidas de prevenção individual e coletiva;

VI - Identificar casos suspeitos de doenças e agravos, encaminhar os usuários para a unidade de saúde de referência, registrar e comunicar o fato à autoridade de saúde responsável pelo território;

VII - Informar e mobilizar a comunidade para desenvolver medidas simples de manejo ambiental e outras formas de intervenção no ambiente para o controle de vetores;

VIII - Conhecer o funcionamento das ações e serviços do seu território e orientar as pessoas quanto à utilização dos serviços de saúde disponíveis;

IX - Estimular a participação da comunidade nas políticas públicas voltadas para a área da saúde;

X - Identificar parceiros e recursos na comunidade que possam potencializar ações intersetoriais de relevância para a promoção da qualidade de vida da população, como ações e programas de educação, esporte e lazer, assistência social, entre outros;

XI - Exercer outras atribuições que lhes sejam atribuídas por legislação específica da categoria, ou outra normativa instituída pelo gestor federal, municipal ou do Distrito Federal. (Brasil, 2017)

Atribuições específicas do ACS conforme a PNAB

i. Trabalhar com adscrição de indivíduos e famílias em base geográfica definida e cadastrar todas as pessoas de sua área, mantendo os dados atualizados no sistema de informação da Atenção Básica vigente, utilizando-os de forma sistemática, com apoio da equipe, para a análise da situação de saúde, considerando as características sociais, econômicas, culturais, demográficas e epidemiológicas do território, e priorizando as situações a serem acompanhadas no planejamento local;

ii. Utilizar instrumentos para a coleta de informações que apoiem no diagnóstico demográfico e sociocultural da comunidade;

iii. Registrar, para fins de planejamento e acompanhamento das ações de saúde, os dados de nascimentos, óbitos, doenças e outros agravos à saúde, garantido o sigilo ético;

iv. Desenvolver ações que busquem a integração entre a equipe de saúde e a população adscrita à UBS, considerando as características e as finalidades do trabalho de acompanhamento de indivíduos e grupos sociais ou coletividades;

v. Informar os usuários sobre as datas e horários de consultas e exames agendados;

vi. Participar dos processos de regulação a partir da Atenção Básica para acompanhamento das necessidades dos usuários no que diz respeito a agendamentos ou desistências de consultas e exames solicitados;

vii. Exercer outras atribuições que lhes sejam atribuídas por legislação específica da categoria, ou outra normativa instituída pelo gestor federal, municipal ou do Distrito Federal.

Poderão ser consideradas, ainda, atividades do Agente Comunitário de Saúde, a serem realizadas em caráter excepcional, assistidas por profissional de saúde de nível superior, membro da equipe, após treinamento específico e fornecimento de equipamentos adequados, em sua base geográfica de atuação, encaminhando o paciente para a unidade de saúde de referência.

i. aferir a pressão arterial, inclusive no domicílio, com o objetivo de promover saúde e prevenir doenças e agravos;

ii. realizar a medição da glicemia capilar, inclusive no domicílio, para o acompanhamento dos casos diagnosticados de diabetes mellitus e segundo projeto terapêutico prescrito pelas equipes que atuam na Atenção Básica;

iii. aferição da temperatura axilar, durante a visita domiciliar;

iv. realizar técnicas limpas de curativo, que são realizadas com material limpo, água corrente ou soro fisiológico e cobertura estéril, com uso de coberturas passivas, que somente cobre a ferida; e

v. orientação e apoio, em domicílio, para a correta administração da medicação do paciente em situação de vulnerabilidade.

Importante ressaltar que os ACS só realizarão a execução dos procedimentos que requeiram capacidade técnica específica se detiverem a respectiva formação, respeitada autorização legal. (Brasil, 2017)

Atribuições específicas do ACE conforme a PNAB

i. Executar ações de campo para pesquisa entomológica, malacológica ou coleta de reservatórios de doenças;

ii. Realizar cadastramento e atualização da base de imóveis para planejamento e definição de estratégias de prevenção, intervenção e controle de doenças, incluindo, dentre outros, o recenseamento de animais e levantamento de índice amostral tecnicamente indicado;

iii. Executar ações de controle de doenças utilizando as medidas de controle químico, biológico, manejo ambiental e outras ações de manejo integrado de vetores;

iv. Realizar e manter atualizados os mapas, croquis e o reconhecimento geográfico de seu território; e

v. Executar ações de campo em projetos que visem avaliar novas metodologias de intervenção para prevenção e controle de doenças; e

vi. Exercer outras atribuições que lhes sejam atribuídas por legislação específica da categoria, ou outra normativa instituída pelo gestor federal, municipal ou do Distrito Federal. (Brasil, 2017)

Tanto o ACS quanto o ACE devem fazer parte de uma equipe de Atenção Básica ou de Saúde da Família e contar com a coordenação de profissionais de saúde de nível superior, em uma abordagem em que há a integração entre a Atenção Básica e a Vigilância em Saúde. Em áreas sem a cobertura dessas equipes, deve haver a vinculação entre o ACS e a Estratégia de Agentes Comunitários de Saúde (EACS), enquanto o ACE deve ser associado à equipe de Vigilância em Saúde do município, com supervisão técnica de um profissional qualificado, podendo estar ligado à equipe de Atenção Básica, Saúde da Família ou outro serviço determinado pelo gestor local.

Apesar de as atribuições dos ACSE estarem bem claras e definidas na PNAB, esses profissionais por muito tempo foram discriminados e excluídos pelos demais, sendo consolidados como profissionais de saúde somente pela Lei 14.536/2023.

1.3 Os agentes comunitários de saúde e endemias como elo entre a comunidade e os serviços de saúde

Os ACSE desempenham um papel crucial na intermediação entre a comunidade e os serviços de saúde, fortalecendo os laços e promovendo a saúde pública. Com atuação principal na vigilância, na prevenção, no controle de doenças e na promoção da saúde, por meio de visita domiciliar, cadastramento e acompanhamento da população adstrita em seu território, esses profissionais têm o papel fundamental de identificar as necessidades locais e implementar ações preventivas e de promoção da saúde (Cruz, 2009; Santana, Simeão, 2022).

Em virtude de sua inserção na comunidade, os ACSE têm a possibilidade de identificar e acompanhar *in loco* as situações do processo saúde-doença da população da qual fazem parte. Para tal, é preciso ter um olhar ampliado para a realidade, com o objetivo de ultrapassar uma perspectiva fiscalizatória, reconhecendo as reais necessidades de saúde da população e discutindo-as com a equipe de saúde, além de articular outros setores, como associação de moradores e escolas.

Para a efetivação desse papel de elo entre as necessidades de saúde da população e o serviço de saúde, a formação de vínculo constitui-se em um elemento-chave. O vínculo na Atenção Primária à Saúde (APS) possibilita uma aproximação com o usuário do serviço – e com a população em geral – de modo que ele se sinta acolhido, gerando confiança, respeito e empatia (Brilhante et al., 2022) para que as orientações e informações de saúde façam sentido e sejam mais facilmente incorporadas.

Para o desenvolvimento eficaz de sua prática profissional, é preciso que os ACSE, assim como toda a equipe de saúde, estejam em constante atualização (Oliveira et al., 2022). A educação permanente e continuada capacita e instrumentaliza esses profissionais para uma abordagem à comunidade mais assertiva e qualificada, podendo ser considerada como um fator limitante ou potencializador da prática dos ACSE com a população (Lima et al., 2021).

Dessa forma, a educação permanente e continuada dos ACSE consiste em um desafio, sendo essencial para a atuação desses profissionais a fim de que estejam embasados em informações confiáveis e compreendam seu papel abrangente com a população, uma vez que o reconhecimento das características do território viabiliza o planejamento de ações, tanto dos ACSE quanto da equipe de saúde em geral, adequadas às necessidades atinentes ao território em que estão (Brito et al., 2024).

Nesse sentido, é fundamental oferecer educação continuada aos ACSE, tanto no que diz respeito a práticas específicas de situações de saúde ou vigilância sanitária quanto no que se refere à nutrição enteral, a fim de que estejam capacitados para apoiar os familiares cuidadores nas boas práticas de manipulação e administração das dietas enterais. A educação continuada também auxilia na propagação de conhecimentos seguros e evita posturas embasadas em preconceitos que levam à estigmatização e à ignorância em relação às mais diversas questões (Pinho; Pires, 2022).

A proximidade dos ACSE com a comunidade também favorece a educação em saúde, por meio da disseminação de informações sobre hábitos saudáveis, prevenção de doenças e cuidados básicos, empoderando os indivíduos para tomarem decisões mais conscientes em relação à sua saúde e seu bem-estar (Rodrigues, 2019). Esses profissionais atuam ainda como facilitadores do acesso aos serviços de saúde, orientando os moradores sobre os procedimentos necessários para agendamento de consultas, exames e vacinação.

Contudo, há diversos desafios nessa profissão, como a falta de reconhecimento e valorização de seu trabalho. Desse modo, é necessário maior investimento na capacitação e na melhoria das condições de trabalho desses profissionais, de maneira a assegurar uma atuação mais eficaz e sustentável no fortalecimento do sistema de saúde comunitária (Rodrigues, 2019; Brito et al., 2024).

Ao atuarem como elo, os ACSE contribuem para a redução das desigualdades em saúde. Sua presença em áreas vulneráveis e de acesso remoto é fundamental para alcançar populações marginalizadas, garantindo acesso aos serviços e promovendo a equidade em saúde (Lima et al., 2021). Seu trabalho é um pilar essencial para a construção de sistemas de saúde mais inclusivos e eficazes.

1.4 Os agentes comunitários de saúde e endemias como agentes de mudança na saúde da população

As atividades realizadas pelos ACSE têm caráter social e voltado ao cuidado e à proteção das pessoas e suas famílias (Araujo, 2021), uma vez que desempenham um papel fundamental na transformação social das realidades de saúde em suas comunidades. Ao trabalharem diretamente com os moradores locais, esses profissionais estabelecem vínculos sólidos e promovem a participação ativa da comunidade no cuidado com a saúde. Sua atuação vai além da simples prestação de serviços, englobando ações de promoção da saúde, prevenção de doenças e educação sanitária.

Ao compreender a promoção da saúde como uma ação voltada ao desenvolvimento pessoal e social dos indivíduos, ou seja, ao protagonismo de sujeitos e coletividades por meio da informação, da educação para a saúde e da intensificação das habilidades vitais, o intuito é instrumentalizá-los para modificarem os determinantes da saúde em benefício da própria qualidade de vida (Buss, 2020).

Nessa perspectiva, os ACSE são um potente agente de transformação da realidade na qual estão inseridos, tendo como principal estratégia para sua atuação as visitas domiciliares e o amplo conhecimento do território, por fazerem parte daquela comunidade. Com isso, podem atuar tanto no âmbito individual como no coletivo, identificando de maneira mais próxima as necessidades de saúde (Sakata, 2007).

Por meio de orientações em nível individual, bem como em atividades de mobilização comunitária, pelo fato de estarem inseridos naquela comunidade, são agentes de transformação de sua própria realidade. Dessa forma, para uma abordagem integral dos sujeitos, no sentido de que cada um seja protagonista de sua trajetória de vida e de que há necessidade de articulação entre todos os membros da comunidade para um bem maior, os ACSE têm um papel transformador, pois sua formação permite a instrumentalização individual e coletiva, por meio de orientações para a promoção e a prevenção voltadas à saúde.

Sendo agentes que atuam na orientação comunitária, faz-se necessária sua capacitação para o conhecimento acerca dos aspectos epidemiológicos e clínicos dos principais agravos que acometem os grupos sociais adscritos à sua área de abrangência, bem como o desenvolvimento da competência cultural, a fim de que se reconheçam as características inerentes a essa população, possibilitando a identificação das distintas concepções do processo saúde-doença e das necessidades que a compõem, de forma a subsidiar uma atuação precisa (Maciel et al., 2020).

O conhecimento a fundo das necessidades de saúde da população assistida permite que os ACSE identifiquem situações que serão sanadas com o acesso ao serviço de saúde, bem como situações que demandam interações intersetoriais (Souza; Lucena, 2023), ou seja, que vão além do âmbito da saúde – por exemplo, a necessidade de uma parceria com a escola em relação a alguma situação de *bullying* ou a mobilização da associação de moradores para a melhora das condições de saneamento por meio de ações das entidades governamentais.

Ao promoverem a conscientização e o engajamento da comunidade em questões de saúde, os ACSE contribuem para a construção de uma sociedade mais saudável e resiliente. Nesse sentido, o trabalho desses profissionais é essencial para a redução das desigualdades em saúde e para o fortalecimento do sistema de saúde como um todo, por sua atuação na transformação social das realidades de saúde em que estão inseridos, promovendo o bem-estar e a qualidade de vida das comunidades atendidas.

Para saber mais

Livro

CRUZ, A. S. et al. **Caminhos da saúde**. [S.l.]: CEC Brasil, 2022.
   Disponível em: <https://cecbrasil.com.br/livro-caminhos-da-saude/>.
   Acesso em: 15 ago. 2024.

O livro *Caminhos da saúde* apresenta um panorama das atividades dos profissionais ACS por meio da vivência de 31 agentes de diferentes lugares.

Site

A CASA DOS AGENTES. Disponível em: <https://acasadosagentes.org.br/>. Acesso em: 15 ago. 2024.

Acesse a página indicada e conheça um dos projetos que envolvem os profissionais ACSE e valorizam essa profissão.

BRASIL. Ministério da Saúde. Disponível em: <https://www.gov.br/saude/pt-br>. Acesso em: 15 ago. 2024.

É importante acompanhar a página do Ministério da Saúde, visto que a prática do ACS e do ACE no âmbito da orientação em saúde à comunidade deve estar embasada nas melhores evidências e diretrizes dos órgãos responsáveis pela gestão da saúde.

Vídeo

FUNDAÇÃO AMAZÔNIA SUSTENTÁVEL. **Documentário – Entre banzeiros e canoas**: os agentes de saúde da Amazônia. 2021. Disponível em: <https://www.youtube.com/watch?v=cu9NHHz4hkU>. Acesso em: 15 ago. 2024.

Esse documentário conta a história dos agentes que atuam nas comunidades localizadas no Amazonas.

SOBRAL, L. **Saúde com Agente – Dicas do Leo**. Disponível em: <https://www.youtube.com/@saudecomagente>. Acesso em: 15 ago. 2024.

Esse canal no Youtube é administrado pelo profissional ACS Leonardo Sobral, que traz dicas para atuação na profissão e de provas para concurso público na área.

Síntese

Este capítulo abordou a evolução histórica dos profissionais agentes comunitários de saúde e endemias (ACSE) por meio das legislações pertinentes, mostrando que a luta pelo reconhecimento e pela valorização da profissão continua e teve ganhos quando esses profissionais foram reconhecidos como profissionais de saúde.

Destacamos também a importância desses profissionais, que a cada dia mostram seu valor por meio de dados que comprovam sua eficiência, principalmente nos âmbitos da promoção e da educação em saúde, da cobertura vacinal e do acompanhamento de vulnerabilidades em seu território.

Os ACSE merecem o reconhecimento e a valorização tanto por parte dos meios governamentais quanto pela comunidade, tendo em vista a responsabilidade que esses profissionais carregam ao adentrarem em cada residência, estabelecendo o vínculo com a comunidade e sendo a voz do Sistema Único de Saúde (SUS) em cada lar.

Questões para revisão

1. Sobre o conteúdo abordado no capítulo, marque a alternativa correta:
   a) As ações de promoção em saúde e de prevenção de doenças e agravos são atribuições específicas do agente comunitário de saúde (ACS).
   b) Não existem atribuições comuns aos profissionais agente comunitário de saúde (ACS) e agente de combate às endemias (ACE).
   c) Os profissionais ACS e ACE, mesmo com todas as lutas, não foram ainda reconhecidos como profissionais de saúde.
   d) Em 2023, os agentes comunitários de saúde e endemias (ACSE) conquistaram algo que eleva o reconhecimento do trabalho que desenvolvem: foram reconhecidos como profissionais de saúde.
   e) A profissão dos ACSE é bastante reconhecida no Brasil e respeitada pelos demais profissionais com os quais atuam.

2. Sobre as atribuições do agente de combate às endemias (ACE), marque a seguir a alternativa correta:
   a) O controle de doenças é uma atribuição importante do ACE, principalmente no que diz respeito àquelas transmitidas por animais.
   b) O recenseamento de animais não é uma atribuição do ACE.
   c) Os profissionais ACE não precisam manter os mapas do território atualizados para desempenhar suas atribuições.
   d) Realizar o cadastramento de pessoas adscritas à sua área é papel do ACE.
   e) Informar os usuários sobre as datas e horários de consultas e exames agendados é atribuição do ACE.

3. Qual das seguintes afirmações é verdadeira sobre o papel dos agentes comunitários de saúde e endemias (ACSE), de acordo com as evidências apresentadas?
   a) Os ACSE desempenham um papel secundário na intermediação entre a comunidade e os serviços de saúde, focando principalmente a prestação de serviços de saúde básicos.
   b) Os ACSE não exercem um papel importante na vigilância, na prevenção e no controle de doenças, já que seu foco principal é realizar visitas domiciliares.
   c) A formação de vínculo não é considerada um elemento-chave para os ACSE, pois sua atuação não depende do estabelecimento de confiança com a comunidade.
   d) A educação permanente e continuada não é necessária para o desenvolvimento eficaz da prática profissional dos ACSE, já que suas atribuições são simples e pontuais.
   e) Os ACSE atuam como elo entre as necessidades de saúde da população e o serviço de saúde, contribuindo para a redução das desigualdades em saúde e promovendo a equidade, conforme evidenciado por várias fontes de pesquisa.

4. Cite duas atribuições em comum dos profissionais agente comunitário de saúde (ACS) e agente de combate às endemias (ACE) e descreva a importância da atuação em conjunto entre esses dois profissionais.

5. De acordo com o que foi visto neste capítulo, como os agentes comunitários de saúde e endemias (ACSE) contribuem para a transformação social das realidades de saúde em sua comunidade? Explique a importância das atividades realizadas por esses profissionais, destacando seu papel na promoção da saúde, na prevenção de doenças e na mobilização comunitária.

Questões para reflexão

1. Com base na leitura do capítulo, reflita sobre a forma como podemos fortalecer ainda mais o papel dos agentes comunitários de saúde e endemias (ACSE) como um elo essencial entre os serviços de saúde e a comunidade, garantindo que suas atribuições sejam plenamente reconhecidas e valorizadas para promover a saúde e o bem-estar de todos os membros da comunidade.

2. Faça uma reflexão sobre as atribuições dos agentes comunitários de saúde e endemias (ACSE) e o modo como estes podem contribuir para uma Atenção Primária à Saúde (APS) mais eficaz.

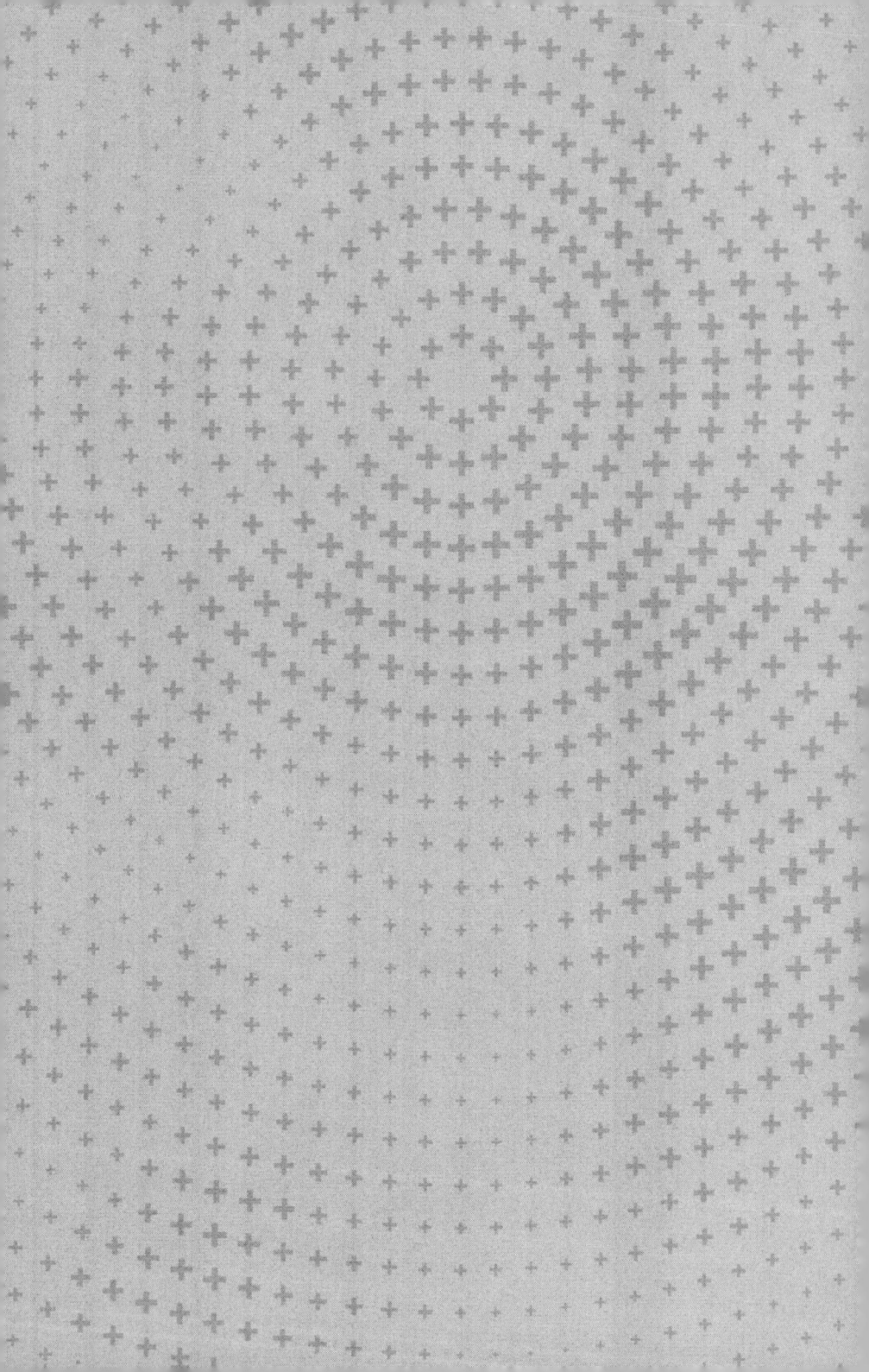

Capítulo 2
Nutrição humana: o que o agente comunitário de saúde e endemias precisa saber

Ana Paula Garcia Fernandes dos Santos

Conteúdos do capítulo:

- Alimentação como um direito.
- Implicações do consumo alimentar e qualidade da alimentação.
- Fases da vida: infância e adolescência.
- Fases da vida: adultos e idosos.
- Guia Alimentar para a População Brasileira.

Após o estudo deste capítulo, você será capaz de:

1. indicar as legislações específicas da nutrição humana relacionadas à atuação dos agentes comunitários de saúde e endemias (ACSE);
2. identificar o consumo alimentar e as principais doenças relacionadas à nutrição nas fases da infância e da adolescência;
3. identificar o consumo alimentar e as principais doenças relacionadas à nutrição em adultos e idosos;
4. apontar as principais orientações para uma alimentação saudável apresentadas no Guia Alimentar para a População Brasileira;
5. entender o padrão de consumo alimentar brasileiro e suas implicações.

2.1 O Direito Humano à Alimentação Adequada e a Segurança Alimentar e Nutricional

A expressão *Direito Humano à Alimentação Adequada* (DHAA) é objeto de muitas discussões há décadas e teve sua origem no Pacto Internacional dos Direitos Econômicos, Sociais e Culturais (Pidesc), que foi adotado pela Assembleia Geral das das Nações Unidas em dezembro de 1966. Após longos debates, somente em 2010 a alimentação foi incluída entre os direitos sociais previstos no art. 6º da Constituição Federal de 1988 (Brasil, 1988) – até esse momento, a alimentação não se enquadrava como um direito humano explícito na Carta Magna (Aguiar; Padrão, 2022).

Para garantir o DHAA, é imprescindível que o Estado promova políticas públicas e programas que possibilitem o acesso a alimentos nutritivos e suficientes para a sociedade, como veremos adiante. Entre esses programas, podemos citar iniciativas de distribuição de alimentos, incentivos fiscais para produtores de alimentos saudáveis e campanhas de conscientização sobre nutrição e educação nutricional nas escolas, por exemplo.

Dado que o acesso a uma alimentação adequada se tornou oficialmente um direito humano que deve ser garantido pelo Estado, devemos ressaltar que, quando utilizamos a palavra *adequada*, referimo-nos não somente a uma alimentação que supre a demanda calórica e de nutrientes, mas também a uma alimentação que seja acessível, em quantidade suficiente, que considere a cultura dos indivíduos e preserve seu caráter social, conforme determina a Lei da Segurança Alimentar e Nutricional (Losan) – Lei n. 11.346, de15 de setembro de 2006 – em seu art. 3º:

Art. 3º A segurança alimentar e nutricional consiste na realização do direito de todos ao acesso regular e permanente a alimentos de qualidade, em quantidade suficiente, sem comprometer o acesso a outras necessidades essenciais, tendo como base práticas alimentares promotoras de saúde que respeitem a diversidade cultural e que sejam ambiental, cultural, econômica e socialmente sustentáveis. (Brasil, 2006a)

O termo *segurança alimentar* foi utilizado inicialmente na Europa, durante a Primeira Guerra Mundial, para fazer referência à capacidade de cada país de produzir seus alimentos para não ficar vulnerável a embargos ou boicotes por razões políticas ou militares. Durante a Segunda Guerra Mundial, o conceito ganhou ainda mais força. No período pós-guerra, o conceito de segurança alimentar foi relacionado com a disponibilidade insuficiente de alimentos. Com base nesse entendimento, foram instituídas iniciativas de assistência alimentar com os excedentes de produção dos países ricos, pois se acreditava que a insegurança alimentar era consequência da baixa produção de alimentos nos países pobres (Maniglia, 2009).

A crise mundial de produção de alimentos, durante a década de 1970, culminou, em 1974, na Conferência Mundial de Alimentação, a qual identificou que a garantia da segurança alimentar deveria estar associada a uma política estratégica de armazenamento e oferta de alimentos e a uma proposta de aumento de produção, de modo a assegurar a regularidade do abastecimento alimentar (Leão, 2013). Na década de 1980, mesmo com a intensificação da Revolução Verde e com o aumento da produção de alimentos, o número de famintos e excluídos continuou crescendo, já que nem todas as pessoas tinham garantia de acesso físico e econômico aos alimentos em decorrência da pobreza e da falta de acesso à terra e à renda (Leão, 2013). Nesse contexto, "o conceito de segurança alimentar passou a ser relacionado com a garantia do acesso físico e econômico de todas as pessoas a quantidades suficientes de alimentos de forma permanente" (Leão, 2013, p. 12).

Nas décadas de 1980 e 1990, firmado pela Conferência Internacional de Nutrição de 1992 – evento produzido pela Organização das Nações Unidas para a Alimentação e a Agricultura (*Food and Agriculture Organization* – FAO) e pela Organização Mundial da Saúde (OMS) –, o conceito de segurança alimentar passou a incorporar a segurança do ponto de vista biológico ou químico e de qualidade nutricional, biológica, sanitária e tecnológica, considerando-se alimentos "produzidos de forma sustentável, equilibrada e culturalmente aceitável" (Leão, 2013, p. 12). Com essa integração, adotou-se a denominação *segurança alimentar e nutricional* (SAN). Esse conceito ampliado ganhou maior divulgação no Brasil no processo preparatório para a Cúpula Mundial de Alimentação, em 1996, e com a criação do Fórum Brasileiro de Segurança Alimentar e Nutricional, em 1998 (Leão, 2013).

Com o avanço das discussões, na II Conferência Nacional de Segurança Alimentar e Nutricional (CNSAN), ocorrida em 2004, outras dimensões foram incorporadas ao conceito, incluindo o direito à preservação de práticas de produção e práticas alimentares tradicionais e o entendimento de que a alimentação deveria pautar-se em bases sustentáveis, dos pontos de vista ambiental, econômico e social. Ao serem considerados todos os aspectos relacionados ao conceito de SAN, fica evidente a complexidade envolvida em sua garantia. Para tal, é necessária a mobilização de diferentes setores da sociedade, como agricultura, abastecimento, educação, saúde, assistência social e trabalho. Cabe destacar, ainda, que o conceito de SAN está em constante e permanente construção. Ele muda à medida que a história da sociedade avança, a organização social se modifica e as concepções do fenômeno se alteram (Leão, 2013).

2.2 Linha do tempo das políticas públicas na área de alimentação e nutrição

No que diz respeito ao direito à alimentação no Brasil, o debate se iniciou com Josué de Castro. Em seu livro *Geografia da fome: o dilema brasileiro – pão ou aço*, o autor trata a fome para além da esfera biológica, apresentando-a como fruto da desigualdade social e do subdesenvolvimento, estando relacionada a determinantes políticos, econômicos e sociais. Diante da obra de Josué de Castro, que foi publicada em 1946, a discussão sobre os problemas alimentares e nutricionais e seus determinantes saiu do campo teórico e migrou para o campo das políticas públicas, no que tange à formulação de políticas no campo da produção agrícola, da economia e das políticas sociais (Leão, 2013; Teo et al., 2017).

Nas décadas de 1970 e 1980, as ações existentes direcionadas ao combate à fome eram de caráter assistencialista, com foco na compra de alimentos básicos industrializados ou formulados para distribuição às populações biologicamente e socialmente vulneráveis. No entanto, houve um retrocesso nas políticas sociais no início da década de 1990, em especial nos programas de alimentação e nutrição vigentes. em 2003, o governo federal recriou o Conselho Nacional de Segurança Alimentar e Nutricional (Consea), o qual é composto por representantes governamentais e da sociedade civil. Com o Consea, foi retomado o debate sobre a SAN como direito humano, dando-se relevância às articulações entre os setores para o alcance da realização plena da SAN como tal (Leão, 2013; Moraes; Machado; Magalhães, 2021).

> As políticas públicas de Alimentação e Nutrição e de Segurança Alimentar e Nutricional e suas formas específicas de organização, de promoção a participação social, e de protagonismo enquanto atores coletivos e movimentos sociais, estão associadas a processos históricos

de organização política da saúde que remetem ao Movimento de Reforma Sanitária Brasileiro da década de 1970 e ainda permanecem distantes dos estudos empíricos de Sociologia e Ciência Política contemporâneas. (Azevedo, 2017, p. 286)

Ainda na perspectiva do Consea, é possível entender que o DHAA abrange duas dimensões: o direito de estar livre da fome e o direito à alimentação adequada. Quando falamos em *alimentação adequada*, não nos referimos somente aos aspectos nutricionais da alimentação, mas a uma gama maior de aspectos, tais como: qualidade sanitária, diversidade, adequação nutricional, livre de contaminantes, acesso a recursos financeiros e recursos naturais (como terra e água), acesso à informação, respeito e valorização da cultura alimentar nacional e regional, tudo isso sem ferir a realização de outros direitos fundamentais (Vasconcellos; Moura, 2018). Cabe ressaltar que existem várias políticas públicas brasileiras na área de alimentação e nutrição que visam melhorar a saúde e a qualidade de vida da população, sendo uma das mais conhecidas a Política Nacional de Alimentação e Nutrição – PNAN (Brasil, 2007b).

Instituída em 1999, a PNAN tem como objetivo promover a alimentação adequada e saudável, garantir a segurança alimentar e nutricional e prevenir doenças relacionadas à alimentação (Brasil, 2024c).

A homologação da PNAN representou uma estratégia fundamental para assegurar um espaço para a SAN dentro do governo, especialmente após a extinção do Consea e do Instituto Nacional de Alimentação e Nutrição (Inan). Em 2011, uma nova versão da política foi aprovada, com o objetivo ampliado de melhorar as condições de alimentação, nutrição e saúde da população. Essa atualização enfatizou a promoção de práticas alimentares adequadas, a vigilância nutricional e o cuidado integral dos agravos relacionados à alimentação.

Convém enfatizar que, além de adotar políticas públicas, é dever do Estado garantir mecanismos para que esse direito seja exigido perante os órgãos públicos, reforçando a obrigação do Estado brasileiro de criar os instrumentos necessários para esse fim e manter em boas condições de funcionamento os já existentes. Isso posto, é fundamental que membros do governo e da sociedade civil se apoderem desse instrumento para realizar e exigir o DHAA no Brasil (Leão, 2013). Outras políticas públicas que merecem destaque são:

- **Programa Nacional de Alimentação Escolar (PNAE)**: criado em 1955, o PNAE oferece alimentação escolar gratuita a alunos de escolas públicas da educação básica. A alimentação escolar deve ser saudável e adequada às necessidades nutricionais dos alunos.
- **Programa Bolsa Família**: criado em 2003, o Bolsa Família é um programa de transferência de renda que visa combater a pobreza e a fome. As famílias beneficiadas recebem um valor mensal que deve ser utilizado para a compra de alimentos.
- **Programa Nacional de Fortalecimento da Agricultura Familiar (Pronaf)**: criado em 1996, o Pronaf tem como objetivo apoiar a agricultura familiar, promovendo o desenvolvimento rural sustentável e a produção de alimentos saudáveis.

É de suma importância que, em todas essas políticas, o agente comunitário de saúde (ACS) esteja presente no planejamento e no monitoramento. Por exemplo, o diagnóstico de situações de risco nutricional auxilia de forma significativa e pode contribuir para a redução de danos e a melhoria na qualidade de vida de indivíduos e grupos populacionais específicos. Para isso, a área da nutrição conta com indicadores que podem ser utilizados na prática profissional.

2.3 Indicadores mais utilizados da Insegurança Alimentar e Nutricional

Antes de tratarmos dos indicadores utilizados para a identificação da Insegurança Alimentar e Nutricional (Insan), devemos relembrar seu significado: a insegurança alimentar refere-se à situação em que indivíduos ou famílias não conseguem acessar, de forma regular e suficiente, alimentos seguros e nutritivos, o que compromete sua saúde e seu bem-estar. Esse problema pode ser temporário ou crônico, geralmente decorrente de fatores como pobreza, desemprego, falta de acesso a serviços de saúde e educação, além de condições climáticas desfavoráveis.

No âmbito da nutrição, existem diferentes indicadores que podem auxiliar na identificação da insegurança alimentar, entre os quais se destaca o método da Organização das Nações Unidas para a Alimentação e a Agricultura (*Food and Agriculture Organization* – FAO) – o método FAO –, que conta com a Escala de Insegurança Alimentar (*Food Insecurity Experience Scale* – Fies). Esse método avalia a percepção das pessoas sobre a segurança alimentar em seus lares, levando em consideração fatores como a frequência de dificuldades para obter alimentos e a preocupação com a quantidade e a qualidade destes. Outros indicadores relevantes incluem a Prevalência de Desnutrição (PD), que mede a proporção de indivíduos que não alcançam uma dieta suficiente, e a Avaliação da Situação Nutricional (ASN), que analisa o estado nutricional da população por meio de dados antropométricos. Esses indicadores, entre outros, são fundamentais para monitorar a insegurança alimentar e informar políticas públicas direcionadas à promoção da segurança alimentar e nutricional (Galesi; Quesada; Oliveira, 2009, p. 223).

Como dito, o **método FAO** utiliza a Fies, escala que constitui uma ferramenta essencial, uma vez que permite captar a experiência da insegurança alimentar de forma direta e subjetiva. A Fies classifica as pessoas em diferentes níveis de insegurança, desde a segurança alimentar até a insegurança alimentar severa, com base em respostas a perguntas sobre o acesso a alimentos e preocupações relacionadas. Esse método é especialmente valioso, pois oferece uma visão mais completa das condições vivenciadas pelas famílias, indo além das medidas quantitativas de consumo. A FAO também promove o uso de outras abordagens complementares, como a Análise de Despesas com Alimentos e a Avaliação do Estado Nutricional, que, juntas, proporcionam uma compreensão abrangente da insegurança alimentar e suas consequências para a saúde e o bem-estar da população (Galesi; Quesada; Oliveira, 2009).

Por meio da comparação com o padrão de referência, a parcela da população que consome abaixo da necessidade calórica estabelecida é classificada como subnutrida, sendo, então, o método FAO considerado um indicador de privação de alimentos. A vantagem desse método é que quase todos os países do mundo dispõem de dados de disponibilidade calórica *per capita*, o que possibilita as comparações internacionais e o estabelecimento de tendências temporais. Entre as desvantagens, destaca-se o fato de que os dados para cálculos são informações que têm alto grau de imprecisão; ademais, o indicador mensura a disponibilidade, mas não verifica o acesso aos alimentos e/ou a qualidade da dieta, não sendo possível verificar carências nutricionais específicas. Além disso, em se tratando de um indicador de nível nacional, não é possível identificar indivíduos, famílias ou grupos de risco em situação de Insan (Galesi; Quesada; Oliveira, 2009).

Nesse contexto, o indicador de **renda domiciliar** ganha destaque. Ele representa a soma de todos os rendimentos financeiros recebidos por todos os membros de uma residência ao longo de um período específico, geralmente mensal ou anual. Esse indicador é essencial para avaliar a capacidade econômica de uma família e seu acesso a bens e serviços, incluindo alimentação, saúde, educação e habitação. Sua relevância é ainda maior quando consideramos que reflete o acesso familiar a alimentos em quantidade e qualidade adequadas, sobretudo em um cenário no qual a produção própria de alimentos é cada vez menos comum. Assim, a renda domiciliar se torna um fator crucial, uma vez que a maioria das pessoas depende da aquisição de alimentos por meio de recursos financeiros.

Desse modo, a renda domiciliar, em especial a renda domiciliar *per capita*, pode indicar, de maneira indireta, a vulnerabilidade à fome, ou seja, quanto menor a renda, mais exposta à insegurança alimentar está a família. Apesar de ser um bom indicador de acesso ao alimento, é importante destacar que, em um país heterogêneo como o Brasil, a mesma renda pode representar uma diferença no poder de compra de acordo com o chamado *custo de vida* de cada região – por exemplo, o valor da cesta básica em Curitiba pode não ser o mesmo quando comparado ao valor de São Paulo. Em nosso país, a **Pesquisa de Orçamentos Familiares (POF)** apresenta dados sobre os gastos com alimentos das famílias brasileiras e indica os tipos de alimentos que são adquiridos pela população, sugerindo a qualidade de consumo alimentar da família e a disponibilidade calórica domiciliar *per capita*. Por ser um indicador de disponibilidade domiciliar, o gasto familiar com alimentos é considerado um indicador indireto das medidas da SAN. Os gastos com alimentos também servem para avaliar a exposição à insegurança alimentar, mediante o cálculo do percentual da renda destinado à alimentação. Uma família que tenha 80% de sua renda comprometida com alimentação está sob risco de insegurança alimentar maior que uma outra que gasta apenas 5% de seus rendimentos com alimentação. Isso ocorre porque, quanto maior for a porcentagem gasta com alimentação, mais vulnerável à privação alimentar a família estará, já que, caso surja uma despesa de emergência, o dinheiro retirado impactará o montante destinado à alimentação (IBGE, 2021).

Além dos indicadores, deve-se realizar a **avaliação nutricional de indivíduos e comunidades**, com o objetivo de prevenir possíveis inadequações no estado nutricional. O consumo alimentar pode ser avaliado por diferentes métodos, como o método recordatório de 24 horas, que consiste em um questionário de frequência alimentar e registros alimentares. Esses métodos de avaliação individual indicam a segurança alimentar por meio da obtenção de dados acerca dos alimentos consumidos; nesse caso, a comparação com um banco de dados de composição de alimentos possibilita verificar a quantidade consumida de macro e micronutrientes. Essas informações, comparadas com as necessidades individuais, permitem avaliar a adequação da população em questão (Galesi; Quesada; Oliveira, 2009).

Assim como os demais indicadores, o **consumo alimentar** apresenta vantagens em sua utilização, a saber: mensuração direta dos alimentos consumidos e não apenas da disponibilidade dentro do domicílio; detecção de problemas na quantidade e na qualidade da alimentação; identificação individual de pessoas em risco de Insan, não somente pelo fato de não ter acesso a alimentos, mas também pelo consumo de alimentos não saudáveis, representando um ponto de atenção a qualidade alimentar (Galesi; Quesada; Oliveira, 2009).

Por outro lado, as dificuldades operacionais e os custos de sua aplicação em pesquisas populacionais levam a uma utilização limitada dessas técnicas, o que se reflete na escassez de informações sobre o consumo alimentar da população brasileira, visto que dispomos apenas dos dados provenientes do Estudo Nacional da Despesa Familiar (Endef) de 1974 e, atualmente, da POF. Além das desvantagens citadas, há aquelas referentes a cada um dos métodos utilizados: o aspecto relacionado à memória do entrevistado ao relatar os alimentos consumidos; a alta variabilidade intrapessoal na ingestão de nutrientes; a dificuldade para estimar e relatar o tamanho das porções consumidas; e a omissão de alimentos consumidos pelo entrevistado (Galesi; Quesada; Oliveira, 2009; Caisan, 2017).

No que tange aos **indicadores antropométricos**, estes refletem os impactos da carência alimentar em indivíduos e populações. Desse modo, pessoas com níveis de insegurança alimentar podem ter suas medidas antropométricas, como peso, estatura e Índice de Massa Corporal (IMC), comprometidas. Como exemplos, destacamos o déficit estatural e a perda de peso. O déficit estatural está associado à escassez crônica de uma alimentação adequada, enquanto a perda de peso pode ser provocada por uma ingestão calórica insuficiente (Brasil, 2011).

No entanto, devemos observar que nem todas as pessoas que vivem em situação de IAN têm seus indicadores antropométricos modificados. Um exemplo é o caso de pessoas que não estão vivenciando uma restrição calórica, mas têm a qualidade da dieta comprometida, afinal, os aspectos relacionados à SAN não dizem respeito somente à quantidade, mas também à qualidade. Esse aspecto pode ser considerado um ponto de fragilidade do indicador antropométrico como mensurador de SAN. Entre os pontos positivos, podemos mencionar que a antropometria é um método de baixo custo, podendo, assim, ser utilizado para indivíduos e populações, bem como ser apropriado para avaliar uma intervenção (comparando-se dados de antes e depois). Um exemplo de utilização desse indicador em nosso país é o Sistema de Vigilância Alimentar e Nutricional (Sisvan), que fornece dados sobre a situação alimentar e nutricional da população por meio da coleta de dados antropométricos, com foco especial na população atendida pelas Unidades Básicas de Saúde – UBSs (Brasil, 2015).

Por fim, destaca-se o uso da **Escala Brasileira de Insegurança Alimentar (Ebia)**. Proposta e validada para o Brasil por Segall-Corrêa e Marin-Leon (2009), é um indicador direto de SAN que detecta famílias em risco de insegurança alimentar, ou seja, investiga somente os aspectos relacionados ao aspecto alimentar do termo. A estrutura da Ebia, utilizada em grandes pesquisas nacionais, como a Pesquisa Nacional por Amostra de Domicílio (PNAD) e a POF, atualmente contempla um questionário com 14 perguntas do tipo "sim" ou "não", referentes à experiência nos últimos três meses de insuficiência alimentar, que inclui desde a preocupação com a possibilidade de que a comida venha a acabar até a vivência de passar um dia todo sem comer (Segall-Corrêa; Marin-Leon, 2009).

De acordo com a pontuação obtida no questionário, em que a cada resposta "sim" é somado 1 ponto, a condição da família é classificada em segurança alimentar ou insegurança alimentar. As principais vantagens desse método são: ser uma escala desenvolvida para o Brasil; abranger as dimensões sociais e psicológicas da insegurança alimentar e não somente as dimensões físicas; classificar os domicílios em diferentes níveis de exposição; e ter baixo custo de aplicação. Com relação às desvantagens, considera-se essa metodologia suscetível a vieses de "benefício", ou seja, o entrevistado pode imaginar que, dependendo das respostas que der às perguntas, ele próprio e seus familiares poderão receber ajuda em alimentos ou benefícios sociais. Outra desvantagem é que, embora a Ebia avalie mais de uma dimensão da Insan, a escala não permite captar outros aspectos, como a falta de saneamento básico e a segurança dos alimentos no que diz respeito à qualidade microbiológica e química (Galesi; Quesada; Oliveira, 2009).

2.4 Principais aspectos do consumo alimentar de pré-escolares e escolares

As principais mudanças ocorridas na fase pré-escolar (de 2 a 6 anos) dizem respeito à velocidade de crescimento, já que o grau de maturidade dos órgãos e sistemas assemelha-se ao de um adulto (Weffort; Lamounier, 2009). Quando se compara o crescimento de pré-escolares com o de lactentes, percebe-se que a velocidade reduz consideravelmente. Quanto à estatura, por exemplo, um bebê pode ganhar 25 cm no primeiro ano de vida, 13 cm no segundo e de 5 a 7 cm por ano na fase pré-escolar. O mesmo ocorre com o peso: no primeiro ano de vida, o bebê ganha algo próximo a 7 kg, enquanto na fase pré-escolar a média de ganho de peso é de 2 a 3 kg por ano (SBP, 2018, 2021b). Dos 4 aos 6 anos, verifica-se uma menor proporção de gordura corporal nas crianças; há maior ganho de estatura que de peso e a criança pode apresentar aparência emagrecida. É importante que o nutricionista reconheça essa mudança fisiológica relacionada à fase pré-escolar, pois a redução da velocidade de crescimento influenciará o apetite e, consequentemente, o consumo alimentar da criança (Mahan; Raymond, 2018).

> O consumo alimentar depende da oportunidade da criança para se relacionar com os alimentos de acordo com os indícios internos à fome e à saciedade. Com as mudanças do mundo globalizado, os alimentos estão sendo oferecidos cada vez mais processados com baixo valor nutricional, portanto, indivíduos, famílias, gestores e toda a sociedade devem estar atentos e criar oportunidades para o consumo de alimentos saudáveis. (Santos; Reis; Romano, 2021, p. 8)

Já o apetite tende a ser inconstante nessa fase. A criança pode se alimentar bem em um dia e não querer comer bem em outro. Pode ainda haver boa aceitação dos alimentos no almoço e não no jantar. Com essa mudança de apetite, ocorre uma grande variação na ingestão energética, chegando a quase 20% entre o valor energético total (VET) ingerido em um dia e o VET em outro. A inconstância no consumo alimentar pode causar ansiedade nos pais e conflitos com a criança no momento das refeições. Os profissionais de saúde envolvidos no cuidado da criança devem estar aptos a realizar a avaliação adequada do estado nutricional para identificar se o ganho de peso e estatura está satisfatório. Entre os pais de crianças de 2 a 6 anos, a queixa mais comum é a falta de apetite. Fazer a avaliação adequada do caso, respeitando as características fisiológicas dessa fase da vida, é essencial (Weffort; Lamounier, 2009; Mahan; Raymond, 2018).

A mastigação continua sendo importante para o desenvolvimento dos músculos da face. Todos os dentes da primeira dentição (decíduos) já apareceram até os 3 anos de vida e é fundamental que a criança consuma alimentos de diferentes texturas, incluindo alimentos crus, como frutas e legumes. Hábitos alimentares inadequados, como oferta de alimentos pastosos apenas, podem levar a deformidades dentárias e de mordida (Burns et al., 2017).

Outra mudança que pode ser identificada nessa fase diz respeito à autonomia, que aumenta à medida que a idade avança. Até cerca de 3 anos de vida, a criança apresenta maior dependência dos adultos com quem convive, sobretudo dependência materna. Conforme aumenta seu convívio social, principalmente por meio da escolarização, aumenta também a influência do meio externo. Condutas anteriormente ditadas pelos pais ou cuidadores passam a ter uma regulação interna pela criança. Essa maior autonomia reflete na alimentação: a criança começa a ter uma relação própria com a comida e inicia o processo de escolha de alimentos que farão parte de seu repertório alimentar (SBP, 2018; Weffort; Lamounier, 2009).

Outras implicações que merecem destaque são a neofobia alimentar e a seletividade alimentar (*picky/fussy eating*). A neofobia alimentar é o medo de experimentar alimentos novos ou desconhecidos. Nesse quadro, a criança recusa alimentos que não fazem parte de suas preferências alimentares. Os mecanismos inatos de preferência alimentar podem ser influenciados por experiências precoces de exposição a alimentos, levando à modulação do paladar. Tais experiências iniciam ainda na vida intrauterina e passam pela lactação e pela introdução de alimentos complementares (SBP, 2018; Dovey et al., 2008).

Por sua vez, a *picky/fussy eating*, ou seletividade alimentar, é a rejeição de alimentos já conhecidos pela criança, resultando em uma dieta de baixa variedade. A seletividade pode estar associada a um grupo específico de alimentos (como hortaliças) e até mesmo à textura da comida (por exemplo, alimentos moles). Crianças com seletividade alimentar também tendem a não gostar da mistura de alimentos (por exemplo, macarrão com molho de carne e cenoura), dificultando sua inserção na rotina alimentar (SBP, 2018; Dovey et al., 2008).

2.5 Principais aspectos do consumo alimentar de adultos e idosos

A vida adulta abrange um período longo da vida, dos 21 aos 60 anos, fase constituída por um público muito heterogêneo, com diferentes hábitos alimentares e de vida e com diferentes perspectivas em relação à alimentação. De forma geral, as orientações nutricionais nessa fase têm como foco o bem-estar e a redução do risco de doenças crônicas não transmissíveis (DCNT). Diferentemente do que ocorre na infância e na adolescência, na fase adulta não há demanda extra de energia para crescimento, uma vez que todos os sistemas já estão formados (Santos; Conde, 2020).

Os hábitos alimentares também estão formados, mas isso não impede que alguns deles sejam ajustados. É um período da vida que abrange um amplo intervalo cronológico (dos 21 aos 60 anos), em que o indivíduo tem completa autonomia para fazer suas escolhas alimentares e tem mais acesso à informação (nem sempre de qualidade) a respeito da alimentação. Essa fase do ciclo vital é caracterizada por singularidades, ritmos de vida diferentes e hábitos que podem impactar a saúde do indivíduo. Há também maior acúmulo de atividades e maiores responsabilidades, muitas vezes aumentando o estresse e a ansiedade – fatores que podem influenciar o consumo alimentar (Mahan; Raymond, 2018).

Além disso, mudanças na duração e na qualidade do sono em adultos têm sido cada vez mais observadas, muito associadas ao ritmo de vida atual, com maior carga horária do dia dedicada ao trabalho e maior exposição a telas. Tais mudanças podem impactar o consumo alimentar e a saúde dos indivíduos (Santos; Conde, 2020).

Aqueles com sono de curta duração podem apresentar maior consumo energético proveniente de carboidratos refinados, gordura e padrão irregular de refeições, incluindo a omissão do desjejum e a realização de refeições tarde da noite, o que pode comprometer o ciclo circadiano – período de cerca de 24 horas gerado pelo núcleo supraquiasmático localizado no hipotálamo. Desajustes no ciclo circadiano podem impactar os padrões de alimentação, como maior apetite, além de outros aspectos da saúde do indivíduo, como alteração de humor, da regulação hormonal e do metabolismo da glicose (Gauche; Calvo; Assis, 2006).

Outro ponto que pode ser explorado quando se trata da saúde do adulto diz respeito à saúde da mulher, que, na idade reprodutiva, pode enfrentar desafios como a síndrome pré-menstrual. Muitas experimentam o aumento do consumo de carboidratos refinados nesse período sob a forma de chocolates, doces de padaria, biscoitos, entre outros. Uma dieta rica em frutas, hortaliças e grãos integrais, assim como em alimentos fonte de vitamina B6 e cálcio, pode amenizar os sintomas (Hoffmann et al., 2015).

Ainda sobre o consumo alimentar de adultos, é preciso considerar que as modificações ocorridas nos processos de transição já estudados contribuíram para o maior risco de a população desenvolver DCNT, emergindo essa preocupação como um problema de saúde pública. O aumento da prevalência dessas doenças, verificado nas últimas décadas, é reflexo de processos como globalização, urbanização rápida, sedentarismo e alimentação inadequada, além do consumo de tabaco e álcool. A partir desses processos, é possível verificar problemas metabólicos, como excesso de peso, obesidade, aumento de pressão arterial, glicose sanguínea, lipídios e colesterol, que podem resultar em diabetes, doenças cardiovasculares, acidente vascular cerebral (AVC) e câncer, entre outras enfermidades (Brasil, 2015).

No entanto, ao passo que as prevalências de DCNT crescem, ainda convivemos com a deficiência de micronutrientes, como vitamina A, ferro e iodo, resultante de uma alimentação com alta densidade energética, mas pobre em nutrientes. Ademais, fruto da desigualdade social, a desnutrição ainda pode ser observada em alguns grupos populacionais. O panorama nutricional descrito muito se relaciona com os determinantes sociais, como educação, ocupação, renda, gênero e etnia, suscitando maior preocupação com grupos mais vulneráveis, como a população indígena, dos negros, dos quilombolas e das pessoas com baixa renda, grupo que está mais exposto a fatores de riscos e tem menos acesso aos serviços de saúde (Schmidt et al., 2011).

Dados indicam que as DCNT têm elevado o número de mortes prematuras e a perda de qualidade de vida, além de gerar impactos econômicos, pois o tratamento dessas doenças pode ser de curso prolongado, onerando indivíduos, famílias e sistemas de saúde (Brasil, 2015). Além disso, segundo Schmidt et al. (2011), gastos familiares com DCNT reduzem a disponibilidade de recursos para necessidades como alimentação, moradia, educação, entre outras, agravando injustiças e aumentando a pobreza. Assim, essas doenças requerem uma abordagem sistemática, exigindo estratégias amplas e custos efetivos de promoção de saúde para reduzir seus fatores de risco, além de melhoria da atenção à saúde, detecção precoce e tratamento oportuno (Malta; Merhy, 2010).

E quais são as implicações da nutrição no envelhecimento?

O envelhecimento é um processo biológico normal determinado por fatores como genética, condição socioeconômica, estilo de vida e presença de patologias. Dessa maneira, é possível observar idosos com diferentes expressões externas da idade, já que, de acordo com o estilo de vida, um idoso de 75 anos pode aparentar menos idade que outro, de 65, por exemplo (Brasil, 2007a). Cabe notar que são considerados idosos, de acordo com a Organização Mundial da Saúde (OMS), indivíduos com mais de 60 anos em países em desenvolvimento, como no Brasil, e com mais de 65 anos em países desenvolvidos (Brasil, 2023c).

A população idosa mundial vem crescendo em decorrência de melhora da condição de vida, avanço da medicina e consequente redução das taxas de mortalidade. No Brasil, o último censo populacional apontou que 11% da população tem mais de 60 anos, com tendência de aumento desse número (Gomes; Britto, 2023).

> O maior desafio na atenção à pessoa idosa é conseguir contribuir para que, apesar das progressivas limitações que possam ocorrer, elas possam redescobrir possibilidades de viver sua própria vida com a máxima qualidade possível. Essa possibilidade aumenta na medida em que a sociedade considera o contexto familiar e social e consegue reconhecer as potencialidades e o valor das pessoas idosas. Portanto, parte das dificuldades das pessoas idosas está mais relacionada a uma cultura que as desvaloriza e limita. (Brasil, 2007a, p. 9).

Os idosos são um grupo de risco no que tange a uma maior suscetibilidade às DCNT, e a nutrição tem um papel fundamental ao longo de toda a vida para minimizar problemas decorrentes do envelhecimento. A aderência a hábitos de vida saudáveis, incluindo alimentação adequada, está associada a uma maior longevidade com menos comorbidades. Idosos podem experimentar diversas alterações fisiológicas que impactam a ingestão de alimentos, a utilização e a excreção de nutrientes pelo organismo. Dessa forma, o objetivo aqui é fornecer embasamento teórico a respeito das características fisiológicas e nutricionais relacionadas ao envelhecimento, a fim de que possam ser desenvolvidos planejamentos alimentares de acordo com a necessidade específica de indivíduos idosos sadios.

Cabe acrescentar que idosos podem apresentar menor percepção de sabor, olfato e tato, e muitas dessas alterações são associadas ao uso de medicamentos. A diminuição da sensibilidade gustativa é comum e pode ser causada pela redução no número de botões gustativos e por alterações de membrana nas papilas gustativas, fatores que afetam os receptores sensoriais. Deficiências nutricionais, como a de zinco ou niacina, também podem ter relação com a alteração da percepção sensorial, assim como o uso de medicamentos (hipoglicemiantes, antiparkinsonianos, anticoagulantes, anti-histamínicos e psicoativos). Considerando-se a menor sensibilidade ao sabor, idosos necessitam de estímulos gustativos mais intensos, em comparação com adultos jovens, para atingir a mesma percepção.

Como consequência de tal alteração, idosos podem apresentar redução no prazer ao se alimentar e passar a condimentar excessivamente seus alimentos, fazendo uso abusivo de sal e açúcar, principalmente. A redução do estímulo sensorial pode prejudicar também processos metabólicos, como a secreção salivar, gástrica e pancreática. As perdas sensoriais são mais percebidas a partir dos 60 anos, com agravamento a partir dos 70 anos de idade (Mahan; Raymond, 2018).

Ainda, durante o envelhecimento, ocorrem outras alterações na boca, além da redução da percepção do sabor. Condições como xerostomia (boca seca) e ausência de dentes e/ou uso de prótese dentária podem dificultar os processos de mastigação e digestão. O uso de medicamentos, o afinamento da estrutura epitelial da cavidade oral e a diminuição quantitativa e qualitativa da saliva são fatores relacionados ao quadro de xerostomia. Esta, por sua vez, está ligada a problemas de mastigação por falta da saliva para lubrificar o bolo alimentar e a dificuldades de de digestão por secreção reduzida da amilase salivar (Tavares; Carvalho, 2012).

A perda total de dentes, conhecida por *edentulismo*, a perda parcial ou o uso de prótese dentária também influenciam a capacidade mastigatória. No processo de envelhecimento, observa-se alteração na espessura e na composição da dentina e do esmalte dentário, bem como maior suscetibilidade a cáries. Entretanto, a perda de dentes não deve ser vista como uma consequência natural do envelhecimento. No passado, a extração de dentes por desconhecimento dos problemas que ocasionavam dor era mais frequente, e é por isso que muitos idosos atualmente apresentam falta de alguns ou de todos os dentes. Hábitos inadequados, como falta de escovação, também contribuem para a perda de dentes. A prótese dentária, apesar de ser uma alternativa para facilitar a mastigação, quando mal ajustada, pode provocar redução da capacidade mastigatória (Tavares; Carvalho, 2012).

Outra queixa comum em idosos é a constipação intestinal (CI). Esse sintoma ocorre por redução da motilidade do trato gastrointestinal (alterações neuromusculares), uso de medicamentos, redução da ingesta de fibras, redução do consumo de água e sedentarismo (Tavares; Carvalho, 2012). O uso de diuréticos também pode ter relação com a CI, uma vez que pode causar redução do teor de líquido nas fezes. Ademais, a redução do paladar pode levar à monotonia alimentar e ao maior uso de elementos associados ao sabor de preparações, como sal e açúcar, fatores que, por sua vez, têm relação com a maior incidência de DCNT (Brasil, 2007a). O aumento na ingesta hídrica, o estímulo à mastigação adequada, a redução do consumo de alimentos superpalatáveis, como os ultraprocessados, e o incentivo ao uso de temperos naturais são medidas para minimizar o problema e evitar impactos no estado nutricional do indivíduo (Jesus et al., 2021).

Ainda, vale ressaltar que tanto a xerostomia quanto a redução da capacidade mastigatória fazem com que idosos alterem suas escolhas alimentares. Alimentos mais macios e que demandam menos mastigação são preferidos, e a redução na frequência ou na quantidade do consumo de alimentos fibrosos, como vegetais crus, frutas, grãos integrais e carnes, é observada. A consistência da alimentação deve ser adaptada às condições do idoso, porém o estímulo à mastigação é fundamental para a manutenção dos músculos faciais. Além disso, a dieta pastosa pode interferir na oferta de energia e nutrientes e, assim, a densidade energética e nutricional das preparações deve ser avaliada pelo nutricionista (Mahan; Raymond, 2018).

2.5.1 Guias alimentares

Os Guias Alimentares Baseados em Alimentos (Gaba) são considerados instrumentos que apresentam os princípios da alimentação e da nutrição por meio de mensagens práticas voltadas à educação da população e à orientação de políticas públicas relacionadas às áreas de alimentação e nutrição, saúde e agricultura (Oliveira; Santos, 2020). Apesar de guias alimentares oficiais de países diferentes apresentarem formatos e números de grupos alimentares e de porções diferentes, o intuito é o mesmo: "transformar o conhecimento científico de nutrição em conceitos básicos para que grande parcela da população seja orientada quanto à forma de se alimentar adequadamente" (Barbosa; Colares; Soares, 2008, 456).

Nesse sentido, é importante que os guias facilitem a adoção pela população de escolhas e práticas alimentares mais saudáveis, por meio de uma linguagem que seja compreensível a todos, levando em conta aspectos culturais, sociais, econômicos e ambientais. Ademais, eles podem ser utilizados como ferramentas educacionais, "uma vez que se propõem a apresentar diretrizes oficiais pautadas em ciência, e orientações alimentares capazes de promover saúde e prevenir doenças" (Silva; Erbert, 2021, p. 2).

Cinco etapas principais são observadas para o desenvolvimento dos guias:

> 1) identificação dos problemas de saúde relacionados com a dieta estimando a magnitude desses problemas e estabelecendo as prioridades; 2) avaliação dos padrões de consumo alimentar coletados a partir de diferentes métodos dietéticos; 3) integração dos FBDG [*Food Based Dietary Guidelines*] às políticas e programas nacionais de saúde e alimentação; 4) construção do guia com objetivo de prevenir déficit ou excesso de energia, incluindo a adequação de macronutrientes, promover um aporte adequado de vitaminas e minerais, bem como ressaltar

a importância da atividade física e 5) avaliação da aceitação do guia e de sua representação visual para que se processe a divulgação ao público alvo por diversos meios de comunicação. (Barbosa; Colares; Soares, 2008, p. 457)

Cardoso e Mezzavilla (2022) consideram os guias alimentares uma das estratégias mais difundidas no que se refere à promoção da saúde no contexto alimentar, uma vez que neles as diretrizes para uma dada população são determinadas tendo em vista a realidade local. Essas orientações, por serem divulgadas em linguagem acessível, promovem a adesão a práticas alimentares mais saudáveis, auxiliando na prevenção de várias doenças.

Em 2002, publicou-se a primeira versão do Guia Alimentar para Crianças Brasileiras Menores de 2 Anos e, em 2006, o Guia Alimentar para a População Brasileira, que foi atualizado e ampliado em 2014. Tal revisão foi reconhecida internacionalmente, com o Brasil servindo de modelo para outros países, principalmente pelo fato de esse documento abordar não somente os nutrientes e grupos alimentares, mas também a forma como os indivíduos devem realizar a aquisição e o consumo dos alimentos (Barbosa; Colares; Soares, 2008). Nesse sentido, a atualização teve como base as discussões sobre a classificação dos alimentos e outras questões sobre esse tema e foi realizada para "incentivar e apoiar as práticas alimentares saudáveis no âmbito individual e coletivo, além de subsidiar políticas, programas e ações que visam proteger e promover a saúde e a segurança alimentar" (Pinto; Costa, 2021, p. 2).

O Programa Nacional de Alimentação Escolar (PNAE), instituído em 2020, constitui-se em um exemplo de política que considera as orientações definidas nos guias alimentares, promovendo, assim, o acesso de indivíduos e coletividades a práticas alimentares mais saudáveis. As normativas do PNAE foram atualizadas a fim de que se adequassem às diretrizes alimentares nacionais. Além da instituição do PNAE, houve o estabelecimento de políticas fiscais que, baseadas na indicação dos guias alimentares, taxaram produtos ultraprocessados, reduzindo a exposição da população a fatores de risco relacionados às DCNT (Santos et al., 2021). Contudo, para Ambrosi e Grisotti (2022, p. 4249),

> a existência de uma diretriz oficial na forma de guia alimentar não significa, necessariamente, que a população irá se alimentar conforme preconizado. Apesar da grande responsabilidade que o indivíduo tem por suas escolhas alimentares, a ação efetiva está distante de ser uma simples decisão individual e, em muitos casos, requer políticas públicas e ações regulatórias do Estado que tornem os ambientes alimentares mais propícios para a superação dos obstáculos apontados.

Mãos à obra

Suponha que você foi convidado a participar de ações de promoção à saúde em uma Unidade Básica de Saúde (UBS) e precisa desenvolver um planejamento das atividades que serão realizadas. Ao chegar ao local, você percebe que muitos dos pacientes têm problemas relacionados à alimentação, como obesidade, desnutrição e hipertensão. Além disso, vários deles relatam ter dificuldades em seguir uma alimentação saudável em razão de restrições financeiras e falta de informação sobre como escolher e preparar alimentos nutritivos. Para enfrentar esses desafios, a equipe da nutrição está engajada com os agentes comunitários e deseja iniciar uma série de atividades educativas sobre nutrição e alimentação saudável na comunidade. Dessa forma, proponha algumas atividades que sejam factíveis.

> **Para saber mais**
>
> Confira o material indicado a seguir, elaborado pelo Conselho Federal de Nutricionistas (CFN) no ano de 2015.
>
> RECINE, E.; LEÃO, M.; CARVALHO, M. F. **O papel do nutricionista na Atenção Primária à Saúde**. 3. ed. Brasília: CFN, 2015. Disponível em: <https://www.cfn.org.br/wp-content/uploads/2015/11/livreto-atencao_primaria_a_saude-2015.pdf>. Acesso em: 15 ago. 2024.

Síntese

Este capítulo abordou questões sobre o Direito Humano à Alimentação Adequada (DHAA) e a Segurança Alimentar e Nutricional (SAN), destacando a importância desses fatores para a saúde e o bem-estar das populações. Vimos como a alimentação adequada envolve a quantidade e a qualidade dos alimentos, considerando-se aspectos culturais e nutricionais. Ressaltamos a interligação entre a SAN e os direitos sociais, enfatizando que o acesso a alimentos seguros e nutritivos é essencial para o desenvolvimento humano. Além disso, apresentamos indicadores como a renda domiciliar e a Escala de Insegurança Alimentar (*Food Insecurity Experience Scale* – Fies) como ferramentas fundamentais para monitorar e avaliar a situação alimentar das famílias. Concluímos enfatizando que a promoção da SAN é um compromisso coletivo que exige ações intersetoriais e a participação ativa da sociedade para garantir o direito à alimentação adequada para todos.

Questões para revisão

1. Qual é o papel do agente comunitário de saúde (ACS) e do nutricionista no monitoramento do estado nutricional dos indivíduos?

2. Quais são os métodos de avaliação do estado nutricional utilizados pelo agente comunitário e pelo nutricionista?
   a) Avaliação subjetiva global e Índice de Massa Corporal (IMC).
   b) Antropometria e exames de sangue.
   c) Diagnóstico clínico e inquérito alimentar.
   d) Peso e altura e análise de composição corporal.
   e) Apenas a avaliação clínica é suficiente para avaliar o estado nutricional.

3. Quais são as possíveis implicações do consumo alimentar inadequado na infância?

4. Qual é a importância do ambiente familiar para o consumo alimentar saudável das crianças?
   a) O ambiente familiar não tem influência sobre o consumo alimentar das crianças.
   b) O ambiente familiar é importante apenas para o desenvolvimento cognitivo das crianças.
   c) O ambiente familiar pode influenciar o consumo alimentar saudável ou não saudável das crianças.
   d) Apenas a escola é responsável pela formação dos hábitos alimentares das crianças.
   e) A alimentação saudável em crianças é determinada apenas pela genética.

5. Qual é a principal implicação do consumo alimentar inadequado para idosos?
   a) Aumento do risco de obesidade.
   b) Aumento do risco de baixa estatura e falta de energia.
   c) Aumento do risco de desnutrição e anemia.
   d) Aumento do risco de desordens alimentares.
   e) Aumento do risco de doenças crônicas não transmissíveis (DCNT), como diabetes e hipertensão arterial.

Questões para reflexão

1. Como a Educação Alimentar e Nutricional (EAN) pode ser integrada em atividades comunitárias para aumentar a conscientização e a adoção de hábitos alimentares saudáveis?

2. É possível mensurar os efeitos da Educação Alimentar e Nutricional (EAN) aplicada em uma determinada população?

3. Quais são os principais desafios que os idosos enfrentam em relação ao consumo alimentar?

4. Como a alimentação adequada pode melhorar a qualidade de vida dos idosos?

5. Qual é o papel do agente comunitário de saúde (ACS) e do nutricionista na prevenção de doenças crônicas na comunidade?

Capítulo 3
Atuação do agente comunitário de saúde e endemias em primeiros socorros

Denise Ferreira Gomide Batista

Conteúdos do capítulo:

- Atendimento inicial e avaliação do local e da vítima.
- Emergências clínicas.
- Emergências traumáticas.
- Intoxicação exógena.
- Acidentes com animais peçonhentos.

Após o estudo deste capítulo, você será capaz de:

1. compreender a atuação dos agentes comunitários de saúde e endemias (ACSE) nas etapas básicas do atendimento inicial à vítima, pontuando suas principais ações;
2. indicar as principais emergências clínicas e a forma como se deve proceder no primeiro atendimento;
3. indicar as principais emergências traumáticas e a forma como se deve proceder no primeiro atendimento;
4. ampliar o entendimento sobre os mecanismos, o reconhecimento de sintomas e a aplicação de primeiros socorros em casos de intoxicações exógenas;
5. realizar o manejo do primeiro atendimento dos principais acidentes com animais peçonhentos, bem como promover estratégias de prevenção.

3.1 Atendimento inicial – avaliação do local e da vítima

Os agentes comunitários de saúde e endemias (ACSE) desempenham um papel fundamental como educadores na área da saúde. Entre suas responsabilidades está a implementação de estratégias de prevenção de doenças e promoção da saúde. A prevenção de acidentes – como evitar que estes ocorram e, caso aconteçam, como proceder para que os danos sejam os menores possíveis – constitui-se em uma das responsabilidades centrais dos ACSE e envolve não apenas evitar a ocorrência de acidentes, mas também reduzir a severidade de suas consequências. Isso inclui educação comunitária, identificação de riscos ambientais e promoção de práticas seguras (Brasil, 2021).

Dessa forma, é essencial que os ACSE estejam cientes das tendências locais e nacionais para melhor atuar na prevenção e na resposta a essas situações. Para isso, é necessário que os profissionais ACSE sejam capacitados e estejam atentos às atualizações para realizar as ações de primeiros socorros. Mas o que em que consistem os primeiros socorros?

Segundo o *Manual de primeiros socorros* da Fundação Oswaldo Cruz – Fiocruz (Brasil, 2003b), os *primeiros socorros* consistem em ações iniciais que qualquer pessoa, mesmo sem formação em saúde, pode executar para auxiliar indivíduos em situações de risco de vida. O objetivo principal dessas ações é preservar as funções vitais da pessoa afetada e evitar que o estado de saúde desta se agrave (Brasil, 2003b; Brito et al., 2020).

Essas situações são frequentemente encontradas no ambiente pré-hospitalar, ou seja, em ambientes escolares, nas vias urbanas, locais com grandes aglomerações e nas residências. A falta de conhecimento sobre como proceder em tais emergências pode levar a consequências graves, como falha em prestar socorro ou manipulação inadequada da vítima, o que pode piorar a condição desta ou levar a um acionamento desnecessário dos serviços de emergência. Portanto, como parte das funções dos ACSE em sua atuação na comunidade, é essencial estar preparado para oferecer primeiros socorros eficazes e seguros (Brasil, 2003c; Brito et al., 2020).

Acidentes representam um desafio significativo na saúde pública global, com estimativas recentes indicando um número alarmante de fatalidades em termos mundiais: aproximadamente, 14 mil mortes diárias. Proporcionalmente, as principais causas dos acidentes são "intoxicações (6%), quedas (6%), incêndios (5%), afogamentos (9%), e traumas (25%)" (Pereira et al., 2015, p. 1479). No Brasil, os acidentes são a segunda causa de morte (Andraus et al., 2005). Apesar dos números preocupantes, estima-se que os acidentes sejam evitáveis em cerca de 90% dos casos, o que torna ainda mais necessários os cuidados e a prevenção (Brasil, 2020).

No atendimento de primeiros socorros, é crucial que os ACSE sigam algumas diretrizes fundamentais. Primeiramente, é preciso manter a serenidade. Em emergências, a calma é a maior aliada, pois permite pensar claramente e agir de forma eficaz. Em seguida, é importante solicitar auxílio e fazer uma avaliação cuidadosa do local do incidente. Isso é feito para garantir a própria segurança e a de outras pessoas presentes, evitando o risco de mais vítimas ou danos adicionais (NAEMT, 2020).

A seguir, descrevemos os passos fundamentais para o sucesso no atendimento inicial à vítima:

1. **Manter a calma**: em uma emergência, pessoas sem treinamento tendem a entrar em pânico, o que pode prejudicar o atendimento. Manter-se calmo ajuda a pensar com clareza e avaliar a situação de forma eficiente.
2. **Avaliar a cena**: antes de se aproximar da vítima, certifique-se de que o local é seguro. Isso significa prevenir riscos adicionais tanto para quem atende quanto para os espectadores. Por exemplo, em um acidente elétrico, desligue a fonte de energia antes de prestar socorro. Em acidentes de trânsito, sinalize a área para evitar mais acidentes.

3. **Solicitar ajuda**: se a situação for insegura, peça ajuda imediatamente. Ligue para o Serviço de Atendimento Móvel de Urgência – Samu (192) ou para o Corpo de Bombeiros (193) e forneça detalhes sobre a condição da vítima e a situação do local.
4. **Abordar a vítima**: com segurança, aproxime-se da vítima e realize uma avaliação para identificar condições de risco e iniciar os cuidados imediatos necessários.

Esses passos são cruciais para um atendimento eficaz e seguro em primeiros socorros. Como profissional da área da saúde, sua atuação pode salvar vidas e minimizar as consequências de acidentes e emergências clínicas ou traumáticas. Cabe enfatizar que a prestação de primeiros socorros sem o devido treinamento pode trazer riscos, como os de se tornar uma vítima adicional, causar lesões ao paciente por falta de imobilização adequada ou, até mesmo, agravar a condição da vítima. Portanto, depois de garantir a segurança do local e estar devidamente protegido com equipamentos de proteção individual, você deve proceder à avaliação primária e secundária da vítima. Isso inclui verificar as condições de risco e prestar os cuidados imediatos necessários.

Entende-se por *avaliação primária* o conjunto de ações que o socorrista deve realizar para verificar os sinais vitais da vítima e entender o risco de morte que ela enfrenta. Esses procedimentos são essenciais para manter a vítima viva até que ela possa receber atendimento médico especializado. Lembre-se de que, como agente comunitário de saúde (ACS), sua atuação rápida e eficiente pode fazer uma grande diferença na sobrevivência e na recuperação da vítima (RCH, 2023).

De acordo com o PHTLS – *Prehospital Trauma Life Support* (Atendimento Pré-Hospitalar ao Traumatizado), a avaliação primária é fundamental no atendimento ao paciente, pois é nesse momento que se estabelecem as bases para todas as decisões relacionadas ao seu tratamento e transporte. Durante essa avaliação inicial do paciente politraumatizado, são adotadas abordagens sistemáticas padronizadas que determinam as melhores práticas no cuidado à vítima (NAEMT, 2020).

Na mais recente edição do PHTLS (9ª edição), uma importante mudança foi introduzida na sequência de prioridades da avaliação primária em casos de trauma, com a incorporação do "X" à tradicional abordagem ABCDE. Essa alteração reflete a crescente compreensão da necessidade de priorizar o controle imediato de hemorragias exsanguinantes, que representam risco iminente à vida. Assim, antes de seguir com a avaliação das vias aéreas (A), a equipe deve se concentrar no "X" para controlar qualquer sangramento grave que possa comprometer rapidamente a sobrevivência do paciente. Essa mudança não apenas reforça a importância de uma rápida intervenção em casos de trauma, mas também otimiza as chances de sucesso no atendimento pré-hospitalar, garantindo que a estabilização das hemorragias seja feita de forma eficaz antes de prosseguir com as demais etapas da avaliação (NAEMT, 2020).

Depois de controlar a hemorragia grave, a avaliação primária segue a sequência conhecida. Começa com o "A" de *airways* (vias aéreas), em que se verifica se as vias aéreas do paciente estão desobstruídas. Uma maneira simples de fazer isso é perguntar o nome da vítima; se ela responder, isso indica que suas vias aéreas estão abertas. Sinais como voz alterada, estridor, roncos ou dificuldade para respirar podem indicar obstrução. Em casos de baixo nível de consciência, a língua pode bloquear as vias aéreas. Para manter as vias aéreas abertas, podem ser usadas técnicas como a elevação do mento (*chin lift*) ou a anteriorização da mandíbula (*jaw thrust*), mas com cuidado para não causar extensão cervical em vítimas com suspeita de lesão medular. Além da verificação das vias aéreas, nessa etapa também se deve realizar a imobilização da coluna cervical em pacientes politraumatizados ou com suspeita de trauma local, a fim de prevenir possíveis lesões adicionais à medula espinhal (Rodrigues; Santana; Galvão, 2017; NAEMT, 2020).

O próximo passo é o "B" de *breathing* (respiração), no qual se avalia se a respiração está adequada. Isso inclui verificar a frequência respiratória, observar os movimentos do tórax, procurar sinais de cianose, avaliar se há desvio da traqueia e observar a musculatura acessória para respirar. Estes são os parâmetros analisados nessa fase para assegurar que o paciente esteja respirando de forma eficaz (Rodrigues; Santana; Galvão, 2017; NAEMT, 2020).

Na avaliação primária de um paciente traumatizado, o "X" (hemorragias exsanguinantes) e o "C" têm funções distintas. O "X" se concentra especificamente em hemorragias externas graves e visíveis, como as que ocorrem em artérias ou veias de grande calibre. Já o "C", de *circulation* (circulação), vai além do controle dessas hemorragias externas. Nessa etapa, é fundamental verificar se há outras hemorragias na vítima e avaliar rapidamente a circulação sanguínea e a perfusão, ou seja, como o sangue está circulando pelo corpo. Isso é feito observando-se a frequência do pulso e o tempo de enchimento capilar. Sinais como alteração na cor da pele, suor excessivo e diminuição da consciência podem indicar que a perfusão está comprometida, o que pode ser um sinal de hemorragia interna (NAEMT, 2020).

O próximo passo é o "D", de *disability* (incapacidade), em que se avaliam o nível de consciência do paciente, o tamanho e a reatividade das pupilas, a presença de sinais de hérnia cerebral, sinais de lesão em um lado do corpo e o nível de possível lesão medular. Uma ferramenta útil nessa etapa é a Escala de Coma de Glasgow, que ajuda a determinar o grau de consciência do paciente (Rodrigues; Santana; Galvão, 2017; NAEMT, 2020).

Por fim, o passo "E", de *exposure* (exposição), envolve expor completamente o paciente para avaliar a extensão das lesões. Isso significa remover as roupas da vítima para uma avaliação completa, mas sempre com cuidado para prevenir a hipotermia, mantendo o ambiente aquecido e cobrindo o paciente após a avaliação para deixá-lo aquecido (NAEMT, 2020).

Esses passos são cruciais para garantir um atendimento eficaz e rápido em situações de trauma, permitindo identificar e tratar as lesões mais urgentes primeiro (Rodrigues; Santana; Galvão, 2017; NAEMT, 2020).

Após a estabilização dos sinais vitais, dá-se início à avaliação secundária. Esse processo não apenas identifica lesões menos aparentes, mas também prepara o terreno para um cuidado contínuo e informado, essencial na transição para os serviços de saúde especializados. Nessa avaliação, realiza-se um conjunto de exames que buscam identificar lesões que não comprometem a vida do acidentado de início, mas que, se não forem tratadas, podem comprometer a saúde deste nas horas seguintes (RCH, 2023).

Os procedimentos nessa avaliação incluem várias etapas importantes para verificar a condição do paciente. Primeiramente, é preciso avaliar as frequências cardíaca e respiratória do paciente, além de medir a pressão sanguínea, uma vez que esse procedimento fornece informações vitais sobre a condição circulatória e respiratória. Em seguida, é necessário examinar cuidadosamente a cabeça, o rosto e o couro cabeludo do paciente, sentindo com as mãos para identificar quaisquer hematomas ou lesões. Deve-se verificar ainda o pescoço em busca de equimoses (manchas roxas na pele), edemas (inchaços) e sinais de sangramento (RCH, 2023).

Os olhos também precisam ser examinados. Deve-se observar a reação das pupilas à luz e procurar por lesões, queimaduras ou cortes. Além disso, é preciso verificar se há sangramento nos ouvidos e no nariz. Ao examinar a boca, deve-se remover qualquer corpo estranho que possa estar presente, verificar a ocorrência de lesões e observar a coloração dos lábios e das gengivas. Ao avaliar o tórax, é necessário checar se há ferimentos, fraturas, deformidades ou assimetria durante a respiração. No exame do abdômen, deve-se procurar por ferimentos, edemas e sangramentos e averiguar se há rigidez, distensão ou dor ao tocar (RCH, 2023).

É importante também verificar se há sangramento pelo ânus, uretra ou vagina. Os membros superiores e inferiores devem ser examinados em busca de ferimentos, hematomas, sangramentos e fraturas. Por fim, deve-se palpar levemente a coluna vertebral do paciente, procurando por pontos de dor, edemas, afundamentos ou deformidades ósseas, mas sem movimentar a vítima para evitar agravar possíveis lesões (RCH, 2023).

Em resumo, com relação ao atendimento inicial ao paciente, cabe enfatizar a importância dos procedimentos descritos. Eles são fundamentais para uma avaliação precisa da condição do paciente e devem ser executados com o máximo de cuidado e atenção. A habilidade em aplicar essas técnicas pode fazer uma diferença significativa no desfecho do atendimento. O socorrista deve manter-se sempre atento e preparado para agir de forma eficiente e segura.

3.2 Emergências clínicas

Os ACSE exercem funções cruciais na detecção de sintomas críticos, na realização de primeiros socorros e na orientação para serviços de saúde mais especializados. Entre algumas situações emergenciais que podem vir a ocorrer em uma visita domiciliar, destacamos alguns episódios críticos que o profissional deve identificar para então iniciar o primeiro atendimento: obstrução das vias aéreas; acidente vascular cerebral (AVC); infarto agudo do miocárdio (IAM); e parada cardiorrespiratória (PCR). A formação dos ACSE e sua capacidade de responder prontamente a essas condições de emergência não só expandem a capacidade de resposta em saúde ao nível comunitário, mas também contribuem de forma significativa para a diminuição da taxa de mortalidade e morbidade relacionada a tais eventos, reforçando as medidas de atuação imediata e o cuidado integrado à saúde na população.

3.2.1 Obstrução das vias aéreas

A obstrução das vias aéreas ocorre quando algum material, como alimentos, líquidos ou objetos estranhos, bloqueia parcial ou completamente o fluxo de ar nas vias respiratórias, impedindo a respiração adequada. Esse bloqueio pode ser causado por uma série de fatores, como aspiração de corpos estranhos, condições médicas preexistentes e até mesmo a própria saliva (Silva et al., 2022).

A obstrução das vias aéreas decorrente da presença de um corpo estranho pode ser classificada como **leve** ou **parcial**, quando a pessoa afetada ainda é capaz de realizar trocas gasosas eficientes e, em determinadas situações, consegue tossir com força; e como **grave** ou **total**, caracterizada por deficiência na troca de gases, dificuldades respiratórias, tosse que não produz som, coloração azulada da pele por falta de oxigênio e incapacidade de falar, com o indivíduo possivelmente segurando seu próprio pescoço como um indicativo de sufocamento (Silva et al., 2022).

Outros fatores que podem levar à obstrução incluem dificuldades motoras ou neurológicas que afetam a deglutição. Indivíduos com doenças que comprometem o reflexo de deglutição, como pacientes com condições neurológicas ou aqueles que estão sob efeito de sedativos, também apresentam maior risco de aspiração e sufocamento (Silva et al., 2022).

Em crianças, o risco de engasgo aumenta pela tendência de explorar objetos com a boca, o que frequentemente resulta em aspiração de pequenos itens, como brinquedos e moedas. Estudos indicam que crianças menores de 4 anos são particularmente vulneráveis a esse tipo de acidente, em razão da inabilidade de mastigar adequadamente e do comportamento exploratório comum nessa fase da vida (Pereira; Mesquita; Garbuio, 2020).

Em tais casos, o reconhecimento da obstrução das vias aéreas deve ser rápido, e as manobras de primeiros socorros devem ser imediatamente aplicadas, devendo-se adaptá-las conforme a condição da vítima (se consciente ou inconsciente). No caso de lactentes e bebês, devem ser usadas técnicas específicas a fim de garantir a eficácia do procedimento e a segurança do indivíduo. Após a identificação da situação de urgência, sempre se deve solicitar ajuda e ligar para o Samu (192) ou contatar qualquer serviço médico de emergência disponível.

Nos casos em que a vítima estiver consciente e houver uma obstrução, é preciso verificar, na avaliação inicial, se a vítima é capaz de falar ou tossir. Outro ponto seria estimular a tosse na tentativa de remover a obstrução. Caso essas ações não tenham sucesso, a obstrução é considerada severa e a manobra de Heimlich é recomendada.

A manobra de Heimlich é uma das técnicas mais utilizadas para lidar com esse tipo de situação. Esse procedimento consiste em realizar compressões abdominais fortes e rápidas, forçando a expulsão do objeto que está obstruindo as vias aéreas. Ele é eficaz tanto para adultos quanto para crianças, sendo necessário realizar adaptações dependendo da idade e do tamanho da vítima (Lopes et al., 2021).

Dessa forma, ao enfrentar uma situação em que alguém está engasgado, é fundamental agir com precisão e calma para auxiliar efetivamente a vítima. Primeiramente, é essencial confirmar se a pessoa realmente está engasgada e, em caso afirmativo, informá-la calmamente de que você está preparado para ajudar. Observe, então, os seguintes passos:

a) Posicione-se de maneira adequada para realizar a assistência: fique em pé atrás da pessoa ou ajoelhe-se, se ela for menor do que você, e envolva sua cintura com os braços de modo que suas mãos se encontrem na frente, conforme demonstrado na Figura 3.1.

Figura 3.1 – Manobras de desobstrução das vias aéreas (manobras de Heimlich) em adultos e crianças

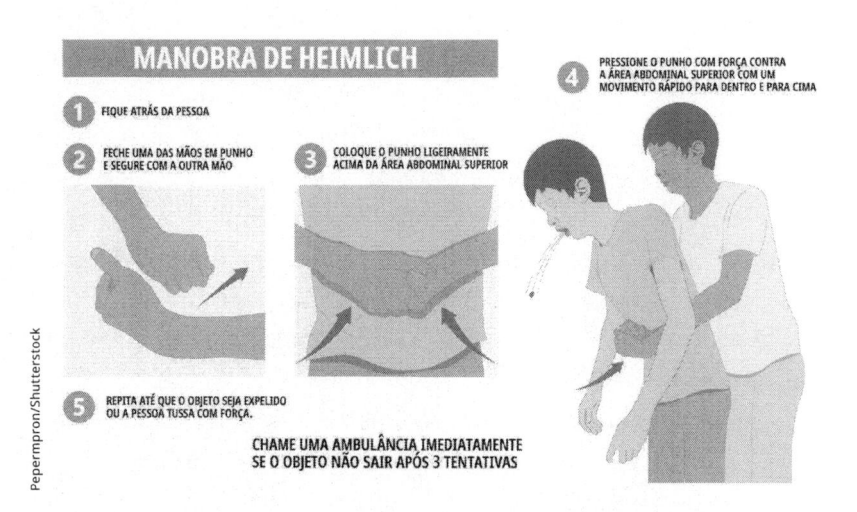

MANOBRA DE HEIMLICH

1. FIQUE ATRÁS DA PESSOA
2. FECHE UMA DAS MÃOS EM PUNHO E SEGURE COM A OUTRA MÃO
3. COLOQUE O PUNHO LIGEIRAMENTE ACIMA DA ÁREA ABDOMINAL SUPERIOR
4. PRESSIONE O PUNHO COM FORÇA CONTRA A ÁREA ABDOMINAL SUPERIOR COM UM MOVIMENTO RÁPIDO PARA DENTRO E PARA CIMA
5. REPITA ATÉ QUE O OBJETO SEJA EXPELIDO OU A PESSOA TUSSA COM FORÇA.

CHAME UMA AMBULÂNCIA IMEDIATAMENTE SE O OBJETO NÃO SAIR APÓS 3 TENTATIVAS

Pepermpron/Shutterstock

Feche o punho de uma das mãos e coloque-o contra o abdômen da pessoa, especificamente na linha média, um pouco acima da cicatriz umbilical e abaixo do osso esterno, com o polegar pressionando para dentro.

b) Utilize a outra mão para segurar firmemente o punho e aplique uma pressão rápida e ascendente no abdômen. Essa ação é planejada para criar uma força que possa desalojar o objeto causador da obstrução das vias aéreas.

c) Continue aplicando essas compressões rápidas e ascendentes até que o objeto seja expulso e a obstrução seja aliviada. É importante realizar cada compressão de forma separada e distinta, visando maximizar a eficácia da manobra sem causar dano adicional.

Em casos de vítimas que estão grávidas ou apresentam obesidade, a compressão deve ser ajustada para ser aplicada na região torácica, a fim de evitar pressão excessiva sobre o abdômen. Quando se trata de crianças, é crucial que o socorrista se ajoelhe para ficar no mesmo nível delas e ajuste a força aplicada durante as compressões, de modo que a assistência seja segura e adequada ao tamanho e condição da criança.

Ao prestar os primeiros socorros a um bebê ou lactente que está engasgado, siga os passos cuidadosamente para garantir a segurança e a eficácia do procedimento, conforme demonstrado na Figura 3.2.

a) Primeiramente, coloque a criança de bruços sobre o seu antebraço, utilizando a mão dominante para segurar firmemente o queixo da criança, de forma que a cabeça desta fique mais baixa que o tronco para facilitar a remoção do objeto.
b) Em seguida, administre cinco golpes firmes e seguros entre as omoplatas da criança com a palma da sua outra mão.

Figura 3.2 – Manobras de desobstrução das vias aéreas (manobras de Heimlich) em lactentes

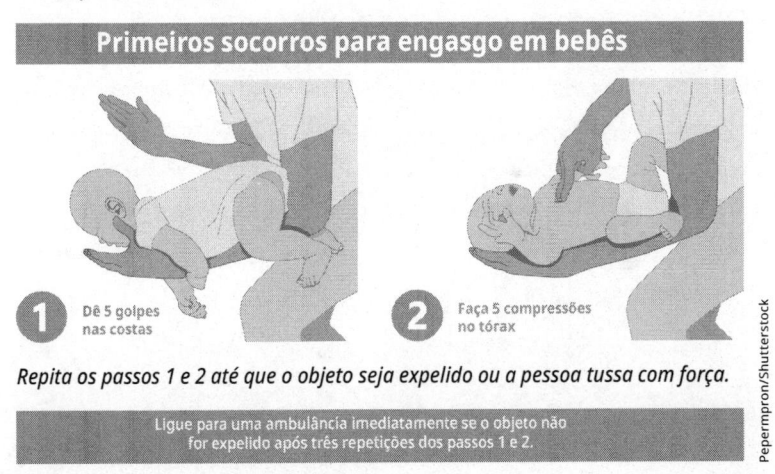

Primeiros socorros para engasgo em bebês

1. Dê 5 golpes nas costas
2. Faça 5 compressões no tórax

Repita os passos 1 e 2 até que o objeto seja expelido ou a pessoa tussa com força.

Ligue para uma ambulância imediatamente se o objeto não for expelido após três repetições dos passos 1 e 2.

Fonte: Pepermpron/Shutterstock

c) Após os golpes nas costas, vire cuidadosamente a criança, colocando-a de barriga para cima enquanto ainda a apoia em seu braço (Figura 3.2). Utilize dois dedos, preferencialmente o indicador e o médio, para aplicar até cinco compressões torácicas suaves e ritmadas no centro do peito da criança, abaixo da linha dos mamilos. Essas compressões devem ser feitas apenas se a criança estiver consciente.

d) Se o objeto ainda não tiver sido desalojado após as compressões torácicas, volte a colocar a criança de bruços ao longo do seu antebraço para repetir os golpes nas costas. Continue alternando entre golpes nas costas e compressões torácicas até que a criança expulse o objeto que está causando a obstrução das vias aéreas, permitindo assim que ela respire normalmente.

O entendimento das causas, dos sinais e dos procedimentos de primeiros socorros para obstrução das vias aéreas é essencial para a prevenção de complicações graves ou fatais. A pronta intervenção pode não somente salvar vidas como também minimizar os danos potenciais causados pela falta de oxigenação adequada ao corpo (Brasil, 2003b).

3.2.2 Acidente vascular encefálico

O acidente vascular encefálico (AVE), também conhecido como *acidente vascular cerebral* (AVC), é uma condição médica grave que ocorre quando o fluxo sanguíneo para uma parte do cérebro é interrompido ou reduzido, impedindo que o tecido cerebral receba oxigênio e nutrientes. A interrupção pode ser causada por um entupimento (isquêmico) ou pelo rompimento (hemorrágico) de uma artéria cerebral, resultando em danos cerebrais que podem ter efeitos devastadores sobre a saúde e as funções do indivíduo (Braga; Alvarenga; Moraes Neto, 2009; Marques et al., 2019).

Os sinais e sintomas de um AVC incluem dor de cabeça súbita e severa, perda de força e movimento em um lado do corpo, dificuldade para falar, confusão mental, alterações na visão, na sensibilidade e na capacidade de compreensão, podendo levar ao desmaio em casos graves (Braga; Alvarenga; Moraes Neto, 2009; Marques et al., 2019).

Para identificar um AVC, é indicado realizar uma série de testes simples, entre os quais está o teste conhecido pela sigla SAMU. Esse teste, inspirado na Escala Pré-Hospitalar de Cincinnati, visa determinar se há uma probabilidade baixa ou alta de ocorrência de AVC e permite ao examinador avaliar rapidamente, sem necessidade de equipamentos, se o indivíduo pode estar sofrendo de um déficit neurológico agudo (Miranda, 2024a):

- **S – Sorriso**: instrua a pessoa a sorrir. Uma assimetria no sorriso, com um dos lados da boca pendendo, pode ser um indício.
- **A –** *Arm lift* **(elevação dos braços)/Abraço**: peça que a pessoa levante ambos os braços. A incapacidade de levantar um ou ambos os braços, indicando perda de força, pode sinalizar um problema.
- **M – Mensagem (repetição de frase)**: solicite que a pessoa repita uma frase simples, tratando-a como se estivesse cantando. Dificuldade em articular palavras ou fala embaralhada, tornando a compreensão difícil, pode ser um sinal.
- **U – Urgência**: se observar qualquer um dos sinais mencionados anteriormente, acione imediatamente o Samu (192) ou contate qualquer serviço médico de emergência disponível, já que o indivíduo pode ter até 70% de chances de estar experienciando um AVC.

Figura 3.3 – Sinais e sintomas na identificação rápida de um provável AVC

COMO IDENTIFICAR SINAIS DE AVC

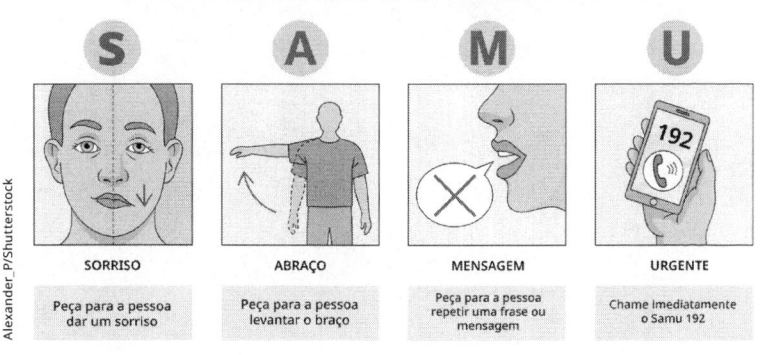

S — SORRISO — Peça para a pessoa dar um sorriso

A — ABRAÇO — Peça para a pessoa levantar o braço

M — MENSAGEM — Peça para a pessoa repetir uma frase ou mensagem

U — URGENTE — Chame imediatamente o Samu 192

Fonte: Miranda, 2024a.

Nos primeiros socorros para vítimas de AVC, é fundamental tentar acalmar a vítima e posicioná-la adequadamente com extrema cautela, prestando especial atenção às áreas do corpo que possam estar paralisadas e evitando fazer comentários que possam aumentar a ansiedade dela. Se a vítima estiver consciente, recomenda-se posicioná-la deitada de costas, com a cabeça e os ombros levemente elevados, mantendo a cabeça em uma posição neutra e orientada para a frente (Braga; Alvarenga; Moraes Neto, 2009; Marques et al., 2019).

No caso de inconsciência, é aconselhável deitá-la de lado, preferencialmente sobre o lado esquerdo, para facilitar a avaliação das vias aéreas e da respiração, bem como para permitir uma melhor drenagem em caso de vômito. Importante manter a vítima aquecida, imobilizada e não administrar quaisquer alimentos ou bebidas, garantindo assim a segurança e o conforto até a chegada do socorro médico especializado. Vale ressaltar que uma coleta breve do histórico sobre doenças preexistentes ou o uso de medicamentos deve ser realizada para que a equipe médica que vai realizar o primeiro atendimento seja informada (Braga; Alvarenga; Moraes Neto, 2009; Marques et al., 2019).

O tratamento e o manejo do AVC dependem do tipo e da gravidade da ocorrência, sendo crucial o rápido encaminhamento para uma unidade de saúde capaz de oferecer tratamento especializado para minimizar danos e potencializar a recuperação do paciente (Marques et al., 2019).

3.2.3 Infarto agudo do miocárdio

A doença cardiovascular (DCV) é reconhecida como a principal causa de mortalidade tanto no Brasil quanto globalmente, influenciando de maneira significativa o aumento dos índices de morbidade e as incapacidades ajustadas pelos anos de vida perdidos (Précoma et al., 2019). Fatores de risco como hipertensão, dislipidemia, obesidade, sedentarismo, tabagismo, diabetes e histórico familiar elevam a probabilidade de desenvolvimento de DCV junto a outros fatores como aspectos sociodemográficos, étnicos, culturais, dietéticos e comportamentais (Précoma et al., 2019).

Entre as manifestações clínicas das DCVs, o infarto agudo do miocárdio (IAM) se destaca por sua severidade e potencial letalidade. O IAM é definido pela necrose do tecido muscular cardíaco em virtude da redução ou da interrupção do fluxo sanguíneo, comumente causado por aterosclerose, embolia coronariana ou angina *pectoris* (Piegas et al., 2015).

A manifestação dos sintomas pode diferir de acordo com a gravidade do dano cardíaco e a forma como o sistema nervoso autônomo reage; a dor torácica pode ser desde um incômodo suave até uma sensação profunda de compressão, frequentemente acompanhada de cansaço e problemas para respirar. A identificação imediata desses sintomas é primordial, uma vez que qualquer desconforto no peito em adultos deve ser tratado como um possível caso de IAM até que se demonstre o contrário (Simão et al., 2013).

Uma resposta emergencial eficaz no primeiro atendimento a uma vítima com suspeita de IAM envolve as seguintes ações: solicitar rapidamente o Samu por meio do 192 ou contatar qualquer serviço médico de emergência disponível; monitorar os sintomas; assegurar que a vítima esteja confortavelmente posicionada; afrouxar vestimentas para auxiliar na respiração; manter o paciente aquecido; verificar os sinais vitais constantemente; e estar pronto para iniciar manobras de ressuscitação cardiopulmonar (RCP), caso necessário. Essas medidas são essenciais para aumentar as chances de sobrevivência do paciente, particularmente em situações que progridem para uma PCR, em que a RCP ou a desfibrilação se fazem necessárias na ausência de pulso (Brasil, 2016).

3.2.4 Suporte Básico de Vida

A PCR é caracterizada pelo término da função mecânica cardíaca, demonstrada pela falta de evidências circulatórias (ausência de pulso central). A intervenção imediata por meio de RCP eficiente, que envolve uma série de ações primárias e técnicas voltadas para o suporte vital, conhecidas como *Suporte Básico de Vida* (SBV), é essencial para a recuperação da vítima (Awadalla; Humayed; Mahfouz, 2020).

Essas ações incluem técnicas e procedimentos realizados antes da chegada de assistência médica especializada, com o objetivo de estabilizar a pessoa afetada em aspectos respiratórios, circulatórios e neurológicos, além de gerenciar de forma eficaz qualquer lesão presente. Tais medidas são cruciais e realizadas fora de um ambiente hospitalar para garantir a segurança da vítima até que o suporte profissional seja providenciado (AHA, 2020).

No SBV, o procedimento inclui o protocolo para o reconhecimento e o atendimento de uma PCR, envolvendo técnicas de RCP conforme o esquema mnemônico C-A-B-D, em que (AHA, 2020):

- **C** representa as compressões torácicas para estimular a circulação;
- **A** indica a abertura das vias aéreas;

- **B** refere-se à realização de duas ventilações para garantir uma boa ventilação;
- **D** diz respeito à desfibrilação por meio do uso de um desfibrilador externo automático (DEA).

A sequência de ações conhecida como *cadeia de sobrevivência* descreve os passos críticos a serem seguidos durante a assistência a uma PCR, com o intuito de padronizar e otimizar o socorro prestado à vítima. Essa cadeia é composta, segundo a American Heart Association (AHA, 2020), por seis etapas essenciais (Quadro 3.1), que devem ser executadas rigorosamente para aumentar as chances de sucesso da RCP.

Quadro 3.1 – Elos integrantes da cadeia de sobrevivência extra-hospitalar

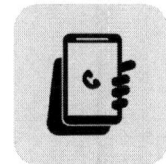

1º Elo	Início imediato do atendimento	Ao reconhecer um caso de PCR (vítima não responde ao chamado, ausência de movimentos respiratórios e ausência de pulso central), é imprescindível chamar ajuda e acionar os serviços de emergência imediatamente. Se houver outras pessoas presentes, uma delas deve ser designada para fazer a chamada para os números de emergência disponíveis – 192 (Samu), 193 (Corpo de Bombeiros) ou 190 (Polícia Militar). Se o socorrista estiver sozinho, deve ligar para o serviço de emergência e utilizar o modo viva-voz para continuar aplicando as técnicas de SBV, solicitando também um DEA, se possível.
2º Elo	RCP de alta qualidade	É primordial realizar compressões torácicas eficazes. Se houver dispositivos de barreira disponíveis, devem-se fazer 2 ventilações após cada conjunto de 30 compressões. Na ausência desses dispositivos, ou se o socorro for prestado por leigos, recomenda-se manter **compressões torácicas contínuas** em uma frequência de pelo menos 100 a 120/minuto até a chegada do socorro especializado, permitindo o retorno total anteroposterior do tórax.

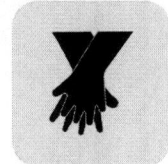

(continua)

(Quadro 3.1 – conclusão)

3º Elo	Desfibrilação precoce		Quando um DEA estiver à disposição, deve-se prepará-lo e seguir as instruções para analisar o ritmo cardíaco e, se indicado, realizar a aplicação do choque por meio do botão indicativo. É fundamental que ninguém toque na vítima durante a análise e que todas as demais pessoas, fora os socorristas, se afastem no momento do choque.
4º Elo	Ressuscitação avançada		A chegada do serviço de emergência especializado marca o início do atendimento avançado de vida, incluindo preparativos para o transporte da vítima.
5º Elo	Cuidados pós-PCR		O transporte para um serviço hospitalar deve ser priorizado, com ênfase nas intervenções necessárias após a PCR.
6º Elo	Recuperação		Suporte ao paciente e a seus familiares. Envolve avaliação para detectar possíveis transtornos de ansiedade e depressão, além de oferecer suporte psicológico e físico. A reabilitação e a recuperação são personalizadas, contando com o suporte de uma equipe multidisciplinar após a alta hospitalar.

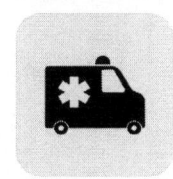

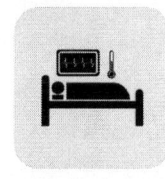

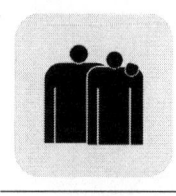

Fonte: Elaborado com base em AHA, 2020.

O DEA é um dispositivo usado em emergências de PCR que dispõe de um sistema que analisa os batimentos do coração e indica se um choque elétrico é necessário. Seu funcionamento ocorre por meio da fixação das pás adesivas na vítima, e o choque somente é recomendável se o ritmo cardíaco puder ser tratado por esse meio. O aparelho fornece mensagens sonoras e/ou visuais para guiar as ações do socorrista e deve ser colocado na vítima somente quando estiver não responsiva, com respiração e pulso ausentes. Tanto profissionais da área da saúde como leigos com o devido treinamento podem manusear o DEA durante o atendimento de uma PCR. Além disso, é importante que locais como unidades de saúde, áreas com pessoas consideradas de maior risco e lugares com grandes concentrações de pessoas tenham DEAs disponíveis para uso em casos de emergência. Assim, para os ACSE, saber como funciona o DEA, como manuseá-lo e onde encontrá-lo em sua comunidade é um conhecimento valioso, que pode fazer a diferença em momentos críticos do primeiro atendimento.

Cumprir cada etapa da cadeia de sobrevivência é crucial para o sucesso e a eficácia do atendimento emergencial, garantindo também o devido controle do ambiente e o monitoramento contínuo da vítima. É importante notar que as primeiras etapas podem ser executadas por leigos, enquanto as etapas subsequentes requerem a intervenção de profissionais especializados e treinados.

Dessa forma, é essencial que os ACSE estejam adequadamente capacitados para efetuar o primeiro atendimento de uma PCR, desde a sua identificação até a correta execução e a observância dos protocolos delineados da cadeia de sobrevivência para uma melhor eficácia do procedimento. No Quadro 3.2, apresentamos uma descrição detalhada do posicionamento apropriado para a execução das compressões torácicas em indivíduos adultos e pediátricos, enfatizando a importância da técnica correta para assegurar a efetividade do SBV.

Quadro 3.2 – Posicionamento e execução das compressões torácicas – adultos, crianças e lactentes

Posicionamento e execução das compressões torácicas
Adultos e crianças

Preparação inicial

Certifique-se de que a vítima esteja deitada de costas sobre uma superfície plana e rígida (por exemplo, o chão). Isso é crucial para garantir que as compressões sejam ficazes.

Posicionamento das mãos

Coloque a base de uma mão no centro do peito da vítima, precisamente na linha entre os mamilos, sobre o osso esterno. Coloque a outra mão sobre a primeira, entrelaçando os dedos.

Execução das compressões

de 100 a 200 vezes

Aplique uma pressão forte e rápida, comprimindo o peito da vítima entre 5 e 6 centímetros. Mantenha um ritmo de 100 a 120 compressões por minuto. É importante permitir que o tórax retorne completamente à sua posição original entre as compressões.

(continua)

(Quadro 3.2 – continuação)

Posicionamento e execução das compressões torácicas
Adultos e crianças

Ciclos de compressão

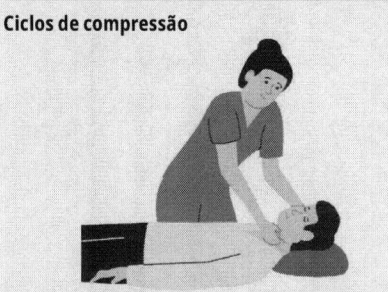

Continue as compressões por um ciclo de 2 minutos. Após cada ciclo, faça uma breve pausa para verificar o pulso da vítima em uma artéria de grande calibre (artéria carotídea em até 10 segundos). Se não houver sinais vitais, inicie um novo ciclo de compressões. Se possível, alterne o socorrista após cada ciclo para evitar a fadiga.

Minimização de interrupções

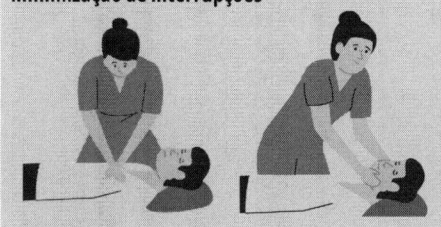

Tente reduzir ao máximo as pausas nas compressões para aumentar a eficácia da reanimação. Interrupções em no máximo 10 segundos.

Ventilação assistida

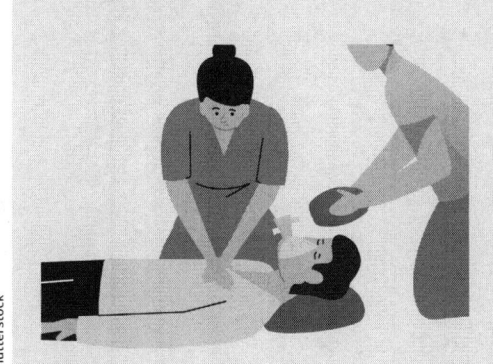

Para pessoas não treinadas ou socorristas sem equipamento de proteção adequado, não é recomendado realizar a respiração boca a boca em razão do risco de contato com secreções digestivas e respiratórias. Se disponível, utilize um dispositivo de barreira, como uma máscara de ventilação, para realizar a ventilação boca a boca de forma segura, executando 30 compressões e 2 ventilações, sendo 5 ciclos em 2 minutos. A abertura da via aérea deve ser realizada inclinando a cabeça da vítima para trás, elevando o queixo (somente em casos em que não há suspeita de trauma).

(Quadro 3.2 – conclusão)

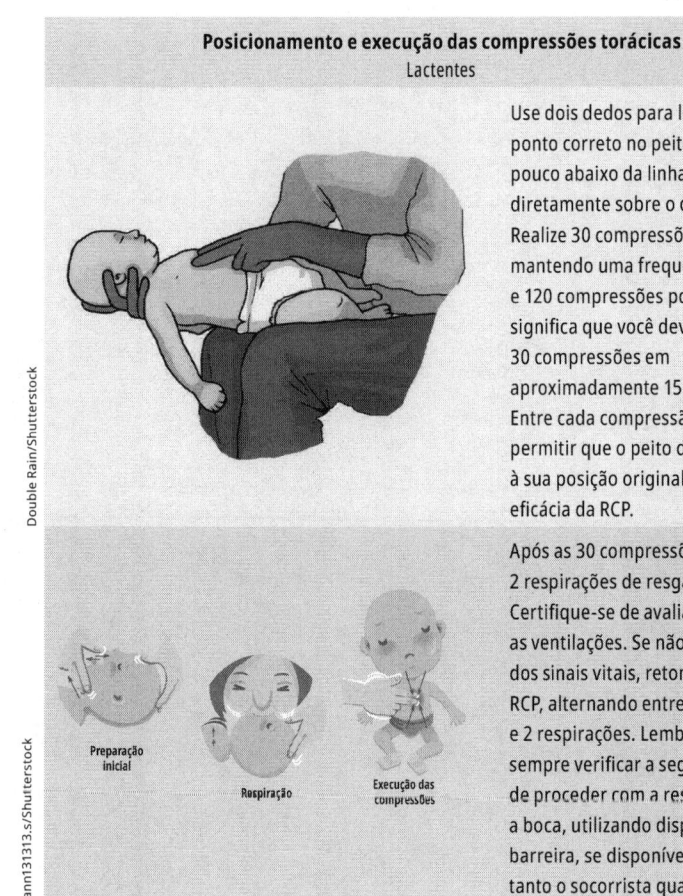

Posicionamento e execução das compressões torácicas
Lactentes

Use dois dedos para localizar o ponto correto no peito da vítima, um pouco abaixo da linha dos mamilos, diretamente sobre o osso esterno. Realize 30 compressões firmes, mantendo uma frequência entre 100 e 120 compressões por minuto. Isso significa que você deve completar as 30 compressões em aproximadamente 15 a 18 segundos. Entre cada compressão, é crucial permitir que o peito da vítima retorne à sua posição original, garantindo a eficácia da RCP.

Após as 30 compressões, forneça 2 respirações de resgate à vítima. Certifique-se de avaliar o pulso após as ventilações. Se não houver retorno dos sinais vitais, retome os ciclos de RCP, alternando entre 30 compressões e 2 respirações. Lembre-se de sempre verificar a segurança antes de proceder com a respiração boca a boca, utilizando dispositivos de barreira, se disponíveis, para proteger tanto o socorrista quanto a vítima.

Preparação inicial — Respiração — Execução das compressões

Fonte: Elaborado com base em AHA, 2020.

Cabe ressaltar que realizar a RCP focada apenas em compressões torácicas já é uma abordagem válida e efetiva. O mais importante é observar a necessidade de iniciar a RCP sem hesitação a partir do momento em que foram identificadas a não responsividade da vítima, a ausência de movimentos respiratórios e a ausência de pulso central. Convém registrar o momento em que a RCP foi iniciada, quanto tempo durou e quando foi concluída. Após a retomada do pulso do paciente e a normalização da respiração, é essencial manter o monitoramento contínuo para detectar prontamente os sinais de qualquer novo episódio de PCR, de modo a garantir a segurança e o bem-estar da vítima.

3.3 Emergências traumáticas

Os ACSE desempenham papéis importantes no atendimento de emergências traumáticas, como hemorragias, queimaduras e fraturas, por meio de ações como identificação rápida de sinais de alerta, realização eficaz de primeiros socorros e encaminhamento para serviços de saúde especializados. Entre as situações de urgência que podem surgir durante visitas domiciliares, é fundamental que o profissional esteja preparado para reconhecer e iniciar o atendimento imediato em casos de sangramentos graves, lesões por queimaduras de diferentes graus e fraturas ósseas.

Essas condições exigem uma intervenção rápida e adequada para evitar complicações severas, como infecções, perda de membros ou funções e até mesmo óbito. A capacitação e a prontidão dos ACSE para agir diante desses cenários críticos ampliam significativamente a eficácia da resposta à saúde na comunidade, reduzindo as taxas de mortalidade e morbidade associadas a tais situações. Isso destaca a importância da atuação imediata e do cuidado integrado à saúde, reforçando o papel essencial dos ACSE no sistema de saúde. Em seguida, abordaremos as intervenções primordiais a serem executadas nessas situações.

3.3.1 Hemorragias

Entende-se por *hemorragia* a perda de sangue resultante de cortes, ferimentos ou outras lesões, podendo ocorrer tanto internamente quanto externamente ao corpo. Essas perdas sanguíneas, classificadas de diversas formas, apresentam variações significativas em gravidade e sintomatologia (Brasil, 2003b; Haubert, 2018).

As hemorragias podem ser arteriais, venosas, capilares e internas. A hemorragia **arterial** é caracterizada por um sangramento em jato de cor vermelho vivo, exigindo atenção imediata em razão de sua alta gravidade. Já a hemorragia **venosa** apresenta uma coloração mais escura e um fluxo contínuo, sendo mais comum e geralmente mais fácil de controlar. O sangramento **capilar**, por sua vez, é mais lento e discreto, podendo levar a hematomas internos se o capilar se romper. Por fim, a hemorragia **interna** envolve sangramentos não visíveis externamente, frequentemente localizados no abdômen ou no crânio, podendo ser causados por lesões graves como fraturas ou ferimentos profundos (Haubert, 2018).

De acordo com o *Manual de primeiros socorros* da Fundação Oswaldo Cruz – Fiocruz (Brasil, 2003b), a gravidade da hemorragia é determinada pela quantidade e rapidez com que o sangue é perdido. Perdas de até 30% do volume sanguíneo podem desencadear sintomas de choque, enquanto perdas entre 30% e 50% podem resultar em choque descompensado, com alterações mentais significativas e aumento drástico da frequência cardíaca. Perdas acima de 50% frequentemente causam choque irreversível e morte.

Dessa forma, o controle eficaz das hemorragias é crucial, sendo a velocidade de atendimento um fator determinante para evitar complicações graves. Os procedimentos de primeiros socorros, como a aplicação de pressão direta sobre ferimentos externos, podem ser cruciais para estancar o sangramento até que cuidados médicos especializados estejam disponíveis. O uso de torniquetes em um atendimento inicial é indispensável para salvar vidas. O torniquete deve ser aplicado no membro afetado cerca de 5 a 7 cm em posição proximal à lesão, não devendo ser aplicado sobre articulações; caso a lesão esteja próxima a uma articulação, deve-se posicionar o torniquete acima desta e apertar até que o sangramento pare completamente (Oliveira Neto; Araújo; Farias, 2022).

A utilização correta desse recurso pode rapidamente estancar hemorragias severas, sendo crucial em emergências traumáticas. Embora possam surgir complicações de seu uso indevido, seguindo-se as orientações de aplicação por, no máximo, 120 minutos, os riscos diminuem e eventuais danos tornam-se reversíveis. A formação em técnicas adequadas de controle de hemorragias, incluindo o uso correto de torniquetes, é de extrema importância para profissionais da saúde, com vistas a minimizar danos e salvar vidas (Oliveira Neto; Araújo; Farias, 2022).

Figura 3.4 – Primeiros socorros em hemorragias

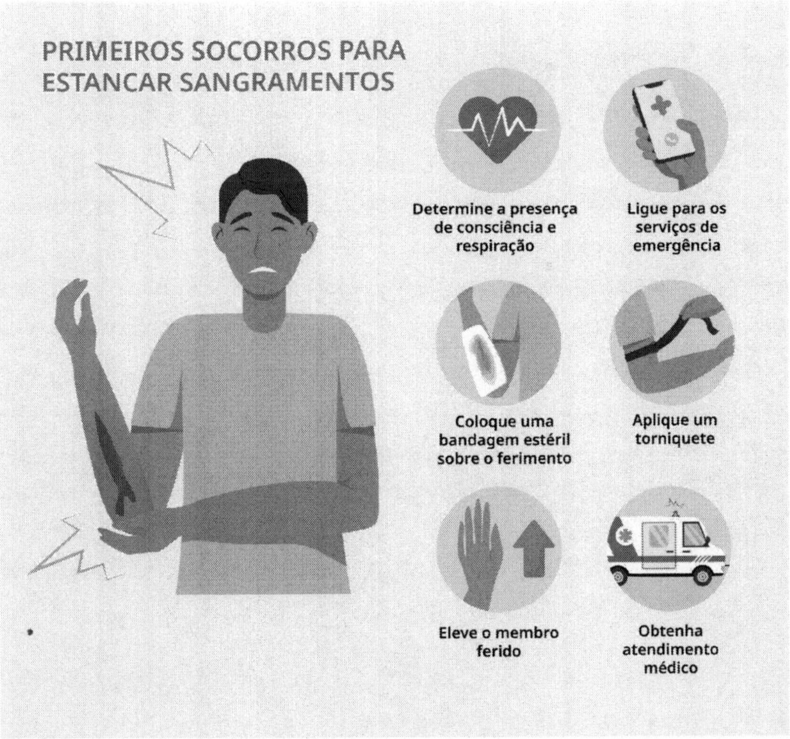

PRIMEIROS SOCORROS PARA ESTANCAR SANGRAMENTOS

- Determine a presença de consciência e respiração
- Ligue para os serviços de emergência
- Coloque uma bandagem estéril sobre o ferimento
- Aplique um torniquete
- Eleve o membro ferido
- Obtenha atendimento médico

Designsells/Shutterstock

Para hemorragias internas, medidas como manter a vítima aquecida e em posição adequada, dependendo da suspeita de localização do sangramento, são recomendadas (Brasil, 2003b).

A identificação precoce dos sinais e sintomas das hemorragias e a implementação de ações de controle e tratamento imediato são fundamentais para a recuperação do paciente. Isso inclui a observação de sinais vitais, a verificação de sintomas de choque e a rápida atuação em caso de hemorragias graves, seja por meio de primeiros socorros, seja pelo encaminhamento para atendimento hospitalar. Assim, a compreensão das diversas classificações de hemorragias, bem como das técnicas de primeiros socorros, é imprescindível para o controle eficiente de situações potencialmente fatais.

3.3.2 Queimaduras

As queimaduras representam lesões corporais graves ocasionadas por uma variedade de fontes, incluindo extremos de temperatura (calor ou frio), produtos químicos, eletricidade, radiação, além do contato com determinados animais e plantas. Essas lesões podem afetar desde a camada superficial da pele até tecidos mais profundos, como músculos, ossos e órgãos, caracterizando-se pela desnaturação de proteínas e pela morte celular, que podem resultar em danos permanentes, necrose e até morte (Brasil, 2003b; Haubert, 2018). A gravidade das queimaduras é determinada por fatores como profundidade, extensão e localização da lesão no corpo, impactando diretamente o tratamento e a recuperação do paciente.

A classificação das queimaduras é feita com base na profundidade das lesões, conforme descrito no Quadro 3.3, a seguir.

Quadro 3.3 – Queimaduras – grau, camada afetada da pele, descrição e sintomas

Grau da queimadura	Camada afetada da pele	Descrição e sintomas
Queimadura de 1º grau (superficial)	Atinge a epiderme e, possivelmente, parte da derme.	Formigamento, hiperestesia (aumento da sensibilidade), dor aliviada pelo resfriamento, áreas eritematosas que empalidecem com a pressão, edema mínimo ou ausente, possíveis bolhas, descamação, prurido.
Queimadura de 2º grau (espessura parcial)	Atinge a epiderme e as porções superiores e mais profundas da derme.	Dor, hiperestesia, sensível a correntes de ar; formação de bolhas com base avermelhada mosqueada; ruptura da epiderme; superfície exsudativa; edema.
Queimadura de 3º grau (espessura total)	Atinge a epiderme, toda a derme e, em alguns casos, o tecido subjacente, músculos ou ossos.	Dormência (insensível); choque; mioglobinúria; possível hemólise; pele pálida e branca, castanho-avermelhada, coriácea ou carbonizada; vasos coagulados visíveis; edema.
Queimadura de 4º grau	Atinge a epiderme e toda a espessura da derme, anexos epidérmicos e vasos sanguíneos, podendo também atingir tecido muscular.	Queimadura de espessura total, incluindo gordura, fáscia, músculo e/ou osso; choque; mioglobinúria; possível ocorrência de hemólise; pele carbonizada.

Fonte: Elaborado com base em Brunner; Suddarth, 2019.

Figura 3.5 – Classificação das queimaduras

GRAU DE LESÃO POR QUEIMADURAS

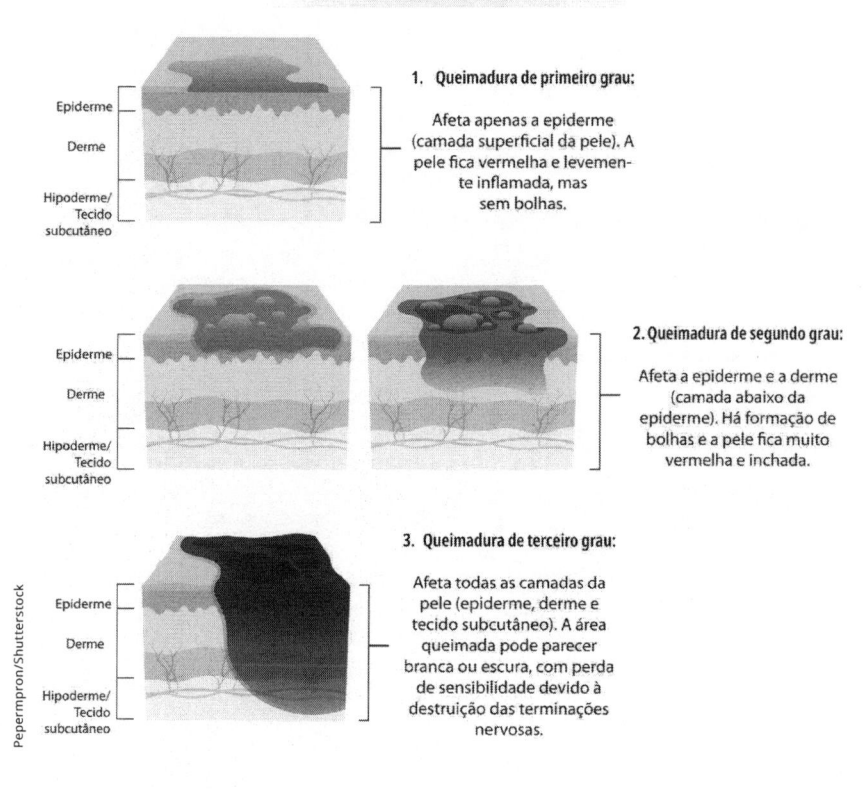

1. Queimadura de primeiro grau:

Afeta apenas a epiderme (camada superficial da pele). A pele fica vermelha e levemente inflamada, mas sem bolhas.

2. Queimadura de segundo grau:

Afeta a epiderme e a derme (camada abaixo da epiderme). Há formação de bolhas e a pele fica muito vermelha e inchada.

3. Queimadura de terceiro grau:

Afeta todas as camadas da pele (epiderme, derme e tecido subcutâneo). A área queimada pode parecer branca ou escura, com perda de sensibilidade devido à destruição das terminações nervosas.

Pepermpron/Shutterstock

Figura 3.6 – Primeiros socorros de acordo com a classificação da queimadura

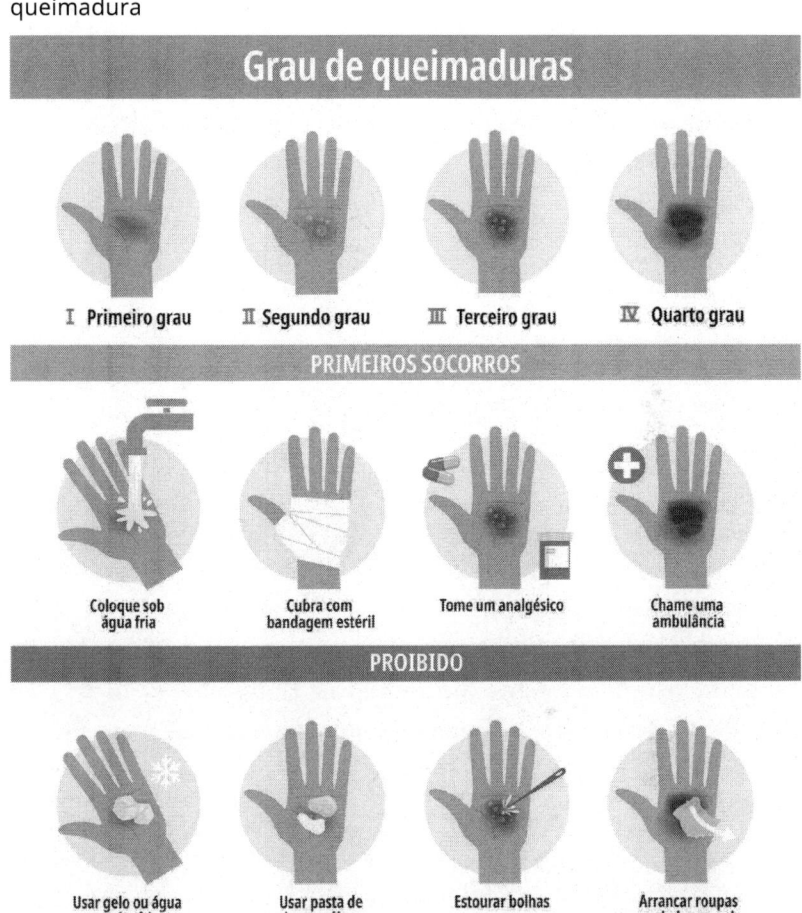

Grau de queimaduras

I Primeiro grau   II Segundo grau   III Terceiro grau   IV Quarto grau

PRIMEIROS SOCORROS

Coloque sob água fria   Cubra com bandagem estéril   Tome um analgésico   Chame uma ambulância

PROIBIDO

Usar gelo ou água muito fria   Usar pasta de dente e óleos   Estourar bolhas   Arrancar roupas grudadas na pele

YummyBuum/Shutterstock

Essa classificação (Figuras 3.5 e 3.6) é essencial para o atendimento adequado, que varia desde a lavagem com água corrente para esfriar a área afetada até a proteção da lesão com compressas ou papel alumínio, evitando-se usar gelo, furar bolhas ou aplicar pomadas sem orientação médica (Haubert, 2018).

É importante estar atento também às queimaduras das vias aéreas, frequentemente causadas pela inalação de vapores quentes, que podem levar à obstrução por edema. Como indicadores de tais queimaduras, observam-se queimadura de face, cabelos nasais queimados, escarro carbonáceo e rouquidão, destacando-se a necessidade de avaliação médica imediata (Haubert, 2018).

Portanto, embora os primeiros socorros sejam essenciais para minimizar danos iniciais e prevenir complicações, como perda de temperatura e líquidos, infecções e choque, um cuidado médico após o atendimento inicial é primordial para tratar adequadamente a gravidade e a profundidade das queimaduras, visando a uma recuperação efetiva e à prevenção de danos permanentes.

3.3.3 Fraturas

Fraturas são lesões sérias que ocorrem quando há uma quebra na continuidade de um osso. Esse tipo de lesão pode ser causado de várias maneiras, incluindo choques diretos (como um golpe, uma pancada) ou indiretos, em que a força de um impacto é transferida de um osso para outro. Além disso, movimentos muito fortes também podem ocasionar fraturas em virtude da tensão muscular excessiva (Brasil, 2003b; Rubim; Santos; Souza, 2022).

Essa variedade de causas resulta na classificação de fraturas, que podem ser consideradas **fechadas**, quando o osso quebrado não se desloca significativamente e não perfura a pele, ou **expostas**, quando o osso quebrado se desloca a ponto de romper a pele, expondo o local da fratura ao ambiente externo. Esse último tipo não só torna o tratamento mais complicado como também aumenta o risco de infecção no local da lesão (Brasil, 2003b; Rubim; Santos; Souza, 2021).

Quadro 3.4 – Classificação das fraturas e primeiros socorros

Classificação da fratura	Primeiros socorros
Fratura fechada ou interna	**Mantenha a calma e evite movimentos desnecessários**: evite movimentar a pessoa acidentada mais do que o necessário. Movimentos bruscos podem agravar a lesão. **Imobilização**: utilize materiais que você tem à mão para imobilizar o membro lesionado. Isso pode ser feito com itens como tiras de tecido, revistas dobradas ou pedaços de papelão. O objetivo é manter o membro afetado firme e estável. **Como usar as talas**: a) Posicione as talas (os materiais improvisados para imobilização) de maneira que elas fiquem dos dois lados do membro afetado, estendendo-se além das articulações acima e abaixo da lesão. b) Prenda as talas ao membro com tiras de tecido ou ataduras, amarrando-as de forma segura, mas sem apertar demais. Certifique-se de que a área lesionada esteja protegida e as talas estejam firmes para evitar movimentos. **Transporte seguro para o hospital**: depois de prestar os primeiros socorros e imobilizar a lesão, é importante ligar para o Samu (192) ou o Corpo de Bombeiros (193) para encaminhar a vítima ao hospital o mais rápido possível, a fim de que ela receba atendimento médico profissional.
Fratura aberta ou exposta	**Crie um curativo protetor**: use gaze ou um tecido limpo para cobrir o ferimento. Isso ajuda a proteger contra infecções e evita o ressecamento da área, especialmente se o osso estiver exposto. **Verifique a presença de hemorragia**: observe a área ao redor do ferimento. Se houver sangramento contínuo, isso pode indicar que um vaso sanguíneo ou uma artéria foram danificados. **Contenha qualquer hemorragia**: se o ferimento estiver sangrando, aplique pressão direta e suave com um pano limpo ou gaze para tentar parar o sangramento. É importante agir rapidamente para evitar a perda excessiva de sangue. **Imobilize o membro lesionado**: faça isso de maneira que não movimente muito a área afetada. Nunca tente recolocar o osso e manusear fragmentos de ossos expostos, pois essa ação poderá agravar a lesão. **Providencie a remoção imediata da vítima**: depois de prestar os primeiros socorros, ligue para o Samu (192) ou o Corpo de Bombeiros (193).

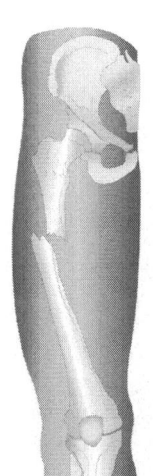

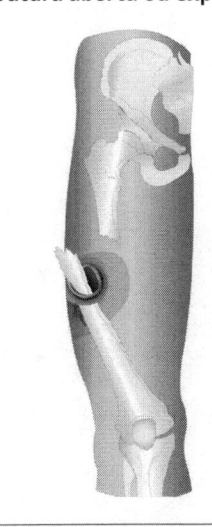

Fonte: Elaborado com base em Caveião et al., 2022; Goiás, 2016.

Além das fraturas, outras lesões traumato-ortopédicas comuns incluem luxações, entorses e distensões; cada uma apresenta especificidades e requer cuidados particulares. As luxações ocorrem quando há um deslocamento ósseo de sua posição normal, enquanto as entorses envolvem danos aos ligamentos e as distensões afetam os tendões musculares (Caveião et al., 2022; Goiás, 2016).

Cabe destacar que a gravidade de uma fratura pode variar significativamente, dependendo do osso afetado e da forma como a lesão ocorreu. Lesões em ossos que protegem órgãos vitais, como o crânio e as costelas torácicas, ou que comprometem a mobilidade, como a coluna vertebral, são consideradas potencialmente fatais (Clínica Joint, 2021). Por isso, o diagnóstico e a atenção imediata são essenciais, sendo necessária frequentemente a realização de exames de radiologia, além da avaliação de sintomas como dor intensa, edema, crepitação, hematoma, entre outros (Campagne, 2021).

No Quadro 3.5, apresentamos de forma detalhada como realizar a imobilização de ossos das extremidades, incluindo tanto os membros superiores quanto os inferiores.

Quadro 3.5 – Imobilização membros superiores e membros inferiores

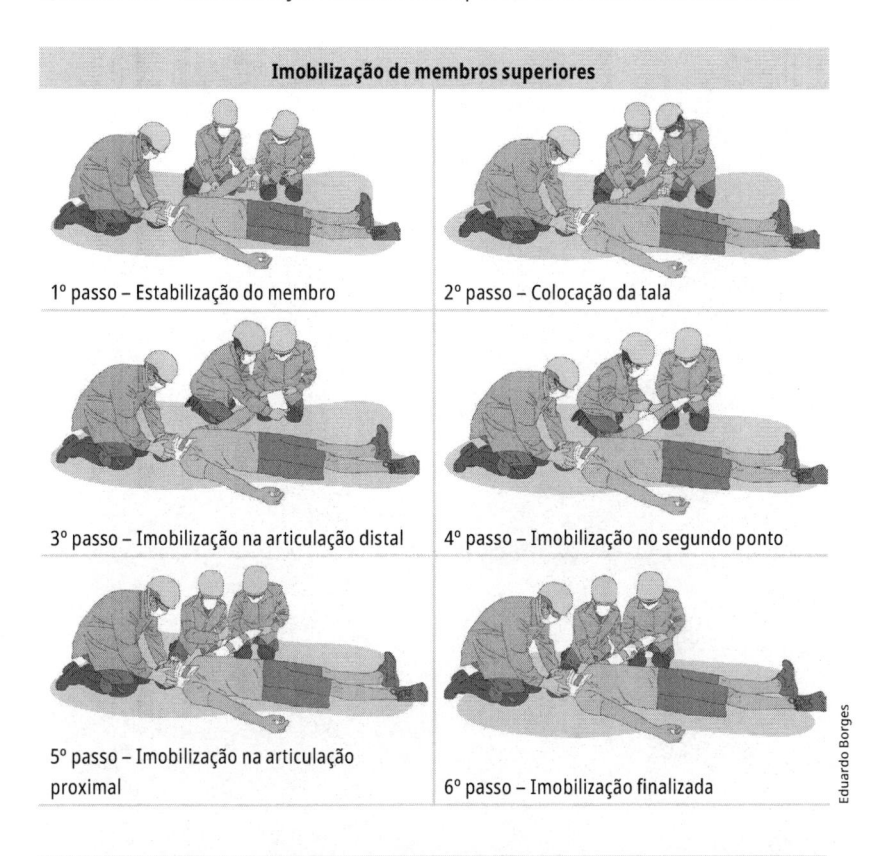

Imobilização de membros superiores	
1º passo – Estabilização do membro	2º passo – Colocação da tala
3º passo – Imobilização na articulação distal	4º passo – Imobilização no segundo ponto
5º passo – Imobilização na articulação proximal	6º passo – Imobilização finalizada

Imobilização de membros inferiores
1º passo – Retirada do calçado e estabilização do membro

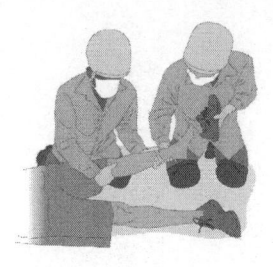

(continua)

(Quadro 3.5 – conclusão)

Imobilização de membros inferiores

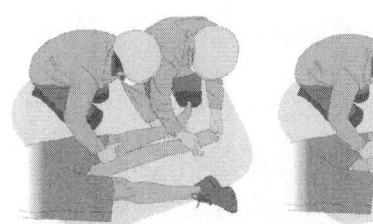

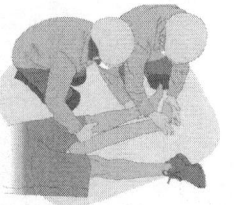

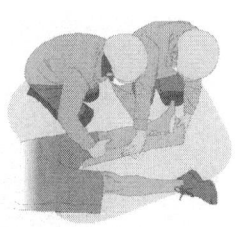

2º passo – Medição e colocação da tala moldável

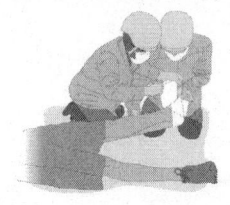

3º passo – Imobilização na articulação distal

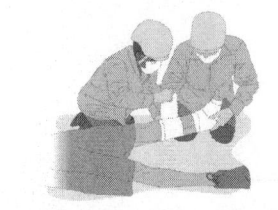

4º passo – Imobilização no segundo ponto

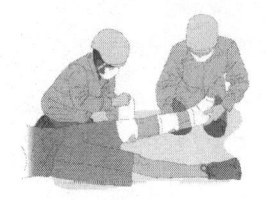

5º passo – Imobilização na articulação proximal

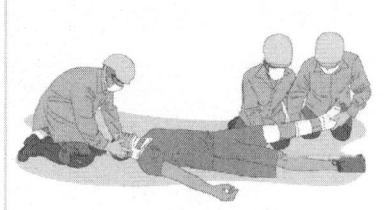

6º passo – Imobilização finalizada

Fonte: Elaborado com base em Goiás, 2016.

No contexto de primeiros socorros, é fundamental que, após a imobilização eficaz do membro afetado, o socorrista transporte o paciente com extremo cuidado até um serviço médico que possa oferecer o tratamento especializado necessário. É de suma importância garantir que indivíduos com fraturas suspeitas não sejam deslocados sem que a área lesionada tenha sido corretamente estabilizada. A atenção deve ser especialmente focada em fraturas ósseas que apresentem riscos de causar danos graves, incluindo morte ou incapacidade de movimentação permanente, especialmente quando esses ossos estão próximos a órgãos vitais ou desempenham um papel crucial na mobilidade. Portanto, a pronta e correta resposta aos primeiros socorros não apenas facilita a recuperação como também pode ser decisiva na prevenção de complicações sérias (Brasil, 2003b; Campagne, 2021).

3.4 Intoxicação exógena

A intoxicação exógena desencadeia um desequilíbrio na homeostase do organismo, provocado pela exposição a substâncias químicas nocivas. Essas substâncias podem incluir medicamentos, produtos de limpeza, drogas, químicos industriais e agrotóxicos, ocasionando uma variedade de reações químicas internas. Dependendo da natureza da substância, de sua concentração e da sensibilidade individual, os efeitos podem variar significativamente em termos de gravidade, desde alterações funcionais até danos anatômicos (Haubert, 2018).

O problema das intoxicações exógenas é tão significativo que sua notificação se tornou obrigatória pelo Ministério da Saúde, conforme estabelecido pela Portaria n. 104, de 25 de janeiro de 2011 (Haubert, 2018). Esse protocolo destaca a importância da rápida identificação e intervenção em casos suspeitos de envenenamento.

Com relação aos sintomas, eles podem variar amplamente, incluindo sinais visíveis de ingestão ou contato com substâncias tóxicas, alterações na cor da pele e dos lábios, confusão mental, sonolência e até sintomas mais graves, como choque. A pronta identificação desses sinais é crucial para o tratamento efetivo da vítima.

Quando ocorre a suspeita de intoxicação, a investigação do local onde a vítima foi encontrada é fundamental. É necessário procurar por pistas que possam indicar o agente causador, como frascos de medicamentos, produtos químicos ou embalagens de alimentos. Também é essencial utilizar equipamentos de proteção individual (EPIs) para proteger quem presta os primeiros socorros (Brasil, 2016).

A exposição a substâncias tóxicas pode ocorrer por diversas vias, como ingestão, inalação e contato direto com a pele. Fatores como toxicidade da substância, dose, via de exposição e características individuais do exposto (idade, sexo, predisposição genética) influenciam a gravidade da intoxicação. Crianças e idosos são particularmente vulneráveis a esses agentes nocivos (Klasseen, 2019).

No manejo de intoxicações agudas, é necessário adotar uma série de medidas estratégicas e imediatas para assegurar o bem-estar da vítima e a segurança dos socorristas. Inicialmente, deve-se garantir a ventilação adequada do local, bem como a utilização de EPIs, para evitar a exposição a gases tóxicos. Em caso de contato com substâncias nocivas, a área afetada precisa ser lavada com abundância de água, e os olhos, se atingidos, devem ser enxaguados por, no mínimo, 15 minutos sob água corrente. Durante o transporte, posicionar a vítima de lado previne a aspiração de vômito e minimiza o risco de asfixia. Identificar a substância tóxica e encaminhar a vítima para atendimento médico especializado são passos cruciais, sendo importante levar qualquer recipiente ou resíduo da substância envolvida (Brasil, 2003b).

Além disso, a abordagem inclui uma avaliação inicial focada no nível de consciência e na respiração do paciente, seguida por uma análise detalhada e uma entrevista estruturada para determinar as possíveis causas da intoxicação. Após a identificação do agente causador, realiza-se a descontaminação específica, mantendo vigilância para possíveis complicações. Comunicar informações detalhadas à Regulação Médica (Samu – 192) é fundamental para o encaminhamento adequado. Coletar amostras do agente tóxico e identificar precocemente as intoxicações também são medidas importantes para um manejo eficaz (Brasil, 2016).

Nesse sentido, entender os mecanismos de doenças, reconhecer sintomas e aplicar primeiros socorros e tratamentos para intoxicações exógenas são ações essenciais na saúde pública. Esse conhecimento, de grande relevância tanto para profissionais quanto para a população, reduz riscos de exposições tóxicas e aumenta as chances de recuperação. A transmissão de informações sobre prevenção, detecção e manejo de intoxicações reforça estratégias de saúde pública e destaca a importância de uma abordagem informada.

Nesse contexto, os ACSE exercem um papel-chave, facilitando a identificação precoce de casos, orientando sobre primeiros socorros e melhorando o acesso a cuidados médicos. Por meio de programas educativos, a consciência sobre riscos de armazenamento inadequado de químicos aumenta e promove segurança. Além disso, o envolvimento desses profissionais na notificação de casos é de grande valia para a vigilância epidemiológica, uma vez que possibilita a implementação de medidas preventivas e, assim, fortalece o sistema de saúde.

3.5 Acidentes com animais peçonhentos

No Brasil, a obrigatoriedade da notificação dos incidentes com animais peçonhentos foi instaurada apenas em 1986, um marco que propiciou avanços significativos na vigilância epidemiológica e na capacidade de resposta a essas ocorrências (Oliveira; Parolin; Teixeira Jr., 2014).

Em continuidade a essas medidas, em 1988, foi instituído o Programa Nacional de Controle de Acidentes por Animais Peçonhentos. Essa iniciativa governamental promoveu uma coordenação eficaz na distribuição de antivenenos e o aperfeiçoamento dos profissionais de saúde e estratégias de vigilância em todo o país, abarcando não apenas mordidas de serpentes, mas também incidentes envolvendo aranhas e escorpiões (Oliveira; Parolin; Teixeira Jr., 2014).

A expansão urbana descontrolada ao longo dos séculos alterou significativamente os ecossistemas naturais, impactando diretamente o comportamento e a distribuição de várias espécies, como serpentes e aracnídeos, o que consequentemente levou a um incremento nos acidentes envolvendo esses animais (Monaco; Meireles; Abdullatif, 2017). Isso reforça a necessidade de compreender a biologia e a ecologia desses animais, cujos venenos causam reações adversas importantes em humanos (Monaco; Meireles; Abdullatif, 2017; Oliveira; Parolin; Teixeira Jr., 2014).

Animais que têm capacidade de produzir e injetar veneno por meio de órgãos especializados, como ferros, dentes, esporas, espinhos, pelos ou estruturas celulares, são classificados como peçonhentos. A extensão dos danos resultantes de encontros com animais peçonhentos depende da toxicidade e da quantidade do veneno injetado. Consequentemente, avaliar a quantidade e a gravidade das mortes torna-se crucial na determinação do risco potencial de complicações mais graves para a vítima (Pontes et al., 2021)

Esses venenos são utilizados como estratégia de defesa ou para capturar presas e são compostos por uma variedade de substâncias, incluindo toxinas, que provocam reações fisiológicas adversas em humanos e outros animais afetados. Dessa maneira, é fundamental reconhecer sua importância na biodiversidade e nos ecossistemas, pois, geralmente, esses animais interagem de forma agressiva com humanos apenas em situações de ameaça direta ou defesa (Monaco; Meireles; Abdullatif, 2017).

Nesse cenário, o ACS emerge como figura central na prevenção e na educação da comunidade sobre os riscos relacionados a esses animais. O ACS atua na conscientização sobre medidas preventivas e na orientação para ações imediatas em caso de acidentes, de modo a minimizar os impactos na saúde (Monaco; Meireles; Abdullatif, 2017; Oliveira; Parolin; Teixeira Jr., 2014). Além disso, a capacidade de reconhecer os diferentes tipos de animais peçonhentos é essencial para a aplicação correta dos primeiros socorros, promovendo uma atuação eficaz no momento crítico (Ferreira et al., 2020).

A identificação correta do animal peçonhento envolvido e a execução de procedimentos de primeiros socorros específicos para cada tipo de acidente são decisivas. Ações imediatas, como a imobilização do local atingido, evitando a propagação do veneno, e a procura rápida por assistência médica, são recomendadas. É crucial seguir as orientações de especialistas de saúde, evitando medidas inadequadas que possam agravar o quadro do paciente (Ferreira et al., 2020).

As reações aos venenos variam de acordo com o tipo de animal envolvido. Enquanto as picadas de cobra e escorpião podem causar desde sintomas locais até condições sistêmicas graves, a interação com lagartos venenosos e himenópteros (como abelhas e vespas) apresenta um espectro diferente de manifestações clínicas. O conhecimento sobre a variedade de sintomas e a gravidade potencial de cada exposição é imprescindível para a tomada de decisões informadas no campo dos primeiros socorros (Dodd-Butera; Broderick; Meza, 2024). Em todos os casos, deve haver acompanhamento médico para realizar um tratamento adequado, que pode incluir a administração de soros específicos quando indicado.

No Quadro 3.6, a seguir, destacamos os sinais e sintomas juntamente com as medidas a serem aplicadas no primeiro atendimento no caso de picada/contato com animais peçonhentos.

Quadro 3.6 – Principais animais peçonhentos encontrados no Brasil – sinais, sintomas e primeiros socorros

Animal peçonhento	Sinais e sintomas	Tratamento inicial
Picada de cobra	Os sintomas mais comuns incluem dor, inchaço e vermelhidão na área afetada, podendo evoluir para náuseas, vômitos e, em casos graves, dificuldades respiratórias e paralisia.	♦ Mantenha a vítima o mais imóvel possível, pois movimentos podem facilitar a disseminação do veneno pelo corpo. Acalmar a pessoa também é crucial para controlar o ritmo cardíaco e a propagação do veneno. ♦ Mantenha a parte do corpo afetada em uma posição neutra, preferencialmente abaixo do nível do coração, para diminuir o retorno venoso. ♦ Não tente extrair o veneno ou aplicar torniquetes, pois essas ações podem causar mais danos. ♦ Procure assistência médica imediatamente. Se possível, identifique o tipo de cobra para que o tratamento seja com soro específico para o tipo do veneno.

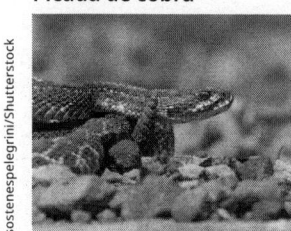

(continua)

(Quadro 3.6 – continuação)

Animal peçonhento	Sinais e sintomas	Tratamento inicial
Picada de escorpião	Podem provocar dor, inchaço, vermelhidão, dormência e espasmos musculares. Em situações mais severas, especialmente no caso de algumas espécies, pode haver dificuldade respiratória e hipertensão.	• Lave a área com água e sabão e aplique compressas frias para aliviar o inchaço. • Não aplique gelo diretamente na pele. Busque assistência médica imediatamente, sendo importante descrever as características (como a coloração do animal) para o profissional responsável pelo atendimento médico. • Lave o local da picada com água e sabão para evitar infecções secundárias. Aplique compressas frias para aliviar o inchaço e a dor, mas evite colocar gelo diretamente na pele. • Observe a vítima para verificar sinais de reações graves, como dificuldades respiratórias e hipertensão, que requerem atendimento médico imediato. • Descreva o escorpião (se possível, leve-o de forma segura) para o profissional responsável pelo atendimento, pois isso pode auxiliar no tratamento.

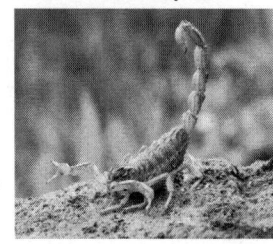

(Quadro 3.6 – continuação)

Animal peçonhento	Sinais e sintomas	Tratamento inicial
Picada de himenópteros (abelhas, vespas, formigas)	Sintomas comuns incluem dor aguda, inchaço e vermelhidão, com o potencial de desenvolver reações alérgicas graves.	◆ No caso de abelhas, remova o ferrão o mais rápido possível, raspando a pele com algo rígido (como um cartão) para evitar mais injeção de veneno. ◆ Lave a área para reduzir riscos de infecção e faça compressa fria para ajudar na dor e no inchaço. ◆ Se a vítima apresentar dificuldade respiratória, inchaço no rosto ou na língua, ou outros sinais de choque anafilático, procure imediatamente atendimento médico.
Picada de aranhas peçonhentas	Têm diferentes tamanhos, colorações e hábitos. Algumas se escondem em escombros, outras podem se alojar em roupas e sapatos e outras vivem em gramados. Caso a vítima não tenha notado o tipo de animal que a picou, observe o sinal característico de picadas de aranha, descrito como uma pontuação negra e funda.	◆ Lave o local da picada e, se possível, identifique a aranha para que o tratamento seja mais direcionado. ◆ Aplique compressas frias para aliviar a dor e o inchaço. ◆ Alguns tipos de aranha causam sintomas específicos que exigem atendimento médico urgente.

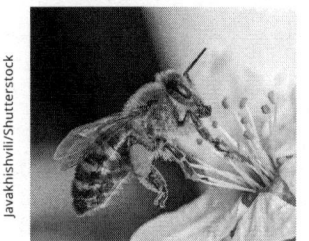

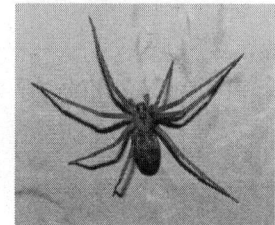

(Quadro 3.6 – conclusão)

Animal peçonhento	Sinais e sintomas	Tratamento inicial
Contato com lagartas taturanas (larvas de borboletas ou mariposas) Ranil. susantha/Shutterstock	Podem causar queimaduras severas e reações hematológicas, se tocadas. Nas primeiras duas horas após o contato, aparecem as queimaduras e, entre 2 e 72 horas, podem aparecer hematomas, equimoses, hematúrias, gengivorragia, cefaleia e palidez.	• Use água fria para lavar o local e remover pelos da lagarta que possam ter ficado na pele. • Para aliviar a dor e o inchaço, eleve a área afetada para reduzir o desconforto e realize compressas frias no local. • Em caso de sintomas severos, como reações hematológicas, é crucial buscar atendimento médico imediato.

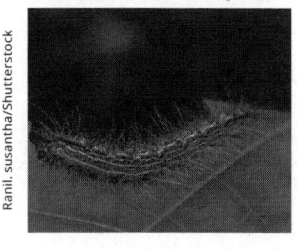

Fonte: Elaborado com base em Dodd-Butera; Broderick; Meza, 2024; Brasil, 2003b; Pontes et al., 2021.

A prevenção é uma parte importante da estratégia, incluindo a inspeção e a limpeza de áreas que podem servir de abrigo para esses animais, como porões, pilhas de entulho e vegetação densa. No caso de atividades ao ar livre ou em áreas propensas à presença desses animais, é recomendável o uso de vestimenta apropriada para minimizar o risco de picadas. Além disso, em regiões com alta incidência desses animais, ter conhecimento sobre os primeiros socorros e manter a calma durante o atendimento inicial pode fazer a diferença na recuperação da vítima (Brasil, 2003b; Pontes et al., 2021).

A integração dos ACSE nos programas de saúde pública não se limita à educação para prevenir acidentes com animais peçonhentos, incluindo também a melhoria do controle de doenças e danos causados por esses animais. Como suas ações são próximas das comunidades, esses profissionais podem, efetivamente, disseminar informações e estratégias de prevenção, reforçando seu papel indispensável na proteção da saúde pública (Warrell, 2020).

Em resumo, a atuação dos ACSE em primeiros socorros em incidentes com animais peçonhentos é variada e ocorre desde a prevenção e a educação comunitária até a resposta imediata aos incidentes. Esse papel é apoiado por uma base de conhecimento técnico sobre animais peçonhentos e melhores práticas de primeiros socorros, sinalizando a importância desse profissional na promoção da saúde e do bem-estar da população. Nesse âmbito, a inclusão desses profissionais em programas de saúde pública é essencial para o controle e a prevenção de enfermidades e incidentes originados por esses animais.

Para saber mais

Ao finalizarmos este capítulo sobre a atuação dos ACSE em primeiros socorros, é importante enfatizarmos a continuidade do aprendizado e o aprofundamento no tema. Para tanto, recomendamos algumas fontes que não apenas reforçarão seu conhecimento, mas também inspirarão por meio de exemplos práticos e histórias motivadoras. Nesse sentido, essas sugestões são mais do que fontes de informação; elas servem como fontes de inspiração, mostrando o poder do conhecimento em primeiros socorros tanto para salvar vidas quanto para unir e fortalecer nossa comunidade. Esperamos que essas recomendações despertem em você uma paixão contínua pelo aprendizado e pela prática de salvar vidas.

Filme

ATÉ O ÚLTIMO homem. Direção: Mel Gibson. EUA: Diamond Films, 2016. 139 min.

Baseado em uma história real, esse filme destaca a bravura de um socorrista no campo de batalha durante a Segunda Guerra Mundial, destacando a importância da perseverança e dos cuidados de emergência.

Livro

LOPES, C. O. **Manual de primeiros socorros para leigos**. Suporte Básico de Vida. São Paulo: Secretaria Municipal de Saúde/Samu-192, 2022. Disponível em: <https://www.prefeitura.sp.gov.br/cidade/secretarias/upload/saude/MANUAL_PRIMEIROS_SOCORROS_PARA_LEIGOS.pdf>. Acesso em: 25 ago. 2024.

Trata-se de uma leitura acessível que abrange desde técnicas básicas de primeiros socorros até procedimentos mais específicos, ideal para quem busca conhecimento prático e teórico sobre o assunto.

Séries

SOB PRESSÃO. Criação: Lucas Paraizo, Luiz Noronha, Claudio Torres, Renato Fagundes e Jorge Furtado. Brasil: Conspiração Filmes, 2017-2022. Série exibida pela TV Globo e Globoplay.

Essa série brasileira retrata o dia a dia de médicos em um hospital público, lidando com situações de alta tensão e emergências médicas, e mostra a relevância dos primeiros socorros em diversos contextos.

THE GOOD Doctor. Criação: David Shore. EUA: Sony Pictures Television/ABC Studios/Shore Z Productions/3AD Entermedia, 2017-2024. Série exibida pela ABC.

Embora focada na atuação médica, essa série oferece valiosas lições sobre empatia, inovação nos cuidados de saúde e a importância do conhecimento em primeiros socorros em situações críticas.

Síntese

Os agentes comunitários de saúde e endemias (ACSE) desempenham um papel fundamental na prevenção e na resposta a emergências em suas comunidades, servindo como a primeira linha de atendimento em situações emergenciais. Além de educar a população sobre a prevenção de acidentes e doenças, esses profissionais têm o treinamento básico em primeiros socorros e estão aptos a realizar avaliações iniciais, aplicar técnicas de Suporte Básico de Vida (SBV) e fornecer apoio emocional às vítimas e suas famílias.

Contudo, a atuação desses profissionais não se limita ao atendimento imediato; estende-se à comunicação eficaz com os serviços de emergência, garantindo que as vítimas recebam o cuidado especializado necessário o mais rápido possível. Após a emergência, os ACSE têm o papel de facilitar a integração do paciente com a rede de saúde para tratamento e acompanhamento, sendo indispensáveis na promoção da saúde comunitária e no fortalecimento do vínculo entre a comunidade e os serviços de saúde.

Por fim, cabe reforçar a importância dos procedimentos abordados. Eles são fundamentais para uma avaliação precisa da condição do paciente e devem ser executados com o máximo de cuidado e atenção. A habilidade do profissional em aplicar essas técnicas pode fazer uma diferença significativa no desfecho do atendimento. Assim, mantenha-se sempre atento e preparado para agir de forma eficiente e segura.

Questões para revisão

1. Após a realização de uma visita domiciliar, um agente comunitário de saúde (ACS) se depara com um acidente de trânsito entre um carro e uma moto que ocorreu em sua frente. A ação inicial prioritária que esse profissional deve tomar é:
    a) notificar a família da vítima e informar sobre a ocorrência do acidente.
    b) iniciar uma conversa com a vítima para coletar informações sobre o acidente e, com base nessas informações, iniciar o atendimento.
    c) abordar a vítima imediatamente para garantir os primeiros socorros sem demora.
    d) avaliar a segurança da cena do acidente e verificar se não há riscos presentes no local antes de se aproximar da vítima.
    e) manter distância do local do acidente, não se aproximando da vítima, e aguardar o atendimento.

2. Durante uma visita domiciliar rotineira, um agente comunitário de saúde (ACS) estava avaliando o estado de saúde de uma paciente de 68 anos com histórico de hipertensão e diabetes. No meio da conversa, a paciente subitamente parou de responder, desabando no chão sem sinais de consciência ou respiração visíveis, indicando uma possível parada cardiorrespiratória (PCR). Diante dessa situação crítica, qual é a conduta mais adequada que o agente deve tomar imediatamente para prestar o primeiro atendimento?
   a) Aguardar alguns minutos em silêncio ao lado da paciente, esperando que ela possa recuperar a consciência espontaneamente.
   b) Ligar imediatamente para o serviço de emergência (192), iniciar compressões torácicas firmes e ritmadas no centro do peito da paciente, caso ela não apresente pulso ou respiração, e utilizar um desfibrilador externo automático (DEA) se esse aparelho estiver disponível na residência.
   c) Oferecer água para a paciente, na tentativa de fazê-la engolir e recuperar a consciência, antes de tomar qualquer outra medida.
   d) Posicionar a paciente de forma mais confortável, como deitá-la em um sofá ou cama, e esperar pela chegada de um profissional médico para avaliação.
   e) Aplicar técnicas alternativas como acupressão ou massagem nos pés da paciente, esperando que isso possa reverter a parada cardíaca.

3. Durante uma visita domiciliar, um agente comunitário encontra uma senhora que sofreu uma queimadura no braço causada por óleo quente de uma panela. Ao avaliar a situação, qual deve ser a primeira ação do agente para prestar os primeiros socorros adequados?
   a) Aplicar imediatamente gelo sobre a área queimada para aliviar a dor.
   b) Estourar as bolhas que se formaram para liberar a pressão e aplicar pomada antibiótica.

c) Cobrir a queimadura com um pano úmido e apertado para evitar infecções.

d) Lavar a área afetada com água corrente fria por vários minutos para resfriar a queimadura.

e) Usar óleo de cozinha na área queimada para criar uma barreira protetora.

4. Durante uma visita domiciliar, Carlos, agente comunitário de saúde e endemias, identificou uma situação de risco potencial de intoxicação exógena em uma família. Qual a ação imediata que Carlos deve recomendar para amenizar a situação, com base nos procedimentos padrão para o manejo de substâncias tóxicas?

5. Diante da expansão urbana e do consequente aumento de incidentes com animais peçonhentos, os agentes comunitários de saúde e endemias (ACSE) desempenham um papel fundamental na educação e na prevenção desses casos na comunidade. Com base nas orientações e práticas de primeiros socorros recomendadas, qual a ação mais apropriada a ser realizada ACSE ao atender um indivíduo picado por um animal peçonhento?

Questões para reflexão

1. Considerando a importante função dos agentes comunitários de saúde e endemias (ACSE), especialmente no que se refere aos primeiros socorros, reflita sobre o impacto de suas ações não apenas na intervenção imediata em emergências, mas também como um mediador crucial na educação em saúde da comunidade. Como você acredita que o conhecimento e as habilidades em primeiros socorros possam transformar a relação entre a comunidade e os serviços de saúde, promovendo uma cultura de prevenção e cuidado mútuo? Escreva um texto com suas reflexões sobre o tema abordado, destacando o papel dos ACSE na prevenção e no atendimento

a emergências. Posteriormente, apresente suas considerações no grupo de estudos ou aos seus colegas, discutindo como as ações de primeiros socorros e a educação em saúde podem fortalecer o vínculo entre a comunidade e os serviços de saúde.

2. Durante uma visita domiciliar, um agente comunitário de saúde (ACS) foi chamado para verificar o estado de saúde de um homem de 55 anos com histórico de insuficiência cardíaca. Durante a conversa, o paciente começou a se queixar de dor intensa no peito e, em seguida, caiu inconsciente, sem sinais evidentes de respiração. A esposa do paciente, em estado de choque, solicitou ajuda imediatamente. Diante dessa situação, qual seria a conduta mais adequada e rápida que o ACS deve adotar para fornecer os primeiros socorros e garantir a segurança do paciente até a chegada da equipe de emergência? Reflita sobre os procedimentos de primeiros socorros que devem ser seguidos em emergências, como a descrita acima. Escreva um texto com as suas considerações sobre a conduta apropriada do ACS nesse cenário.

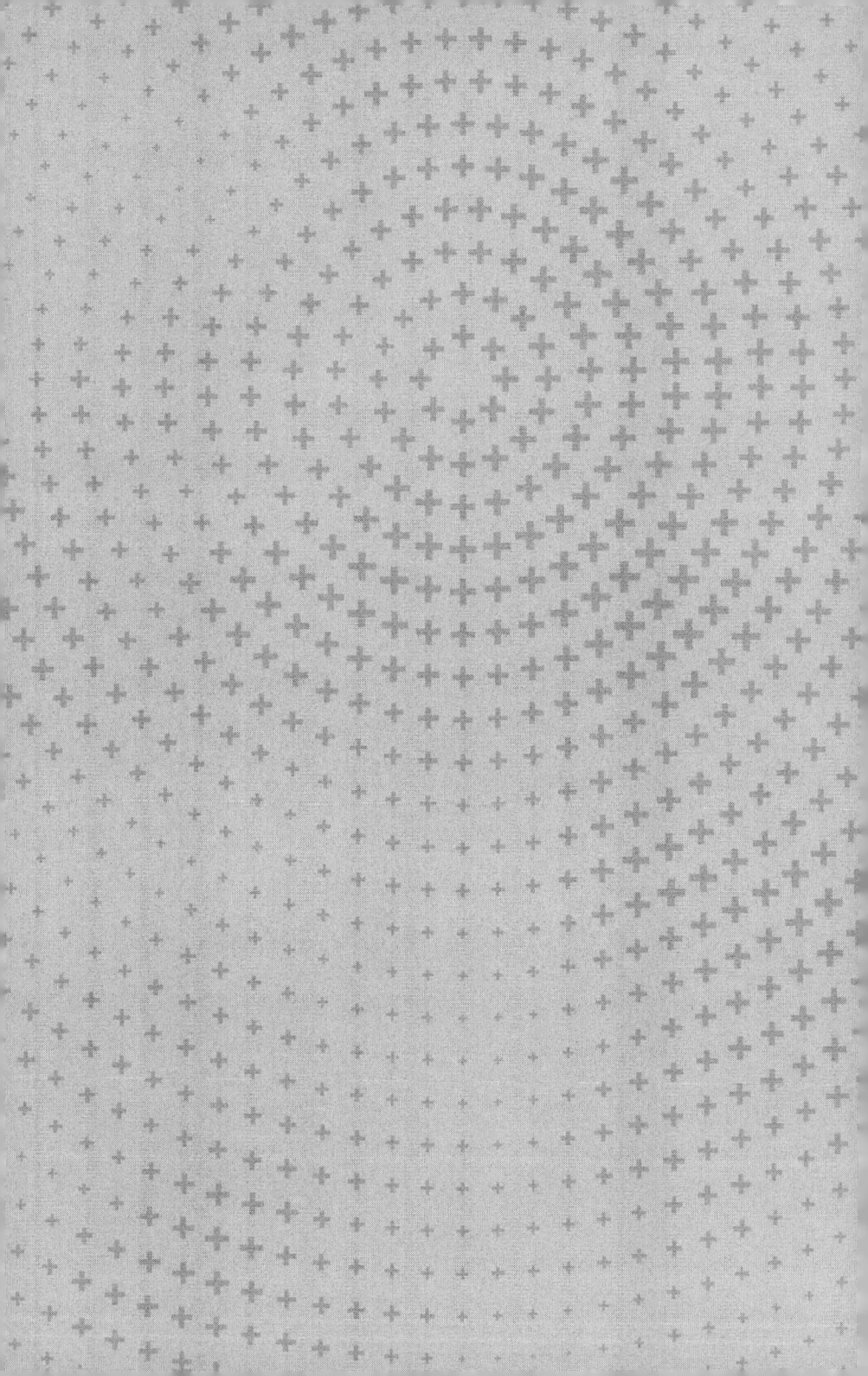

Capítulo 4
Atuação do agente comunitário de saúde e endemias com a pessoa idosa

Maria Caroline Waldrigues
Reuber Lima de Sousa

Conteúdos do capítulo:

- Políticas públicas direcionadas às pessoas idosas.
- Perfil almejado dos agentes comunitários de saúde e endemias (ACSE) na atenção à saúde do idoso.
- Práticas administrativas dos ACSE na atenção à saúde do idoso.
- Visita domiciliar realizada pelos ACSE como instrumento de prática de cuidado.
- A importância dos ACSE nos grupos de educação em saúde.

Após o estudo deste capítulo, você será capaz de:

1. contextualizar as políticas públicas direcionadas às pessoas idosas;
2. inteirar-se das orientações técnicas para a implementação de linha de cuidado para atenção integral à saúde da pessoa idosa no Sistema Único de Saúde (SUS);
3. indicar os requisitos e o perfil necessários para o exercício da atividadedos ACSE;
4. reconhecer as atribuições administrativas dos ACSE na atenção à saúde do idoso;
5. entender a relevância da visita domiciliar realizada pelos ACSE voltada à pessoa idosa;
6. reconhecer a importância dos ACSE nos grupos de educação em saúde.

O envelhecimento é uma tônica que ganha destaque no cenário mundial. Dados da Organização Mundial da Saúde (OMS) apontam que a população com 60 anos ou mais chegará a 2 bilhões em 2050, podendo-se prever, assim, um aumento nas doenças crônicas (WHO, 2005). Nesse âmbito, os agentes comunitários de saúde e endemias (ACSE) são tidos como profissionais estratégicos, pois têm um papel importante na prevenção, no controle, na redução e na mitigação dos efeitos decorrentes do desequilíbrio entre saúde e doença vivenciados pela população.

No que diz respeito às pessoas idosas, de modo geral, as análises têm apontado que os profissionais de saúde apresentam saberes lacunares sobre o envelhecimento humano e global, bem como sobre o entendimento do que sejam o envelhecimento e o processo de envelhecer, o que, de fato, poderia não contribuir para a execução plena das políticas públicas.

No sentido de colaborar para a compreensão desse cenário, neste capítulo serão abordados os aspectos da atuação dos ACSE, a importância de esses profissionais conhecerem as políticas públicas voltadas para a população idosa, as competências necessárias para o exercício de suas atividades e a relevância da visita domiciliar para a coleta de informações cruciais que serão repassadas à equipe multiprofissional.

4.1 Políticas públicas para as pessoas idosas sob a perspectiva dos agentes comunitários de saúde e endemias

O fenômeno do aumento da população idosa é uma realidade no mundo todo. No Brasil, esse crescimento já é considerado um dos grandes desafios em saúde pública, uma vez que que essa população apresenta necessidades específicas quanto ao cuidado em saúde. De acordo com

Censo Demográfico de 2022, a população de idosos totalizou 32.113.490 pessoas, representando, aproximadamente, 15,7% da população total. Em comparação com o Censo de 2010, houve um aumento de 56% em relação à contagem anterior (Gomes; Britto, 2023).

Sabemos que o processo de envelhecimento populacional é decorrente do que denominamos *transição demográfica* e que está ocorrendo de forma acelerada. Essa transição envolve fatores como a redução da mortalidade infantil, da taxa de fecundidade e da taxa de natalidade, atrelada a uma mudança na estrutura etária da população, ou seja, há uma nova redistribuição na proporção de crianças, adultos e idosos (Borges; Campos; Silva, 2015).

Assim, os países estão observando um crescimento tanto no número absoluto quanto na proporção de indivíduos com idade igual ou superior a 60 anos, e esse fenômeno representa uma das transformações sociais mais marcantes do século XXI, com implicações abrangentes em todos os setores da sociedade, o que, de fato, demandará uma (re)organização dos direitos e benefícios destinados a essa parcela da população (ONU, 2019).

Para que essa (re)organização ocorra, faz-se necessário compreender que as necessidades das pessoas idosas serão efetivadas por meio de políticas públicas, que podem ser conceituadas como "programas de ação governamental visando coordenar os meios à disposição do Estado e as atividades privadas, para a realização de objetivos socialmente relevantes e politicamente determinados" (Bucci, 2006, p. 241), com o propósito de expandir os direitos e a cidadania dos indivíduos, processo que implicará considerações críticas, tais como planejamento estratégico, alocação eficiente de recursos e engajamento dos atores sociais.

Desse modo, a política pública deve ser colocada em prática por meio do chamado *ciclo da política pública*, que compreende "a política pública como um ciclo deliberativo, formado por vários estágios e constituindo um processo dinâmico e de aprendizado" (Souza, 2006, p. 29). Esse ciclo foi proposto Paul Spicker (2014) e abrange seis etapas, a saber: 1) avaliação do meio ambiente; 2) identificação dos objetivos; 3) estabelecimento de metas; 4) definição do método/caminho; 5) implementação da política pública; e 6) avaliação.

Em última análise, as políticas públicas consistem na implementação de ações e programas concebidos pelo Estado com o intuito de assegurar os direitos estabelecidos na Constituição Federal brasileira de 1988 (Brasil, 1988) e em outras legislações aplicáveis.

Dessa forma, desde a promulgação da Constituição Federal de 1988, conhecida como *Constituição Cidadã*, são garantidos a todos os membros da sociedade os direitos fundamentais e a dignidade da pessoa, especialmente daqueles com 60 anos ou mais. Essa legislação é reconhecida como o primeiro marco legal a estabelecer os direitos da pessoa idosa no país, determinando, em seu art. 230, que "A família, a sociedade e o Estado têm o dever de amparar as pessoas idosas, assegurando sua participação na comunidade, defendendo sua dignidade e bem-estar e garantindo-lhes o direito à vida" (Brasil, 1988).

Avançamos na ampliação do olhar ao considerar aspectos singulares que envolvem a complexidade do **processo de equilíbrio saúde-doença** na população idosa, juntamente com os determinantes sociais relacionados à vivência e ao cuidado necessários pela rede de apoio e pela família: a habitação, a alimentação, a previdência e diversos outros elementos presentes nesse processo de viver e envelhecer, que frequentemente se tornam necessários com a chegada do ciclo de vida denominado *velhice*.

Assim, ao se verificarem situações problemáticas, como preconceitos ou disparidades de direitos, no âmbito do ciclo de políticas, viu-se a necessidade de instaurar aquelas de cunho social e setorial que atendessem às necessidades dos diferentes segmentos da sociedade, como crianças, mulheres e idosos. Nessa diligência, envolveu-se a participação de diversos atores sociais nos processos de tomada de decisão e implementação das políticas sociais, em resposta às demandas relacionadas à descentralização e à democratização do Estado brasileiro.

Nesse sentido, de acordo com Höfling (2001, p. 31),

> se referem a ações que determinam o padrão de proteção social implementado pelo Estado, voltadas, em princípio, para a redistribuição dos benefícios sociais visando a diminuição das desigualdades estruturais produzidas pelo desenvolvimento socioeconômico. As políticas sociais têm suas raízes nos movimentos populares do século XIX, voltadas aos conflitos surgidos entre capital e trabalho, no desenvolvimento das primeiras revoluções industriais.

Portanto, a política pública social pode ser compreendida como uma forma de efetivação dos direitos humanos e universais. A partir da Constituição Federal de 1988, esse conjunto de direitos sociais foi estabelecido, tendo como caminho a estrutura jurídica anteriormente instituída.

A partir desse precedente legal, que é a Constituição Federal de 1988, associado à implementação do Sistema Único de Saúde (SUS), por meio da Lei Orgânica da Saúde – Lei n. 8.080, de 19 de setembro de 1990 –, diversos instrumentos normativos foram criados com o objetivo de orientar as ações de atenção social e à saúde e, assim, garantir os direitos das pessoas idosas. Entre esses instrumentos normativos, destacamos a Política Nacional do Idoso (PNI), de 1994; o Estatuto da Pessoa Idosa, de 2003; a Política Nacional de Assistência Social (PNAS), de 2004; e a Política Nacional de Saúde da Pessoa Idosa (PNSPI), de 2006.

Cabe ressaltar que essas políticas são concebidas para atender às necessidades da sociedade, ou de uma parte dela, como é o caso das pessoas idosas, com vistas a mitigar as questões sociais e de saúde evidenciadas.

A seguir, examinaremos brevemente cada uma dessas políticas, devendo-se observar que, nos tempos atuais, elas estão alinhadas com os princípios do neoliberalismo, que defende a participação do setor privado na prestação de serviços públicos.

4.1.1 Política Nacional do Idoso

A Lei Federal n. 8.842, de 4 de janeiro de 1994, dispõe sobre a Política Nacional do Idoso (PNI), cujo objetivo, descrito em seu art. 1º, é "assegurar os direitos sociais do idoso, criando condições para promover sua autonomia, integração e participação efetiva na sociedade" (Brasil, 1994).

A construção dessa política orientou-se nos princípios preconizados na Constituição Federal de 1988, como a dignidade humana, a justiça social e a igualdade de oportunidades, prevendo o reconhecimento da pessoa idosa como sujeito de direitos e deveres, ao assegurar sua participação na vida social, política, cultural e econômica do país.

Os princípios que regem a PNI estão descritos no art. 3º da lei, conforme apresentamos a seguir:

> Art. 3º A política nacional do idoso reger-se-á pelos seguintes princípios:
> I - a família, a sociedade e o estado têm o dever de assegurar ao idoso todos os direitos da cidadania, garantindo sua participação na comunidade, defendendo sua dignidade, bem-estar e o direito à vida;
> II - o processo de envelhecimento diz respeito à sociedade em geral, devendo ser objeto de conhecimento e informação para todos;
> III - o idoso não deve sofrer discriminação de qualquer natureza;
> IV - o idoso deve ser o principal agente e o destinatário das transformações a serem efetivadas através desta política;
> V - as diferenças econômicas, sociais, regionais e, particularmente, as contradições entre o meio rural e o urbano do Brasil deverão ser observadas pelos poderes públicos e pela sociedade em geral, na aplicação desta lei. (Brasil, 1994)

Observa-se que a legislação brasileira reitera o dever tripartite – família, sociedade e Estado – na promoção e na proteção dos direitos da população idosa, que detém a responsabilidade compartilhada com a finalidade de garantir a efetividade da PNI e assegurar o bem-estar integral dessa população.

Dessa maneira, as orientações da PNI compreendem a facilitação de modalidades alternativas de envolvimento, ocupação e interação do idoso, com o intuito de promover sua integração às outras gerações, enfatizando sua participação na elaboração, na execução e na análise de políticas, estratégias, iniciativas e projetos que serão elaborados (Brasil, 1994).

Para saber mais

É importante que o Agente Comunitário de Saúde (ACS) e o Agente de Combate às Endemias (ACE) conheçam as políticas direcionadas à população idosa. Você pode acessar na íntegra a PNI no *link* indicado a seguir.

BRASIL. Lei n. 8.842, de 4 de janeiro de 1994. **Diário Oficial da União**, Poder Legislativo, Brasília, 5 jan. 1994. Disponível em: <https://www.planalto.gov.br/ccivil_03/leis/l8842.htm>. Acesso em: 20 fev. 2024.

De forma geral, essa política brasileira representa um marco importante no que diz respeito à proteção dos direitos da população idosa, ao incluir diretrizes específicas para essa faixa etária, reconhecendo suas necessidades e promovendo sua autonomia, integração e participação ativa na sociedade. No entanto, ante o acelerado envelhecimento populacional, a PNI atualmente tem sido pauta de discussão na Comissão de Direitos Humanos e Legislação Participativa (CDH), na qual se aponta a necessidade de debate no cenário brasileiro no que concerne às ações desenvolvidas para a implementação dessa política.

> **Para saber mais**
>
> Você pode acessar na íntegra a audiência pública interativa que teve a finalidade de discutir a PNI, instituída pela Lei n. 8.842/1994, na CDH:
>
> BRASIL. Senado Federal. Comissão de Direitos Humanos e Legislação Participativa. **Evento interativo**: A Política Nacional do Idoso. 2023. Disponível em: <https://www12.senado.leg.br/ecidadania/visualizaca oaudiencia?id=25744>. Acesso em: 25 ago. 2024.

4.1.2 Estatuto da Pessoa Idosa

A Lei n. 10.741, de 1º de outubro de 2003, também conhecida como *Estatuto da Pessoa Idosa*[1], tem o propósito de fortalecer a proteção e o apoio à pessoa idosa, bem como "regular os direitos assegurados às pessoas com idade igual ou superior a 60 (sessenta) anos" (Brasil, 2003a).

O Estatuto da Pessoa Idosa foi instituído também com o desígnio de assegurar os direitos das pessoas idosas, fomentando sua integração na sociedade, salvaguardando sua dignidade e seu bem-estar e garantindo-lhes o que conhecemos como *direitos fundamentais*, o gozo de todos os direitos inerentes à pessoa humana, como muito bem especificado no art. 2º da referida lei:

---

1 A Lei n. 14.423, de 22 de julho de 2022 (Brasil, 2022a), alterou a Lei n. 10.741/2003 (Estatuto do Idoso), substituindo, em todo o texto, as expressões *idoso* e *idosos* por *pessoa idosa* e *pessoas idosas*, respectivamente. Assim, atualmente, a denominação correta é *Estatuto da Pessoa Idosa*. A mudança é uma conquista em termos de equidade.

Art. 2º A pessoa idosa goza de todos os direitos fundamentais inerentes à pessoa humana, sem prejuízo da proteção integral de que trata esta Lei, assegurando-se-lhe, por lei ou por outros meios, todas as oportunidades e facilidades, para preservação de sua saúde física e mental e seu aperfeiçoamento moral, intelectual, espiritual e social, em condições de liberdade e dignidade. (Brasil, 2003a)

Ao assegurar à pessoa idosa todas as oportunidades e facilidades para a preservação integral de sua saúde, o Estatuto ressalta uma responsabilidade coletiva na garantia dos direitos fundamentais da pessoa idosa, conforme disposto no art. 3º da legislação:

Art. 3º É obrigação da família, da comunidade, da sociedade e do poder público assegurar à pessoa idosa, com absoluta prioridade, a efetivação do direito à vida, à saúde, à alimentação, à educação, à cultura, ao esporte, ao lazer, ao trabalho, à cidadania, à liberdade, à dignidade, ao respeito e à convivência familiar e comunitária.

§ 1º A garantia de prioridade compreende:

I – atendimento preferencial imediato e individualizado junto aos órgãos públicos e privados prestadores de serviços à população;

II – preferência na formulação e na execução de políticas sociais públicas específicas;

III – destinação privilegiada de recursos públicos nas áreas relacionadas com a proteção à pessoa idosa;

IV – viabilização de formas alternativas de participação, ocupação e convívio da pessoa idosa com as demais gerações;

V – priorização do atendimento da pessoa idosa por sua própria família, em detrimento do atendimento asilar, exceto dos que não a possuam ou careçam de condições de manutenção da própria sobrevivência;

VI – capacitação e reciclagem dos recursos humanos nas áreas de geriatria e gerontologia e na prestação de serviços às pessoas idosas;

VII – estabelecimento de mecanismos que favoreçam a divulgação de informações de caráter educativo sobre os aspectos biopsicossociais de envelhecimento;

VIII – garantia de acesso à rede de serviços de saúde e de assistência social locais.

IX – prioridade no recebimento da restituição do Imposto de Renda. (Brasil, 2003a).

Nos arts. 8º ao 42 do Estatuto da Pessoa Idosa são abordados os direitos fundamentais da pessoa idosa, a saber: o direito à vida, à liberdade, ao respeito e à dignidade, ao acesso a alimentos, à saúde, à educação, à cultura, ao esporte e ao lazer, à oportunidade de profissionalização e trabalho, à previdência social, à assistência social, à moradia e ao transporte.

Para saber mais

Você pode acessar na íntegra o Estatuto da Pessoa Idosa:

BRASIL. Lei n. 10.741, de 1º de outubro 2003. **Diário Oficial da União**, Poder Legislativo, Brasília, DF, 3 out. 2003. Disponível em: <https://www.planalto.gov.br/ccivil_03/leis/2002/l10424.htm>. Acesso em: 15 ago. 2024.

Um destaque relevante reside na ênfase do Estatuto quanto ao fato de o envelhecimento ser "um direito personalíssimo e a sua proteção um direito social", impondo ao Estado a obrigação de garantir à pessoa idosa a salvaguarda da vida e da saúde, por meio da implementação de "políticas sociais públicas que permitam um envelhecimento saudável e em condições de dignidade" (Brasil, 2003a).

Frequentemente, é por meio do atendimento dos profissionais de saúde e da interação com eles, incluindo aquelas realizadas dentro do escopo de atuação do ACS e do ACE, que as pessoas idosas serão informadas sobre os direitos contidos em diversas políticas públicas das quais podem usufruir.

4.1.3 Política Nacional de Assistência Social

A Constituição Federal de 1988, em seu Título VIII, que versa sobre a Ordem Social, trata dos princípios do bem-estar e da justiça sociais. Especificamente em seu art. 194, aborda a seguridade social, estipulando um tripé que compreende o acesso universal à saúde, a previdência social de caráter contributivo e obrigatório e a assistência social destinada àqueles em situação de vulnerabilidade.

A referida Política Nacional de Assistência Social (PNAS), fundamentada na Constituição Federal de 1988 e na Lei Orgânica da Assistência Social (Loas) – Lei n. 8.742, de 7 de dezembro de 1993 –, tem as seguintes diretrizes:

> I – Descentralização político-administrativa, cabendo a coordenação e as normas gerais à esfera federal e a coordenação e execução dos respectivos programas às esferas estadual e municipal, bem como a entidades beneficentes e de assistência social, garantindo o comando único das ações em cada esfera de governo, respeitando-se as diferenças e as características socioterritoriais locais;
> II – Participação da população, por meio de organizações representativas, na formulação das políticas e no controle das ações em todos os níveis;
> III – Primazia da responsabilidade do Estado na condução da Política de Assistência Social em cada esfera de governo;
> IV – Centralidade na família para concepção e implementação dos benefícios, serviços, programas e projetos. (Brasil, 2005, p. 32)

A assistência social vai além da mera beneficência e caridade, assumindo a condição de direito social, e, nesse contexto, ao longo do desenvolvimento histórico, tal concepção foi formalizada em 2004 pela PNAS e em 2005 pelo estabelecimento do Sistema Único de Assistência Social (Suas).

É importante destacar que a definição dos serviços socioassistenciais foi delineada pela Tipificação Nacional dos Serviços Socioassistenciais, por meio da Resolução n. 102, de 11 de novembro de 2009 (Brasil, 2013b), que categoriza os serviços específicos da proteção social básica e especial da PNAS, delimitando os beneficiários dos serviços socioassistenciais, incluindo famílias em situação de vulnerabilidade social, pessoas com deficiência e/ou idosos expostos a condições de vulnerabilidade e risco.

Portanto, ao examinar a estrutura, os propósitos e os fundamentos da PNAS, é imprescindível observar a importância do atendimento prestado pelas equipes nos Centros de Referência da Assistência Social (Cras) e nos Centros de Referência Especializados da Assistência Social (Creas) à população idosa, conforme estabelecido na Tipificação dos Serviços Socioassistenciais (Brasil, 2013b).

Para saber mais

O ACS e o ACE podem ser requeridos para prestar orientações sobre os serviços socioassistenciais destinados à população idosa. Você saberia apontar quais são eles? Consulte o documento indicado a seguir.

BRASIL. Ministério do Desenvolvimento Social e Combate à Fome. Secretaria Nacional de Assistência Social. **Tipificação Nacional de Serviços Socioassistenciais**. Brasília, 2013. Disponível em: <https://www.mds.gov.br/webarquivos/publicacao/assistencia_social/Normativas/tipificacao.pdf>. Acesso em: 25 ago. 2024.

4.1.4 Política Nacional de Saúde da Pessoa Idosa

A Política Nacional de Saúde da Pessoa Idosa (PNSPI), instituída pela Portaria n. 2.528, de 19 de outubro de 2006, tem como finalidade primordial "recuperar, manter e promover a autonomia e a independência dos indivíduos idosos, direcionando medidas coletivas e individuais de saúde para esse fim, em consonância com os princípios e diretrizes do Sistema Único de Saúde" (Brasil, 2006c).

De modo geral, no contexto da literatura especializada, a PNSPI surgiu como uma estratégia destinada a garantir uma atenção à saúde adequada e digna à população idosa do Brasil, sendo essencial que os serviços de saúde voltados para esse segmento da sociedade estejam sensíveis às suas necessidades, levando em conta suas particularidades e adaptando-se à realidade sociocultural em que essas pessoas estão inseridas (Brasil, 2006c).

Segundo informações do Ministério da Saúde (Brasil, 2010), as diretrizes estabelecidas pela PNSPI têm suas raízes na Assembleia Mundial sobre o Envelhecimento, cujo principal documento, conhecido como *Plano de Madri*, delineia os seguintes princípios fundamentais: (a) promoção da participação ativa dos idosos na sociedade, no desenvolvimento e na luta contra a pobreza; (b) incentivo à saúde e ao bem-estar na terceira idade, visando à promoção do envelhecimento saudável; (c) criação de um ambiente que favoreça o processo de envelhecimento; e (d) apoio ao desenvolvimento de recursos socioeducativos e de saúde voltados ao atendimento das necessidades da população idosa.

Cabe destacar que, no âmbito da literatura especializada, as diretrizes estabelecidas pela PNSPI abrangem uma série de aspectos essenciais, tais como: a promoção do envelhecimento ativo; a oferta de uma atenção integral à saúde do idoso; o estímulo à colaboração entre diferentes setores da sociedade; a alocação dos recursos necessários para aprimorar a assistência à saúde da pessoa idosa; o incentivo à participação da comunidade no controle e na avaliação dos serviços de saúde;

a promoção da Educação Permanente em Saúde (EPS) no contexto do envelhecimento; a divulgação da própria política; a promoção da cooperação nacional e internacional para compartilhar experiências na área da saúde do idoso; e o apoio ao desenvolvimento de estudos e pesquisas voltados à saúde da pessoa idosa (Brasil, 2006c).

Para saber mais

Acesse o *link* a seguir e conheça a PNSPI na íntegra.

BRASIL. Ministério da Saúde. Portaria n. 2.528, de 19 de outubro de 2006. **Diário Oficial da União**, Brasília, DF, 20 out. 2006. Disponível em: <https://bvsms.saude.gov.br/bvs/saudelegis/gm/2006/prt2528_19_10_2006.html>. Acesso em: 28 mar. 2024.

Como vimos, o ACS e o ACE desempenham um papel fundamental na promoção da saúde e na prevenção de doenças, incluindo o atendimento às necessidades da pessoa idosa. Nesse âmbito, conhecer as políticas públicas direcionadas a essa população contribui para a formação de uma visão ampla dos processos saúde-doença, inclusive das doenças endêmicas com identificação precoce de potenciais surtos, e a implementação de medidas preventivas; estimula a comunicação com a comunidade, possibilitando a promoção da educação em saúde; colabora para o planejamento e a execução de ações específicas; e, por fim, permite a compreensão dos objetivos e indicadores de desempenho estabelecidos pelos órgãos responsáveis.

No contexto das políticas públicas voltadas para os idosos, conforme Bernhard (2012) destaca, é fundamental que haja uma ênfase não apenas no tratamento de doenças, mas também na promoção da saúde e na prevenção de enfermidades, o que implica a busca pela criação de condições cotidianas favoráveis, que fortaleçam o indivíduo e ofereçam aos idosos diversas oportunidades de realização e desenvolvimento em sua trajetória de vida. Nesse sentido, o ACS e o ACE desempenham um importante papel na promoção da saúde pública e no controle de doenças endêmicas em sua comunidade.

4.2 Perfil do agente comunitário de saúde e do agente de combate às endemias na atenção à saúde da pessoa idosa

O rápido e contínuo envelhecimento da população, em comparação com países mais desenvolvidos, tem um impacto substancial nas políticas públicas, especialmente aquelas direcionadas à população com 60 anos ou mais. Esse fenômeno crescente, denominado *transição demográfica*, demanda uma análise aprofundada das políticas existentes que visam atender às necessidades e aos desafios específicos enfrentados pelos idosos na sociedade atual.

Esse impacto se estende igualmente à área da saúde, exigindo reestruturação dos serviços e ajustes na oferta e na capacitação dos profissionais de saúde, a fim de garantir o acesso adequado aos serviços de saúde para a população idosa, considerando-se suas necessidades específicas.

No Brasil, o acesso à assistência à saúde para toda a população é garantido pelo SUS e, especificamente no caso das pessoas idosas, a atenção é regulamentada pela PNSPI, a qual assegura que a porta de entrada para os cuidados seja a Atenção Primária à Saúde (APS), com ações coordenadas pela Estratégia Saúde da Família (ESF) nas Unidades Básicas de Saúde (UBSs) de cada região, conectadas a uma rede de serviços especializados de média e alta complexidade.

Segundo Sciama, Goulart, Villela (2020), os profissionais de saúde encarregados do cuidado da população idosa devem, de acordo com as políticas de saúde, promover uma abordagem integral e interdisciplinar fundamentada em sua atuação profissional, considerações às quais se somam a integração e a construção de um novo profissional na área da saúde: o agente de combate às endemias (ACE), o qual foi incluído no SUS por meio da Lei n. 13.595, de 5 de janeiro de 2018 (Brasil, 2018a).

Como explicitado nos capítulos anteriores, a Lei n. 11.350, de 5 de outubro de 2006 (Brasil, 2006b), regulamentou as atividades de ACS e ACE. Conforme o art. 2º da referida lei, o exercício das atividades de ACS e de ACE deve ocorrer exclusivamente por meio do SUS.

É sabido que o ACS e o ACE são considerados profissionais de saúde, com profissões regulamentadas, para fins do disposto na alínea "c" do inciso XVI do *caput* do art. 37 da Constituição Federal de 1988. Segundo o art. 4º-A da Lei 11.350/2006, o ACS e o ACE "realizarão atividades de forma integrada, desenvolvendo mobilizações sociais por meio da Educação Popular em Saúde, dentro de sua área geográfica de atuação" (Brasil, 2006b).

Com relação aos requisitos para o exercício de sua atividade, vale ressaltar que o ACE não necessita residir na área da comunidade onde atua, exigência que se aplica somente ao ACS. A seguir, apresentamos todos os requisitos listados nos arts. 6º e 7º da Lei n. 11.350/2006.

Quadro 4.1 – Comparação dos requisitos para a atuação profissional do ACS e do ACE

Art. 6º – Requisitos ACS	Art. 7º – Requisitos ACE
Art. 6º O Agente Comunitário de Saúde deverá preencher os seguintes requisitos para o exercício da atividade: I – residir na área da comunidade em que atuar, desde a data da publicação do edital do processo seletivo público; II – ter concluído, com aproveitamento, curso de formação inicial, com carga horária mínima de quarenta horas; III – ter concluído o ensino médio. § 1º Quando não houver candidato inscrito que preencha o requisito previsto no inciso III do caput deste artigo, poderá ser admitida a contratação de candidato com ensino fundamental, que deverá comprovar a conclusão do ensino médio no prazo máximo de três anos. § 2º É vedada a atuação do Agente Comunitário de Saúde fora da área geográfica a que se refere o inciso I do caput deste artigo. § 3º Ao ente federativo responsável pela execução dos programas relacionados às atividades do Agente Comunitário de Saúde compete a definição da área geográfica a que se refere o inciso I do caput deste artigo, devendo: I – observar os parâmetros estabelecidos pelo Ministério da Saúde; II – considerar a geografia e a demografia da região, com distinção de zonas urbanas e rurais; III – flexibilizar o número de famílias e de indivíduos a serem acompanhados, de acordo com as condições de acessibilidade local e de vulnerabilidade da comunidade assistida. § 4º A área geográfica a que se refere o inciso I do caput deste artigo será alterada quando houver risco à integridade física do Agente Comunitário de Saúde ou de membro de sua família decorrente de ameaça por parte de membro da comunidade onde reside e atua. § 5º Caso o Agente Comunitário de Saúde adquira casa própria fora da área geográfica de sua atuação, será excepcionado o disposto no inciso I do caput deste artigo e mantida sua vinculação à mesma equipe de saúde da família em que esteja atuando, podendo ser remanejado, na forma de regulamento, para equipe atuante na área onde está localizada a casa adquirida.	Art. 7º O Agente de Combate às Endemias deverá preencher os seguintes requisitos para o exercício da atividade: I – ter concluído, com aproveitamento, curso de formação inicial, com carga horária mínima de quarenta horas; II – ter concluído o ensino médio. § 1º Quando não houver candidato inscrito que preencha o requisito previsto no inciso II do caput deste artigo, poderá ser admitida a contratação de candidato com ensino fundamental, que deverá comprovar a conclusão do ensino médio no prazo máximo de três anos. § 2º Ao ente federativo responsável pela execução dos programas relacionados às atividades do Agente de Combate às Endemias compete a definição do número de imóveis a serem fiscalizados pelo Agente, observados os parâmetros estabelecidos pelo Ministério da Saúde e os seguintes: I – condições adequadas de trabalho; II – geografia e demografia da região, com distinção de zonas urbanas e rurais; III – flexibilização do número de imóveis, de acordo com as condições de acessibilidade local.

Fonte: Elaborado com base em Brasil, 2006b.

Nesse perfil, o ACE "tem como atribuição o exercício de atividades de vigilância, prevenção e controle de doenças e promoção da saúde, desenvolvidas em conformidade com as diretrizes do SUS e sob supervisão do gestor de cada ente federado" (Brasil, 2006b). Assim, de acordo com o parágrafo 1º do art. 4º da Lei n. 11.350/2006, são consideradas atividades típicas do ACE em sua área geográfica de atuação:

I – desenvolvimento de ações educativas e de mobilização da comunidade relativas à prevenção e ao controle de doenças e agravos à saúde;

II – realização de ações de prevenção e controle de doenças e agravos à saúde, em interação com o Agente Comunitário de Saúde e a equipe de atenção básica;

III – identificação de casos suspeitos de doenças e agravos à saúde e encaminhamento, quando indicado, para a unidade de saúde de referência, assim como comunicação do fato à autoridade sanitária responsável;

IV – divulgação de informações para a comunidade sobre sinais, sintomas, riscos e agentes transmissores de doenças e sobre medidas de prevenção individuais e coletivas;

V – realização de ações de campo para pesquisa entomológica, malacológica e coleta de reservatórios de doenças;

VI – cadastramento e atualização da base de imóveis para planejamento e definição de estratégias de prevenção e controle de doenças;

VII – execução de ações de prevenção e controle de doenças, com a utilização de medidas de controle químico e biológico, manejo ambiental e outras ações de manejo integrado de vetores;

VIII – execução de ações de campo em projetos que visem a avaliar novas metodologias de intervenção para prevenção e controle de doenças;

IX – registro das informações referentes às atividades executadas, de acordo com as normas do SUS;

X – identificação e cadastramento de situações que interfiram no curso das doenças ou que tenham importância epidemiológica relacionada principalmente aos fatores ambientais;

XI – mobilização da comunidade para desenvolver medidas simples de manejo ambiental e outras formas de intervenção no ambiente para o controle de vetores. (Brasil, 2006b)

Para o SUS, os trabalhos realizados pelo ACS e pelo ACE são fundamentais, pois ambos são atores dentro das comunidades onde atuam. Na vivência prática e diária em suas regiões, a realização de suas atividades, juntamente com as demais equipes de saúde, os transforma em multiplicadores de conhecimentos, de modo que os referidos profissionais desenvolvem sensibilidade e empatia em relação às famílias que acompanham e assistem (Brasil, 2022b).

No que se refere especialmente à saúde da pessoa idosa, é de fundamental importância para o atendimento a esse segmento que os profissionais ACS e ACE tenham conhecimentos sobre os principais riscos, vulnerabilidades e problemas relacionados à saúde do idoso, de forma a poder transmitir orientações e fazer o encaminhamento ao serviço de saúde, caso necessário.

Vale enfatizar que, pelo fato de o idoso apresentar características peculiares quanto à apresentação, instalação e desfecho dos agravos em saúde, ele necessita de intervenções multidimensionais e multissetoriais com foco no cuidado, pois se trata de um grupo considerado vulnerável e com maior probabilidade de sofrer eventos adversos (Brasil, 2014).

Atualmente, no ensino superior existe a formação de Tecnólogo em Agente Comunitário de Saúde e Endemias (ACSE), em que se tem discutido sobre a formação necessária para profissionais da saúde, especialmente no contexto das comunidades servidas pelo SUS, destacando a importância da implementação de intervenções direcionadas para enfrentar os desafios relacionados à saúde pública.

Sabe-se que, na formação desses profissionais, há a necessidade urgente de uma abordagem que valorize a compreensão dos processos saúde-doença, assim como a capacidade de desenvolver propostas de intervenção eficazes, por meio da promoção da cidadania e da integração das equipes multidisciplinares, com foco na promoção da saúde integral e na articulação das necessidades específicas de cada localidade e região.

A seguir, veremos as práticas administrativas que habitualmente são desenvolvidas pelo ACS e pelo ACE na atenção à pessoa idosa.

4.3 Práticas administrativas cotidianas dos agentes comunitários de saúde e endemias na atenção à saúde da pessoa idosa

Os ACSE têm diversas atribuições em comum que seguem o pressuposto de que a Atenção Básica e a Vigilância em Saúde devem se unir para a adequada identificação de problemas de saúde nos territórios e o planejamento de estratégias de intervenção clínica e sanitária mais efetivas e eficazes. Dessa forma, é importante que as atividades específicas dos ACSE sejam integradas.

No atendimento à pessoa idosa, os ACSE assumem um papel de grande relevância na APS e na vigilância epidemiológica, pois suas atribuições possibilitam o conhecimento das condições de vida dessa pessoa no contexto familiar e da comunidade.

No entanto, para a realização das ações em saúde na Atenção Básica, é imprescindível que atividades cotidianas de caráter administrativo aconteçam para garantir a qualidade e a efetividade em cada ação realizada (Brasil, 2022b). Assim, as atribuições administrativas comuns aos ACSE voltadas às pessoas idosas são:

Realizar diagnóstico demográfico, social, cultural, ambiental, epidemiológico e sanitário do território em que atuam, contribuindo para o processo de territorialização e mapeamento da área de atuação da equipe.

Desenvolver atividades de promoção da saúde, prevenção de doenças e agravos, em especial aqueles mais prevalentes no território, e de vigilância em saúde, por meio de visitas domiciliares regulares e de ações educativas individuais e coletivas, na UBS, no domicílio e outros espaços da comunidade, incluindo a investigação epidemiológica de casos suspeitos de doenças e agravos junto a outros profissionais da equipe quando necessário.

Realizar visitas domiciliares com periodicidade estabelecida no planejamento da equipe e conforme as necessidades de saúde da população, para o monitoramento da situação das famílias e indivíduos do território, com especial atenção às pessoas com agravos e condições que necessitem de maior número de visitas domiciliares.

Orientar a comunidade sobre sintomas, riscos e agentes transmissores de doenças e medidas de prevenção individual e coletiva.

Identificar e registrar situações que interfiram no curso das doenças ou que tenham importância epidemiológica relacionada aos fatores ambientais, realizando, quando necessário, bloqueio de transmissão de doenças infecciosas e agravos.

Identificar casos suspeitos de doenças e agravos, encaminhar os usuários para a unidade de saúde de referência, registrar e comunicar o fato à autoridade de saúde responsável pelo território.

Informar e mobilizar a comunidade para desenvolver medidas simples de manejo ambiental e outras formas de intervenção no ambiente para o controle de vetores.

Conhecer o funcionamento das ações e serviços do seu território e orientar as pessoas quanto à utilização dos serviços de saúde disponíveis.

Identificar parceiros e recursos na comunidade que possam potencializar ações intersetoriais de relevância para a promoção da qualidade de vida da população, como ações e programas de educação, esporte e lazer, assistência social, entre outros.

Exercer outras atribuições que lhes sejam atribuídas por legislação específica da categoria, ou outra normativa instituída pelo gestor do seu município.

Estimular a participação da comunidade nas políticas públicas voltadas para a área da saúde. (Brasil, 2022b, p. 31-32)

No Quadro 4.2, destacamos algumas semelhanças quanto às atribuições administrativas dos ACSE em relação à população em geral, inclusive a população de pessoas idosas.

Quadro 4.2 – Semelhanças entre as atribuições dos ACSE na Política Nacional de Atenção Básica (PNAB)

Atribuições dos ACS	Atribuições dos ACE
I – Trabalhar com **adscrição de indivíduos e famílias em base geográfica definida e cadastrar todas as pessoas de sua área**, mantendo os dados atualizados no sistema de informação da Atenção Básica vigente, utilizando-os de forma sistemática, com apoio da equipe, para a análise da situação de saúde, considerando as características sociais, econômicas, culturais, demográficas e epidemiológicas do território, e priorizando as situações a serem acompanhadas no planejamento local;	II – **Realizar cadastramento e atualização da base de imóveis** para planejamento e definição de estratégias de prevenção, intervenção e controle de doenças, incluindo, dentre outros, o recenseamento de animais e levantamento de índice amostral tecnicamente indicado;
III – **Registrar**, para fins de planejamento e acompanhamento das ações de saúde, **os dados de nascimentos, óbitos, doenças e outros agravos à saúde**, garantido o sigilo ético;	IV – **Realizar e manter atualizados os mapas, croquis e o reconhecimento geográfico** de seu território;

Fonte: Elaborado com base em Brasil, 2017.

As práticas dos ACSE são pautadas, principalmente, no acolhimento e na escuta atenta, aspectos que são a base da relação com os idosos. Embora a visita domiciliar seja uma relação que se inicia de forma administrativa, com solicitações de preenchimentos de fichas de cadastramento de dados sociodemográficos e acompanhamento de doenças mais prevalentes na população, esse contato dá abertura para a criação de estratégias de cuidado e de redes de suporte significativas entre serviço de saúde e comunidade. Zanchetta et al. (2015) consideram que os ACSE são capazes de obter informações valiosas por meio dessa experiência, que envolve a comunicação e o estabelecimento de vínculo, atravessado pela sensação de solidariedade e confiança.

De fato, os ACSE, por estarem em contato direto com a população idosa e suas famílias, trabalham justamente com um dos fatores mais importantes para garantir o sucesso do trabalho, que envolve previamente ações administrativas, como o planejamento em torno dos indicadores de saúde para o desenvolvimento de ações em conjunto com outros profissionais.

A seguir, trataremos da visita domiciliar, que é considerada um instrumento de prática de cuidado com a saúde da pessoa idosa.

4.4 Ações voltadas à saúde da pessoa idosa: visita domiciliar como instrumento de prática de cuidado

Os idosos constituem o grupo etário que mais cresce no Brasil. O país tem cerca de 19 milhões de pessoas com 60 anos ou mais, o que representa mais de 10% da população brasileira. Estimativas nacionais indicam que esse contingente atingirá 32 milhões em 2025 e fará do país o sexto em número de idosos no mundo (IBGE, 2013).

O processo de envelhecimento, a despeito dos recentes avanços da medicina, ainda se caracteriza como um fenômeno inevitável. O número de idosos tem crescido em praticamente todas as regiões do mundo, em especial onde tenham sido implantadas estratégias de melhoria de condições de vida. Nas últimas décadas, ocorreu uma mudança no perfil etário brasileiro. Considerada, durante muito tempo, jovem, a população vem progressivamente adquirindo maior participação da parcela idosa (Santos et al., 2013).

Nesse sentido, o envelhecimento é uma conquista da humanidade, pois possibilita a maior convivência dos idosos com seus familiares. No entanto, ele também pode vir acompanhado de incapacidade e problemas de saúde, tais como algumas doenças crônicas e degenerativas, entre elas demências, hipertensão arterial e diabetes *mellitus* (Silva; Passos; Barreto, 2012).

Diante desse contexto, é visível o grande número de idosos incapacitados e portadores de doenças crônicas degenerativas que vivem em suas casas sem nenhum cuidado adequado prestado pela equipe de saúde, o qual somente é possível de maneira efetiva por meio da visita ao domicílio, sendo essencial, para isso, a presença do ACS na ESF e do ACE na estrutura da vigilância epidemiológica e ambiental.

A visita domiciliar à pessoa idosa permite a troca continuada, o acompanhamento da situação de saúde e das condições de vida dos usuários, além de possibilitar a busca conjunta de maneiras de se produzir cuidado a partir da realidade do outro. Dessa forma, não pode existir ESF sem ACS ou vigilância epidemiológica sem ACE.

É importante observar que a assistência domiciliar demanda uma logística de atenção que envolve múltiplas atividades, sendo imprescindíveis ações voltadas à pessoa idosa por meio da visita domiciliar como instrumento de prática de cuidado às pessoas idosas. No momento das visitas domiciliares, o ACS/ACE pode presenciar situações de risco e, assim, deve fazer sua intervenção. Para que isso aconteça, esse profissional deve ser capacitado e seu trabalho deve ser monitorado pela equipe de saúde.

As famílias enfrentam situações que podem representar riscos específicos à saúde da pessoa idosa. Nesse contexto, cabe ao ACS orientá-las para que procurem a UBS e comuniquem a situação imediatamente à equipe a fim de que tome as providências cabíveis de acordo com a especificidade do caso.

No Quadro 4.3, a seguir, apresentamos algumas ações realizadas pelo ACS/ACE em situações de risco relacionadas à pessoa idosa na visita domiciliar.

Quadro 4.3 – Ações realizadas pelos ACSE

Risco	Ações relacionadas à pessoa idosa
Saúde bucal	O papel do agente comunitário de saúde é informá-los sobre o atendimento do serviço odontológico na unidade de saúde. Em outras situações, quando se trata de idosos acamados ou com deficiência motora e com dificuldade de realizar a higiene bucal, que necessitam fazer uso de prótese dentária, deve-se comunicar a equipe e agendar uma visita domiciliar com a presença do cirurgião dentista, ou orientar a família para que procure o dentista da unidade de saúde, ou acompanhar o usuário à Unidade Odontológica de referência de sua área.
Saúde mental	Em quaisquer situações que envolverem questões de saúde mental, o ACS deve relatar o ocorrido à equipe de saúde da família a que está vinculado, a fim de que se faça uma avaliação do paciente e, com a equipe de saúde mental, se definam estratégias de abordagem e inclusão no tratamento. O médico e o enfermeiro devem discutir abertamente com a família sobre o paciente e as possíveis estratégias de tratamento.
Risco de acidentes domésticos e risco na família	Deve-se orientar os familiares sobre os riscos de acidentes domésticos, observar se há problemas internos à família (alcoolismo, violência etc.), promover a escuta dos problemas levantados e encaminhar o caso para avaliação da equipe de saúde.
Existência de problemas de saúde	Deve-se verificar se o idoso está com algum problema de saúde: se não consegue se alimentar ou ingerir líquidos, se há a presença de vômitos ou febre, se está desanimado, se tem tosse, cansaço, dificuldade de respirar, diarreia, se está urinando pouco etc. É preciso orientar e avaliar a necessidade de encaminhar o caso à equipe de saúde.

(continua)

(Quadro 4.3 – conclusão)

Risco	Ações relacionadas à pessoa idosa
Risco social para a pessoa idosa que mora sozinha ou em domicílio com mais pessoas	A pessoa idosa que mora sozinha corre maior risco de isolamento social. O idoso deve ser orientado a deixar acessíveis nomes e telefones de pessoas que podem ser contatadas em caso de doença e deve-se propor sua inserção em grupos operativos e de convivência. É preciso verificar se os idosos são carentes e se residem em condições de vida precária; se necessário, deve-se contatar a equipe de saúde e o serviço social para investigar se é possível assegurar benefícios. Também é necessário orientar a família para que armazene os medicamentos dos idosos de forma clara e simples. Se possível, os medicamentos devem ser separados por potes e identificados por meio de cores (manhã, tarde e noite).
Desnutrição	A desnutrição é fator de risco para o idoso. Nesse caso, deve-se verificar se a pessoa idosa não consegue adquirir alimentos, não consegue prepará-los ou não consegue levá-los a boca. Cada situação deve ser considerada e as soluções incluem apoio comunitário, comunicação ao serviço social ou envolvimento intersetorial por meio das equipes de multiprofissionais.
Violência	A violência contra o idoso deve ser verificada quando as versões do cuidador e do idoso não coincidem (o cuidador conta uma versão e o idoso outra), quando há intimidação na presença do cuidador, quando há traumas repetidos, quando a higiene é precária e há mau uso de medicamentos. Toda delicadeza é necessária na condução do caso, pois os familiares, o idoso e a equipe de saúde continuarão a se encontrar e não deve haver constrangimentos.
Dificuldades no autocuidado, na higiene e na alimentação	Idosos que precisam de ajuda para se alimentar são considerados frágeis; o descuido com a higiene é indício indireto de idoso maltratado. Deve-se comunicar a equipe de saúde e procurar identificar possíveis parceiros na comunidade para auxiliar o idoso.
Vacinas	Deve-se orientar o idoso e/ou seus familiares para que procurem a unidade de saúde para imunizar ou informar a equipe se o idoso estiver acamado.
Sinais de depressão	Sinais de tristeza excessiva, variações frequentes no humor, dificuldade de cuidar de si mesmo e abandono de atividades que antes gostava de realizar podem sugerir quadros depressivos, que aparecem com mais frequência em idosos. Deve-se comunicar a equipe de saúde e sugerir a inserção em grupos operativos e/ou o encaminhamento para o serviço especializado.

Fonte: Elaborado com base em Möllendorff, 2012.

Além disso, os ACSE devem intervir em locais onde existem águas acumuladas que possam ser focos de proliferação do mosquito da dengue, como imóveis desabitados ou lotes vagos com entulho e matagal, madeiras, tijolos encostados por muito tempo etc. Ralos abertos, caixa de esgoto aberta e restos de alimentos também representam riscos diversos, como proliferação de roedores e acidentes com escorpiões e outros animais peçonhentos. Os ACSE ainda podem auxiliar no controle da raiva animal, orientando a família sobre a realização de campanhas de vacinação animal (cão e gato) (Möllendorff, 2012).

Nesse contexto, é importante refletir sobre a relevância do direcionamento da visita domiciliar e de todos os fatores envolvidos, propiciando espaços para discussão e esclarecimento dos ACSE sobre suas atribuições no modelo de atenção à saúde e suas diretrizes. Embora a prestação desse serviço seja uma prática normativa de quase todos os profissionais, é necessário que mecanismos de superação sejam criados no sentido de melhorá-la por intermédio de seus principais atores, de modo a contemplar as especificidades de cada família.

Para que essas ações (Quadro 4.3) sejam bem-sucedidas, é preciso que o profissional se desprenda de estereótipos, analise criticamente suas concepções, seus valores e suas atitudes, buscando a compreensão do outro. Isso significa construir um processo que requer caminhar no ritmo de cada família, respeitando sua diversidade cultural, suas prioridades e, especialmente, a complexa relação entre os aspectos socioeconômicos e os aspectos biológicos que determinam seu cotidiano.

Na sequência, veremos a importância dos ACSE na composição da equipe multiprofissional de educação e atenção em saúde.

4.5 A importância dos agentes comunitários de saúde e endemias nos grupos de educação em saúde

Os ACSE são profissionais que compõem a equipe multiprofissional nos serviços de Atenção Básica e desenvolvem ações de promoção da saúde e prevenção de doenças, tendo como foco as atividades educativas em saúde em domicílios e coletividades. São profissionais que representam a comunidade e realizam a integração dos serviços de saúde da Atenção Básica com a comunidade (Brasil, 2016).

Para Gueterres et al. (2017), a educação em saúde é considerada um meio bastante importante para a ampliação do conhecimento e de práticas relacionadas aos comportamentos saudáveis dos indivíduos. Ela se constitui em um elo de práticas e saberes voltados para a prevenção de doenças e a promoção da saúde propiciado pelos profissionais ACSE, atingindo a vida diária das pessoas e da comunidade.

Dessa forma, os ACSE relacionam-se diretamente com todos os funcionários da equipe de saúde da família e são peça fundamental no processo de trabalho desenvolvido na APS, pois dão início ao processo de educação durante a visita domiciliar de forma individual e familiar. Ademais, a educação em saúde promovida pelos ACSE torna-se essencial para a sensibilização dos usuários, uma vez que possibilita a obtenção de resultados significativos quanto à promoção da saúde e à prevenção de doenças na comunidade onde atua.

Na visita domiciliar e nos grupos de educação em saúde, é possível estabelecer, com os familiares e/ou cuidadores, um suporte mais adequado às necessidades específicas da pessoa idosa, negociando com eles cada aspecto desse cuidado. Assim, os ACSE têm um papel de fundamental importância, pois, muitas vezes, representam o elo entre a família da pessoa idosa e a equipe de saúde. Uma das maneiras mais importantes de ajudar as pessoas é oferecer informação, pois aquelas que a possuem estão mais bem preparadas para controlar a situação em que se encontram (Azevedo; Costa; Lyra, 2013).

Na Figura 4.1, a seguir, destacamos algumas metodologias que podem ser utilizadas com os grupos de usuários e a comunidade em geral.

Figura 4.1 – Metodologias usadas em grupos de saúde

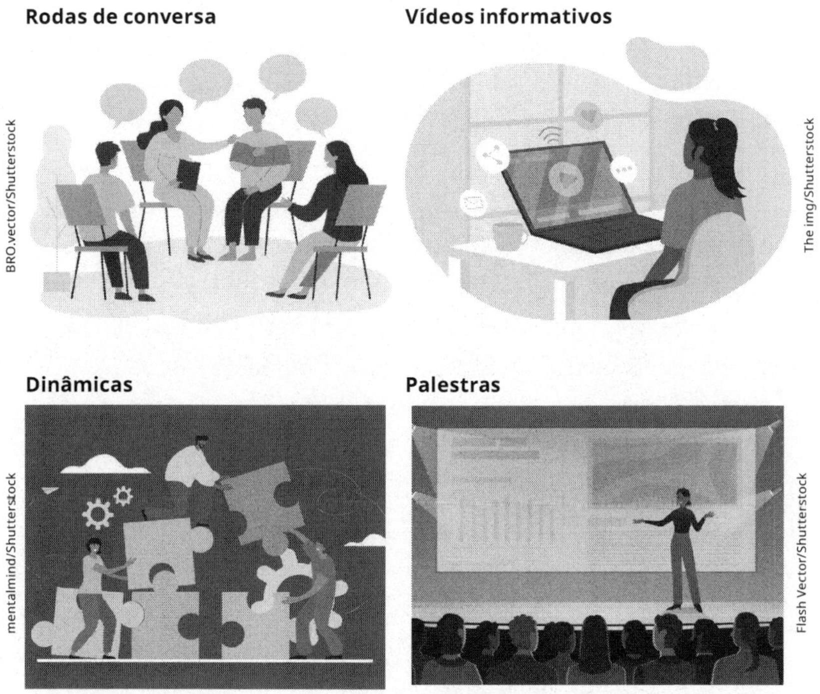

Rodas de conversa

Vídeos informativos

Dinâmicas

Palestras

Fonte: Elaborado com base em Azevedo; Costa; Lyra, 2013.

Na educação em saúde, no contato com grupos de usuários e a comunidade em geral, podem ser utilizadas diversas metodologias, como as apresentadas na Figura 4.1. Além disso, utilizar músicas, paródias e peças teatrais sobre temas ligados à saúde facilita a absorção da informação por meio de uma linguagem acessível a todos os grupos etários. Experiências exitosas em diversas comunidades do país demonstram a eficácia de ações de educação em saúde com atuação dos ACSE na ESF (Azevedo; Costa; Lyra, 2019).

As atividades realizadas em grupo podem ser desenvolvidas nos serviços de saúde e nos diversos espaços sociais existentes na comunidade. Esse trabalho em grupo reforça a ação educativa, estimulando o conhecimento e o cuidado de si mesmo, fortalecendo a autoestima, a autonomia e também os vínculos de solidariedade comunitária e contribuindo para o pleno exercício da cidadania e do poder de decidir o melhor para a própria saúde (Brasil, 2022b).

Para interagir com a comunidade com vistas ao processo educativo, a escuta qualificada deve ser uma ferramenta essencial para que o usuário seja atendido na perspectiva do cuidado como ação integral. Por meio dessa escuta, tornam-se possíveis a construção de vínculos, a produção de relações de acolhimento e o respeito à diversidade e à singularidade no encontro entre quem cuida e quem recebe o cuidado (Bezerra, 2017).

Por fim, o papel dos ACSE nos grupos de educação em saúde contribui diretamente para a implementação e o desenvolvimento de ações de promoção da saúde: na prevenção primária de doenças e agravos, por meio da identificação precoce dos principais fatores de risco; e na prevenção secundária, mediante a identificação precoce de sinais e sintomas, a promoção do acompanhamento oportuno e as ações de autocuidado apoiado que retardem o agravamento das doenças.

Síntese

No decorrer deste capítulo, aprofundamos o conhecimento a respeito da atuação do agente comunitário de saúde (ACS) com a população idosa, pois é sabido que as sociedades estão envelhecendo rapidamente e, assim, políticas públicas voltadas à saúde da pessoa idosa devem ser implementadas. Como vimos, nesse cenário, o Poder Público enfrenta um grande desafio para criar políticas de saúde voltadas ao envelhecimento populacional.

Ao se tratar de políticas públicas, cabe ressaltar a importância de o agente comunitário de saúde (ACS) e do agente de combate às endemias (ACE) conhecê-las, de modo a identificar e atuar na perspectiva dessas políticas. Mostramos que as funções desses profissionais abrangem práticas administrativas cotidianas alicerçadas no rol de suas atribuições, as visitas domiciliares se constituem em instrumentos da prática de cuidado, o que fortalece o papel desses agentes nos grupos de educação em saúde.

Diante dessa realidade, é preciso voltar o olhar para o processo de trabalho do ACS e ACE relacionado às visitas domiciliares, pois nestas eles têm a possibilidade de identificar precocemente as necessidades de saúde da população idosa. Isso ganha relevância pelo fato de o ACS atuar na comunidade onde reside e, desse modo, ao compor a equipe multiprofissional nos serviços de atenção básica, favorece o cuidado para a atenção integral à saúde da pessoa idosa no Sistema Único de Saúde (SUS).

Questões para revisão

1. Qual é a importância das políticas públicas para as pessoas idosas na atualidade?
    a) São essenciais para garantir uma vida digna e de qualidade para essa parcela da população, abrangendo áreas como saúde, assistência social e inclusão social.
    b) São secundárias em relação a outras questões sociais e econômicas, sendo menos prioritárias no contexto político atual.
    c) São desnecessárias, já que a família deve ser a única responsável por cuidar dos idosos.

d) São importantes apenas em países desenvolvidos, onde a expectativa de vida é mais elevada.
e) São ineficazes, pois os recursos destinados a elas são mal geridos e não alcançam os objetivos propostos.

2. Qual é o papel da Política Nacional do Idoso (PNI), da Política Nacional de Saúde da Pessoa Idosa (PNSPI) e do Estatuto do Idoso na efetivação das políticas públicas para pessoas idosas no Brasil?
    a) São instrumentos legais fundamentais no estabelecimento de diretrizes e garantias para a proteção e a promoção dos direitos das pessoas idosas no país.
    b) São documentos obsoletos que não conseguem acompanhar as demandas e os desafios enfrentados pelas pessoas idosas na sociedade contemporânea.
    c) São responsáveis pela discriminação e pela marginalização das pessoas idosas, ao criar uma segregação social baseada na idade.
    d) São exclusivamente responsáveis por fornecer benefícios financeiros aos idosos, negligenciando outras áreas importantes, como saúde e educação.
    e) São importantes apenas para os idosos de baixa renda, não sendo relevantes para aqueles que possuem recursos financeiros.

3. Qual é o perfil esperado do agente comunitário de saúde (ACS) e do agente de combate às endemias (ACE) na atenção à saúde do idoso?
    a) Devem ser treinados exclusivamente em técnicas de aplicação de vacinas, pois essa é a principal medida preventiva para a população idosa.
    b) Devem ter conhecimentos abrangentes sobre os principais problemas de saúde enfrentados pela população idosa, além de habilidades de comunicação para fornecer orientações e educar a comunidade sobre medidas preventivas.

c) Devem limitar suas atividades à realização de visitas domiciliares esporádicas, deixando o acompanhamento regular dos idosos para os profissionais de saúde mais qualificados.

d) Devem concentrar seus esforços apenas na erradicação de doenças endêmicas, deixando de lado a promoção da saúde e o cuidado integral dos idosos.

e) Devem ser selecionados apenas com base em sua experiência anterior em áreas relacionadas à saúde, sem a necessidade de formação específica para lidar com as demandas específicas da população idosa.

4. Segundo o art. 6º da Lei n. 11.350/2006, o agente comunitário de saúde (ACS) deve preencher alguns requisitos para o exercício da atividade. Cite alguns desses requisitos.

5. Qual é o papel da visita domiciliar realizada por agentes comunitários de saúde e endemias (ACSE) na atenção à saúde da pessoa idosa?

Questão para reflexão

1. Nos programas de saúde pública, o agente comunitário de saúde (ACS) e o agente de combate às endemias (ACE) desempenham um papel crucial na promoção da saúde e na prevenção de doenças, especialmente em relação à população idosa. Uma das estratégias frequentemente utilizadas é a realização de grupos de educação em saúde, nos quais são abordados temas relevantes para a promoção do bem-estar e da qualidade de vida dos idosos. Considerando esse contexto, desenvolva uma reflexão sobre a importância do papel do ACS/ACE nos grupos de educação em saúde destinados à população idosa.

Capítulo 5
Processos patológicos relacionados ao envelhecimento

Maria Caroline Waldrigues
Reuber Lima de Sousa

Conteúdos do capítulo:

- Processo saúde-doença: algumas reflexões sobre o processo de envelhecer.
- Alterações patológicas dos sistemas nervoso, cardíaco e respiratório.
- Alterações patológicas dos sistemas renal, endócrino e digestório.
- Alterações patológicas dos sistemas tegumentar, locomotor e hematológico.
- Aspectos contemporâneos na abordagem do envelhecimento pelos profissionais de saúde.

Após o estudo deste capítulo, você será capaz de:

1. refletir sobre a concepção do processo saúde-doença diante do processo de envelhecer;
2. entender que envelhecer é um processo não patológico, natural e progressivo do corpo, de forma a conhecer os problemas de saúde mais prevalentes que atingem as pessoas idosas, como as doenças neurológicas, cardiovasculares e do sistema respiratório;
3. identificar as alterações patológicas dos sistemas renal, endócrino e digestório;
4. reconhecer as alterações patológicas dos sistemas tegumentar, locomotor e hematológico.
5. compreender os aspectos contemporâneos na abordagem do envelhecimento pelos profissionais de saúde, em especial o agente comunitário de saúde (ACS) e o agente de combate às endemias (ACE).

Neste capítulo, abordaremos os processos patológicos relacionados ao envelhecimento, de modo a refletir sobre o processo saúde-doença nessa fase da vida. Dessa forma, veremos que o envelhecer é um processo não patológico tendo em vista as alterações patológicas dos seguintes sistemas: nervoso, cardíaco, respiratório, renal, endócrino, digestório, tegumentar, locomotor e hematológico. Por fim, trataremos dos aspectos contemporâneos do envelhecimento a serem considerados no processos patológicos.

5.1 Processo saúde-doença: reflexões sobre o processo de envelhecer

Compreender o processo de saúde antes de refletir sobre o envelhecimento é um ponto crucial, uma vez que a literatura apresenta uma crítica a respeito da concepção da Organização Mundial da Saúde (OMS), proposta após a Segunda Guerra Mundial, de que "saúde não é apenas ausência de doença", sendo necessário, segundo Neves (2021, p. 79), considerar que a concepção de *saúde* transcende a esfera individual e envolve o bem-estar social; assim, torna-se uma preocupação coletiva, não devendo ser meramente reduzida ao campo biológico.

O conhecimento atualmente consolidado na literatura diz respeito ao que se denomina *modelos explicativos do processo saúde-doença-cuidado*, os quais são orientados por um panorama histórico em que se estabelecem proximidades e disparidades entre eles, além de possíveis entendimentos.

Um modelo de saúde e doença que foi predominante na Antiguidade é chamado de **modelo mágico-religioso ou xamanístico**, o qual tem como base uma estrutura conceitual que descreve a crença na existência de forças sobrenaturais ou entidades espirituais que exercem influência sobre a saúde e a doença, sendo necessário recorrer a práticas rituais, cerimônias ou técnicas xamânicas para facilitar a cura e promover o bem-estar (Cruz, 2009).

Outro modelo conceitual da Antiguidade é o **modelo holístico**, segundo o qual as doenças resultavam do desequilíbrio entre os elementos e humores presentes no organismo humano; consequentemente, os cuidados de saúde eram destinados a restaurar o equilíbrio corporal, incluindo ajustes do corpo em relação ao ambiente físico, como influências astrológicas, clima, exposição a insetos, entre outros (Cruz, 2009).

O **modelo de medicina científica ocidental**, também conhecido como **biomédico**, que predomina na atualidade, concentra-se na explicação da doença e fragmenta o corpo em partes, enfatizando os aspectos biológicos e fisiológicos da doença. Nesse modelo, as doenças são vistas como disfunções ou anormalidades nos órgãos, tecidos e sistemas do corpo humano, geralmente causadas por agentes patogênicos, como bactérias, vírus ou disfunções genéticas (Cruz, 2009).

O **modelo sistêmico** engloba a noção de totalidade e reconhece a contribuição de diversos elementos do ecossistema no processo saúde-doença, contrastando com a visão unidimensional e fragmentada do modelo biomédico. Esse modelo utiliza-se de uma abordagem integrativa, considerando não apenas os aspectos biológicos, mas também os fatores sociais, psicológicos e ambientais que influenciam a saúde e a doença (Cruz, 2009).

Por fim, no **modelo da história natural das doenças**, busca-se acompanhar o processo saúde-doença e as inter-relações entre o agente causador da doença, o hospedeiro da doença e o meio ambiente, bem como o processo de desenvolvimento da doença. Assim, por meio da compreensão dessas relações entre os elementos, propõem-se abordagens para a prevenção e o controle de doenças, direcionando a alocação de recursos e estratégias de cuidados de saúde de acordo com as complexidades identificadas (Cruz, 2009).

Após essa conceituação dos modelos de processo saúde-doença, é possível inferir que se trata de um desenvolvimento "dinâmico, complexo e multidimensional por englobar dimensões biológicas, psicológicas, socioculturais, econômicas, ambientais, políticas, enfim, pode-se identificar uma complexa inter-relação quando se trata de saúde e doença de uma pessoa, de um grupo social ou de sociedades" (Cruz, 2009, p. 28).

Outro destaque também é dado à tríade *saúde-doença-cuidado*, enfatizando-se que "são determinados socialmente, variando conforme os tempos, os lugares e as culturas, o que implica dizer que a organização das ações e serviços de saúde e das redes de apoio social precisa ser planejada e gerida de acordo com as necessidades da população de um dado território" (Cruz, 2009, p. 30).

Para além das temáticas tratadas até aqui, merece atenção o processo saúde-doença sob um olhar voltado para o envelhecer, uma vez que estamos vivenciando o célere **envelhecimento populacional** em nível mundial, com especial destaque para as Américas. Isso se deve a uma combinação de fatores – como os avanços no campo do conhecimentos na área das ciências da saúde, as melhoria das condições de vida, a redução da taxa de fecundidade e natalidade, a diminuição da taxa de mortalidade – que contribuem de forma expressiva para o aumento da taxa de expectativa de vida.

Sob outro ponto de vista, de modo singular, **o envelhecimento humano**, um processo multifacetado e heterogêneo, engloba fisiológicos, psicológicos, sociais e culturais. Desse modo, é alicerçado na construção social, que reconhece a natureza dinâmica e fluida das realidades sociais, destacando como estas são moldadas e transformadas pelas interações humanas e pelas estruturas sociais em que vivemos. Esse processo, portanto, está em constante mudança e é marcado notoriamente pelo fator idade acima de 60 anos, que delimita a passagem da idade adulta para a velhice.

Ao considerar a transição demográfica e epidemiológica relacionada ao processo de envelhecimento, é importante compreender as implicações sociais, de saúde e econômicas, que exigem (re)formulações e ajustamentos nas políticas públicas e nos serviços sociais para atender às necessidades crescentes das pessoas idosas. Isso porque, à medida que uma população envelhece, há o risco aumentado de desenvolvimento de doenças, sendo esta uma questão que precisa ser repensada, uma vez que as necessidades das pessoas idosas são repletas de singularidades envolvendo o processo saúde-doença-cuidado.

Assim, é um desafio na atualidade compreender que **envelhecer não é adoecer** e que **a velhice não é patológica**, de modo que a doença não deve, de forma alguma, ser considerada como condição *sine qua non* (indispensável, essencial), mas como predisposição, ou seja, uma possibilidade de o evento ocorrer.

Nesse sentido, o *Caderno de Atenção Básica – Envelhecimento e saúde da pessoa idosa*, publicação do Ministério da Saúde (Brasil, 2007a), foi arquitetado com base nas referências do Pacto pela Vida de 2006 e das políticas nacionais relacionadas à Atenção Básica, à atenção à saúde da pessoa idosa, à promoção da saúde e à humanização no Sistema Único de Saúde (SUS). Esse documento informa em sua introdução que

> O envelhecimento pode ser compreendido como um **processo natural, de diminuição progressiva da reserva funcional dos indivíduos – senescência** – o que, em condições normais, não costuma provocar qualquer problema. No entanto, em **condições de sobrecarga como, por exemplo, doenças, acidentes e estresse emocional, pode ocasionar uma condição patológica que requeira assistência – senilidade**. (Brasil, 2007a, p. 8, grifo nosso)

No mesmo documento, são sinalizados dois pontos de atenção a serem observados pelos profissionais de saúde:

O primeiro é **considerar que todas as alterações que ocorrem com a pessoa idosa sejam decorrentes de seu envelhecimento natural**, o que pode impedir a detecção precoce e o tratamento de certas doenças e o segundo **é tratar o envelhecimento natural como doença** a partir da realização de exames e tratamentos desnecessários, originários de sinais e sintomas que podem ser facilmente explicados pela senescência. (Brasil, 2007a, p. 8, grifo nosso)

Dessa maneira, é importante re(pensar) a forma como os profissionais que trabalham na assistência à saúde da pessoa idosa têm se comportado, pois é necessário levar em consideração que esse grupo apresenta a particularidade de ser influenciado por múltiplos fatores – físicos, psicológicos, sociais e culturais –, razão pela qual é necessária a atuação interdisciplinar e multidimensional em relação a ele (Ciosak et al., 2011).

Ciosak et al. (2011, p. 1764) reforçam que a "assistência ao idoso deve prezar pela manutenção da qualidade de vida, considerando os processos de perdas próprias do envelhecimento e as possibilidades de prevenção, manutenção e reabilitação do seu estado de saúde".

Para os agentes comunitários de saúde e endemias (ACSE), basear-se nessa premissa é essencial, pois, na visita domiciliar, esses profissionais têm a oportunidade de identificar as vulnerabilidades e necessidades específicas dos idosos em suas comunidades e atuar na promoção da saúde e na prevenção de doenças.

É importante ressaltar que o equilíbrio entre saúde e doença é um constante desafio para os indivíduos, e a atuação dos ACSE é crucial nesse processo. Além disso, esses profissionais podem colaborar na articulação entre os serviços de saúde e a comunidade, facilitando o acesso dos idosos aos cuidados necessários e promovendo ações de educação em saúde.

Na sequência, abordaremos os principais sinais e sintomas das doenças que acometem os sistemas nervoso, cardíaco e respiratório em idosos, bem como os respectivos tratamentos.

5.2 Alterações patológicas dos sistemas nervoso, cardíaco e respiratório

Envelhecer é um processo não patológico, natural e progressivo de nosso corpo. À medida que a idade avança, todas as engrenagens que mantêm nosso organismo funcionando regularmente começam a se deteriorar. Dessa forma, é comum surgirem algumas patologias que, normalmente, estão relacionadas a esse fator fisiológico (Barreto, 2006).

Os problemas de saúde mais prevalentes que atingem as pessoas idosas estão frequentemente associados a doenças neurológicas, cardiovasculares e do sistema respiratório. Esses três sistemas são particularmente vulneráveis ao envelhecimento e às mudanças fisiológicas que ocorrem com o passar dos anos. A seguir, vejamos cada um desses sistemas.

5.2.1 Principais alterações patológicas do sistema nervoso

Quando se analisam dados epidemiológicos referentes aos problemas de saúde que afetam os idosos, nota-se que a maioria deles tem a ver com doenças neurológicas, como Alzheimer, demências, Parkinson e, principalmente, acidente vascular encefálico (AVE), segunda maior causa de morte no mundo, de acordo com os dados do Departamento de Informática do Sistema Único de Saúde (Datasus) do Brasil (Brasil, 2023b).

Alzheimer

A doença de Alzheimer (DA) é um transtorno neurodegenerativo progressivo que se manifesta pela deterioração cognitiva e da memória, pelo comprometimento progressivo das atividades de vida diária e por uma diversidade de sintomas neuropsiquiátricos e variações comportamentais (Brasil, 2024b). De acordo com o Ministério da Saúde,

> A doença instala-se quando o processamento de certas proteínas do sistema nervoso central começa a dar errado. Surgem, então, fragmentos de proteínas mal cortadas, tóxicas, dentro dos neurônios e nos espaços que existem entre eles. Como consequência dessa toxicidade, ocorre perda progressiva de neurônios em certas regiões do cérebro, como o hipocampo, que controla a memória, e o córtex cerebral, essencial para a linguagem e o raciocínio, memória, reconhecimento de estímulos sensoriais e pensamento abstrato. (Brasil, 2024b)

A origem do nome da doença refere-se ao médico psiquiatra que primeiro a descreveu, em 1906: Alois Alzheimer. Esse médico estudou e publicou o caso de uma paciente que sempre foi uma mulher saudável, mas, aos 51 anos, desenvolveu um quadro de perda de memória progressiva, confusão mental e distúrbio de linguagem, não sendo mais capaz de cuidar de si mesma. Quando a paciente faleceu, aos 55 anos de idade, o Dr. Alzheimer examinou seu cérebro e descreveu todas as alterações que hoje caracterizam a doença (Abraz, 2024).

Estima-se que existam mundialmente cerca de 35,6 milhões de pessoas com a DA. Dados brasileiros indicam uma média de 1,2 milhão de casos, a maior parte deles ainda sem o devido diagnóstico. A causa ainda é desconhecida, mas acredita-se que seja geneticamente determinada. A DA é a forma mais comum de demência neurodegenerativa em pessoas de idade, sendo responsável por mais da metade dos casos de demência nessa população (Abraz, 2024).

Pesquisas científicas recentes mostram que "essas alterações cerebrais já estariam instaladas antes do surgimento de sintomas demenciais" (Abraz, 2024). Assim, quando surgem as manifestações clínicas que possibilitam o diagnóstico, isso significa que a fase demencial da doença se iniciou (Abraz, 2024).

No entanto, as perdas de neurônios não ocorrem de forma homogênea, sendo que as áreas em que se encontram as células nervosas (neurônios) – "responsáveis pela memória e pelas funções executivas que envolvem planejamento e execução de funções mais complexas" – são as mais frequentemente atingidas, mas, posteriormente, a doença se estende para outras regiões, aumentando as perdas relacionadas a ela (Abraz, 2024).

No Brasil, vários centros de referência do SUS ofertam tratamento multidisciplinar integral e gratuito para pessoas com Alzheimer, bem como disponibilizam medicamentos que ajudam a protelar a progressão dos sintomas da doença. As intervenções dedicadas às pessoas com DA devem acontecer em período integral. Dessa forma, cuidadores, enfermeiros, outros profissionais e familiares, mesmo fora do ambiente dos centros de referência, hospitais e clínicas, podem se encarregar de orientações relativas à alimentação, ao ambiente e a outros aspectos que podem promover a qualidade de vida dos pacientes (Brasil, 2024b).

Segundo o Ministério da Saúde (Brasil, 2024b), a doença costuma progredir para vários estágios de forma lenta e inexorável, ou seja, nada se pode fazer para frear a progressão da doença. A partir do estabelecimento do diagnóstico, a sobrevida média das pessoas com DA varia entre 8 e 10 anos. O quadro clínico pode ser dividido em quatro estágios, conforme indicado na Figura 5.1, a seguir.

Figura 5.1 – Estágios da doença de Alzheimer

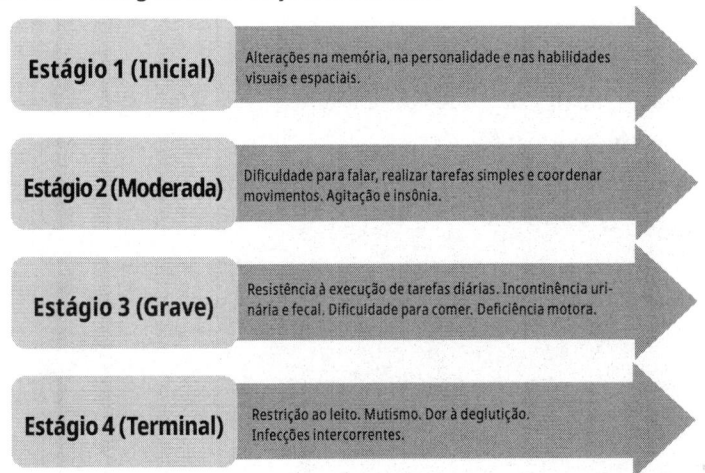

Estágio 1 (Inicial): Alterações na memória, na personalidade e nas habilidades visuais e espaciais.

Estágio 2 (Moderada): Dificuldade para falar, realizar tarefas simples e coordenar movimentos. Agitação e insônia.

Estágio 3 (Grave): Resistência à execução de tarefas diárias. Incontinência urinária e fecal. Dificuldade para comer. Deficiência motora.

Estágio 4 (Terminal): Restrição ao leito. Mutismo. Dor à deglutição. Infecções intercorrentes.

Fonte: Elaborado com base em Brasil, 2024b.

É importante ressaltar que, nos casos mais graves do Alzheimer, a perda da capacidade de realização das atividades de vida diária também surge, resultando em completa dependência do indivíduo. Além disso, a doença pode vir acompanhada de depressão, ansiedade e apatia.

Sintomas do Alzheimer

A perda de memória recente é o primeiro sintoma, e o mais característico, do mal de Alzheimer. Conforme a doença vai evoluindo, aparecem os sintoma mais graves, como perda de memória remota – os fatos mais antigos vão sendo esquecidos –, irritabilidade, falhas na linguagem, incapacidade de orientação no espaço e no tempo (Brasil, 2024b). De acordo com o Ministério da Saúde, os principais sinais e sintomas do Alzheimer são:

- Falta de memória para acontecimentos recentes;
- Repetição da mesma pergunta várias vezes;

- Dificuldade para acompanhar conversações ou pensamentos complexos;
- Incapacidade de elaborar estratégias para resolver problemas;
- Dificuldade para dirigir automóvel e encontrar caminhos conhecidos;
- Dificuldade para encontrar palavras que exprimam ideias ou sentimentos pessoais;
- Irritabilidade, suspeição injustificada, agressividade, passividade, interpretações erradas de estímulos visuais ou auditivos, tendência ao isolamento. (Brasil, 2024b)

Fatores de risco do Alzheimer

A Atenção Básica, segundo o Ministério da Saúde (Brasil, 2024b), é a porta de entrada para o SUS, uma vez que é responsável por identificar fatores de risco e também a doença em seu estágio inicial, encaminhando rápida e adequadamente o paciente para o atendimento especializado, o que lhe confere um caráter essencial para se obter um melhor resultado terapêutico e prognóstico dos casos (Brasil, 2024b). Alguns fatores de risco para a DA são:

- **A idade e a história familiar**: a demência é mais provável se a pessoa tem algum familiar que já sofreu do problema;
- **Baixo nível de escolaridade**: pessoas com maior nível de escolaridade geralmente executam atividades intelectuais mais complexas, que oferecem uma maior quantidade de estímulos cerebrais. (Brasil, 2024b, grifo do original)

Há, contudo, possibilidades de contornar lesões cerebrais. Por exemplo, quanto mais a pessoa estimular o cérebro, maior será o número de conexões criadas entre os neurônios; isso aumenta a chance de contornar lesões cerebrais e, assim, é necessária uma perda maior de neurônios para que os sintomas de demência tenham início. Por isso, uma maneira de retardar o processo da doença é a estimulação cognitiva constante e diversificada ao longo da vida (Brasil, 2024b).

Prevenção do Alzheimer

De acordo com o Ministério da Saúde (2024b), embora ainda não haja uma forma de prevenção específica para a DA, especialistas na área "acreditam que manter a cabeça ativa e uma boa vida social, regada a bons hábitos e estilos, pode retardar ou até mesmo inibir a manifestação da doença". Nesse sentido, a DA e outras doenças crônicas, como diabetes, câncer e hipertensão, podem ser prevenidas por meio dos seguintes comportamentos:

- Estudar, ler, pensar, manter a mente sempre ativa;
- Fazer exercícios de aritmética;
- Jogos inteligentes;
- Atividades em grupo;
- Não fumar;
- Não consumir bebida alcoólica;
- Ter alimentação saudável e regrada;
- Fazer prática de atividades físicas regulares. (Brasil, 2024b)

O diagnóstico da DA, conforme o Ministério da Saúde (Brasil, 2024b), é por exclusão. Inicialmente, deve-se investigar sintomas de depressão e realizar exames de laboratório para verificar a função da tireoide e os níveis de vitamina B12 no sangue. O tratamento da DA pode ser realizado por médico psiquiatra geriatra e também por neurologista especializado no tratamento da DA (Brasil, 2024b).

Quanto aos problemas de memória, o diagnóstico da DA é baseado na identificação das modificações cognitivas específicas. Para isso, são realizados minuciosos exames físicos e neurológicos, além de avaliação do estado mental, a fim de "identificar os déficits de memória, de linguagem, além de visoespaciais" (Brasil, 2024b).

Ressaltamos que, para reduzir os sintomas, estabilizar ou até mesmo retardar a progressão da DA, são essenciais o diagnóstico precoce e o tratamento adequado e no devido tempo (Brasil, 2024b).

Tratamento para o Alzheimer

No caso da DA, o tratamento é medicamentoso, sendo que as pessoas afetadas têm à disposição medicamentos, prescritos por profissionais médicos, que minimizam os distúrbios da doença. Por meio desses medicamentos, o comprometimento cognitivo e o comportamento do paciente se estabilizam, bem como a realização das atividades cotidianas, ou seja, é possível modificar as manifestações da doença com efeitos adversos mínimos (Brasil, 2024b).

O Ministério da Saúde disponibiliza nas unidades de saúde de todo o país a rivastigmina, uma medicamento adesivo transdérmico para o tratamento de demência relacionada à DA – tratamento definido no Protocolo Clínico e Diretrizes Terapêuticas (PCDT) da DA, que também define o uso de outros medicamentos, quais sejam: donepezila, galantamina e memantina.

O acesso a esses medicamentos ocorre por meio do Componente Especializado da Assistência Farmacêutica (Ceaf), do Ministério da Saúde, que é uma estratégia de acesso a medicamentos no âmbito do SUS, caracterizado pela busca da garantia da integralidade do tratamento medicamentoso, em nível ambulatorial, cujas linhas de cuidado estão definidas em PCDTs publicados pelo Ministério da Saúde.

Doença de Parkinson

Conforme o Ministério da Saúde, a doença de Parkinson (DP) é uma patologia neurológica progressiva, caracterizada pela degeneração de algumas células específicas do cérebro. É a segunda doença neurodegenerativa que mais acomete os idosos (Brasil, 2024a).

Sinais e sintomas do Parkinson

No Brasil, estima-se que mais de 200 mil pessoas convivam com a DP, e, com o envelhecimento da população, o número de casos continua crescendo (Brasil, 2024a). Reconhecer os sintomas é fundamental para buscar alternativas de tratamento que possam melhorar a qualidade de vida dos pacientes. O primeiro sintoma mais comum é o tremor, mas é importante estar atento à bradicinesia, que se caracteriza pela lentidão dos movimentos e é o principal indicador da doença, resultado da redução da produção de dopamina no organismo (Garcia, 2018).

Além da lentidão dos movimentos e dos tremores, existem outros sintomas, que incluem (Portal de Cuidado de Idosos, 2022):

- rigidez articular;
- alterações motoras em um lado do corpo;
- instabilidade postural;
- passadas curtas e lentas;
- dificuldade em controlar a saliva;
- diminuição da frequência de piscar;
- dores musculares;
- dificuldade em realizar movimentos precisos, como escrever.

Além desses sintomas físicos, existem outros classificados como não motores que também podem ser indícios de que o paciente está desenvolvendo a DP. A disfunção erétil e urinária, a constipação intestinal (CI), as alterações cognitivas, a ansiedade e/ou depressão, a perda de peso sem motivo e as alterações de humor são alguns desses sintomas não motores (Portal de Cuidado de Idosos, 2022).

Tratamento do Parkinson

Embora a DP seja uma doença crônica e não tenha cura, é possível garantir qualidade de vida ao paciente e reduzir a piora dos sinais e sintomas por meio do tratamento, que é de máxima importância para que isso ocorra (Portal de Cuidado de Idosos, 2022).

Nesse sentido, logo após o diagnóstico positivo, o paciente deve fazer uso permanente da medicação. Essa medicação consiste, geralmente, em drogas neuroprotetoras, que ajudam e evitar a redução da dopamina no organismo. A realização de cirurgias para a redução dos sintomas da DP, como a rigidez muscular e os tremores, é indicada em certos casos, conforme o quadro clínico do paciente (Portal de Cuidado de Idosos, 2022).

A fisioterapia também é indicada como tratamento complementar, uma vez que ajuda a melhorar a mobilidade, assim como a fonoaudiologia, que auxilia nos problemas com a fala (Portal de Cuidado de Idosos, 2022).

Demências

A demência é uma condição cujo motivo ainda não é completamente compreendido, marcada pela rápida morte de numerosas células cerebrais. Indivíduos com demência frequentemente enfrentam dificuldades em realizar tarefas cotidianas e sofrem com perda de memória, confusão, comportamentos incomuns e alterações na personalidade. Embora não haja cura para essa doença, existem tratamentos que podem atenuar os sinais e sintomas associados a ela.

A pessoa com demência pode apresentar os seguintes sinais e sintomas:

- A memória começa a falhar. O paciente se lembra perfeitamente de fatos ocorridos há muitos anos, mas esquece o que acabou de acontecer.
- Desorientação, que se reflete na dificuldade de se situar quanto à hora, dia e local e também na possibilidade de se perder em lugares conhecidos.

- Dificuldade em falar ou lembrar os nomes das coisas. Assim, o paciente passa a descrever os objetos pela sua função, pois não consegue dizer o nome específico destes.
- Dificuldade em registrar fatos novos na memória, repetindo várias vezes as mesmas coisas.
- Alterações de humor e de comportamento, apresentando sintomas como choro, ansiedade, depressão, irritação, agressividade, desinibição sexual e repetição de movimentos, como abrir e fechar gavetas e portas várias vezes.
- Dificuldade de compreender o que dizem, de realizar tarefas domésticas e de fazer sua higiene pessoal.
- Comportamento inadequado, desconsiderando regras sociais básicas, como sair vestido de pijama ou sem roupa etc.
- Acusações a pessoas próximas, como esconder ou perder coisas e depois dizer que alguém as roubou.
- Alucinações constantes, como ver imagens, ouvir vozes e ruídos que não existem.

Conforme a doença avança, os sinais e sintomas se intensificam e podem se tornar incapacitantes. Se um cuidador notar indícios de demência na pessoa que assiste, é fundamental discutir essas observações com a equipe de saúde. O diagnóstico médico é crucial para o tratamento, visto que a demência pode ter manifestações semelhantes a outras condições.

Acidente vascular encefálico

O acidente vascular encefálico (AVE), conhecido popularmente como *derrame*, é uma das principais causas de morte entre as doenças clínicas, com grande prevalência nos indivíduos idosos. O AVE tem sido foco de inúmeros estudos, e muitos avanços têm sido realizados em relação à sua prevenção e controle. Entretanto, continua sendo uma condição incapacitante, cujas consequências afetam tanto o indivíduo acometido e seus familiares quanto a sociedade em geral (Mamed et al., 2019).

Suas causas estão relacionadas, por exemplo, a problemas na circulação cerebral, muitas vezes deixando o idoso com metade do corpo paralisado, sem falar, sem conseguir engolir etc. Com isso, o idoso torna-se dependente de uma hora para outra e sua vida muda rapidamente, tornando difícil sua adaptação. Além de todas as consequências do AVE, o idoso pode se tornar depressivo, por não conseguir aceitar essa nova realidade, passando a se comportar de forma agressiva (Mamed et al., 2019).

Causas do AVE

O AVE é causado por uma interrupção do suprimento sanguíneo ao cérebro, geralmente por um rompimento ou bloqueio de um vaso sanguíneo, o que leva à falta de oxigênio e nutrientes, causando danos ao tecido cerebral. Do ponto de vista anatomofisiopatológico, o AVE pode ser classificado em: acidente vascular hemorrágico (AVEh) e acidente vascular isquêmico (AVEi). Além destes, há o ataque isquêmico transitório (AIT), cujos sintomas são iguais aos do AVE, mas de modo temporário e reversível (Mamed et al., 2019).

O AVEi é o mais comum e caracteriza-se pela falta de irrigação sanguínea em determinada área do cérebro, decorrente da obstrução de uma artéria, por exemplo. Já o AVEh tem como causa a interrupção do suprimento sanguíneo ao cérebro, geralmente por um rompimento ou bloqueio de um vaso sanguíneo, o que leva à falta de oxigênio e nutrientes, causando danos ao tecido cerebral. Por fim, o AIT consiste na interrupção temporária do fluxo sanguíneo, causando sinais e sintomas iguais aos do AVE, porém reversíveis (Mamed et al., 2019).

Sinais e sintomas do AVE

Clinicamente, podem surgir variadas deficiências, afetando as funções motoras, sensitivas, mentais, perceptivas e da linguagem. O termo *hemiplegia* é empregado frequentemente de forma genérica, referindo-se a uma grande variedade de problemas resultantes do AVE.

Os sintomas mais comuns de um AVE são:

- Fraqueza ou formigamento na face, braço ou perna, especialmente em um lado do corpo
- Desvio da rima labial, com a boca torta ao falar
- Confusão mental, alteração da fala ou fala enrolada
- Alteração da visão, com embaçamento ou visão dupla, em um ou ambos os olhos
- Alteração do equilíbrio súbita, da coordenação, tontura ou desequilíbrio para andar
- Dor de cabeça muito forte, súbita, sem história de dor anterior (Miranda, 2024a)

A Sociedade Brasileira de AVC – SBAVC (Miranda, 2024a) recomenda que, caso uma pessoa se depare com algum indivíduo que apresente esses sintomas, procure com urgência por atendimento emergencial. Também é importante se lembrar sempre de anotar o horário exato do começo dos sintomas, informação que será útil para aplicar os tratamentos.

Figura 5.2 – Identificação de sinais de AVC

COMO IDENTIFICAR SINAIS DE AVC

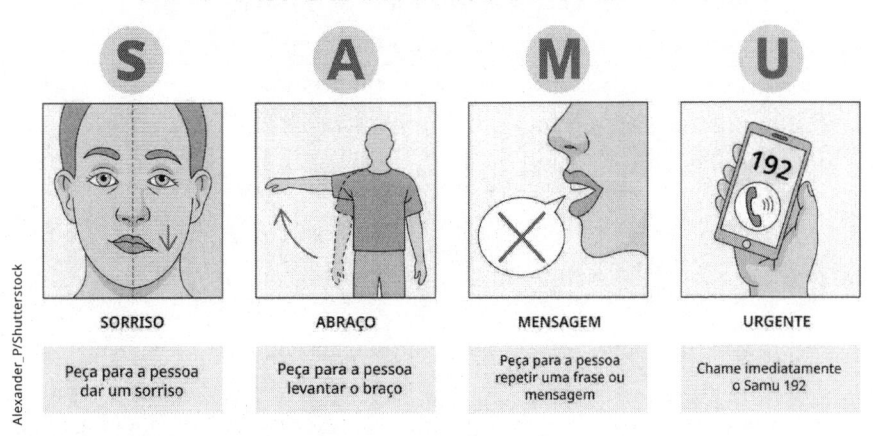

S — SORRISO — Peça para a pessoa dar um sorriso
A — ABRAÇO — Peça para a pessoa levantar o braço
M — MENSAGEM — Peça para a pessoa repetir uma frase ou mensagem
U — URGENTE — Chame imediatamente o Samu 192

Fonte: Miranda, 2024a.

O AVE pode ser prevenido com sucesso no que se refere a fatores de **riscos modificáveis**, como (Miranda, 2024b):

- hipertensão arterial sistêmica;
- tabagismo;
- doenças cardíacas;
- diabetes;
- dislipidemia;
- ataques isquêmicos transitórios;
- sedentarismo;
- estenose carotídea assintomática;
- etilismo.

Os fatores de **riscos não modificáveis** do AVE são (Miranda, 2024b):

- **Idade**: pessoas acima de 55 anos são as mais acometidas.
- **Sexo**: acomete mais os homens.
- **Hereditariedade**: pode estar ligada a uma tendência genética ao AVE propriamente dito ou pode haver predisposição genética a diferentes fatores de risco envolvidos nessa doença.
- **Etnia**: há uma incidência maior em afrodescendentes, seguidos pelos hispânicos e brancos. Pode estar relacionada com a hipertensão arterial, que também tem maior incidência em afrodescendentes.

Tratamento do AVE

O tratamento do AVEi utilizado há vários anos em todo o mundo pode ser realizado com medicamento trombolítico, que tem a capacidade de dissolver o coágulo sanguíneo que está obstruindo a artéria cerebral. Já no caso de AVEh, é necessária a admissão precoce em uma unidade com capacidade de monitoração neurológica para o adequado controle da pressão arterial e de alterações em exame neurológico. Em alguns casos, é importante que seja realizada uma neurocirurgia; portanto, o hospital que trata o paciente com AVE deve contar com a avaliação rápida de um neurocirurgião (Hospital Israelita Albert Einstein, 2024).

5.2.2 Principais alterações patológicas do sistema cardíaco

O sistema cardiovascular humano compreende órgãos e fluidos, responsáveis pelo transporte de nutrientes por todo o corpo. Os órgãos desse sistema podem ser divididos entre vasos sanguíneos e artérias, que promovem a oxigenação dos tecidos e órgãos. O coração serve como bomba de impulsão do sangue, o qual se caracteriza como o líquido que transporta nutrientes e oxigênio (Moore; Dalley; Agur, 2011).

O coração, porção primordial do sistema cardiovascular, funciona como duas bombas musculares que atuam em série, dividindo o sistema em duas circulações. A primeira circulação, ou pulmonar, que se inicia na porção direita do coração, manda o sangue que chega do corpo, pobre em oxigênio, para os pulmões, onde ele é oxigenado. Na circulação sistêmica, o sangue retorna para o coração, mais especificamente para a metade esquerda, e é bombeado para o restante do corpo, onde o oxigênio será trocado por dióxido de carbono (Moore; Dalley; Agur, 2011).

Os vasos sanguíneos são divididos em artérias, veias e capilares. Basicamente, as artérias são as primeiras a terem contato com o sangue sob alta pressão vindo do coração. Esse sangue é levado das artérias até as pequenas artérias (arteríolas) e destas para a rede de capilares, mais finos, que vão fazer a distribuição final do sangue pelo corpo. Por fim, as veias são encarregadas de levar o sangue rico em dióxido de carbono de volta para o coração (Moore; Dalley; Agur, 2011).

Os idosos são mais vulneráveis a doenças degenerativas de começo insidioso (inicia-se devagar, apresentando sintomas apenas após a evolução), como as doenças cardiovasculares, que são a maior causa de morbidade e mortalidade nessa fase. A doença coronariana, tanto em homens quanto em mulheres, causa de 70% a 80% das mortes. Já a insuficiência cardíaca congestiva é a mais comum no caso de internação hospitalar e mortalidade nos idosos. As seis doenças cardíacas mais comuns no idoso são, respectivamente: insuficiência cardíaca congestiva, doença coronariana, cardiomiopatia hipertrófica, doença valvar, arritmias supraventriculares e ventriculares e hipertensão arterial sistêmica (Zaslavsky; Gus, 2002). Vejamos cada uma dessas patologias na sequência.

Insuficiência cardíaca congestiva

A insuficiência cardíaca congestiva é caracterizada pela falha cardíaca de levar o sangue adequadamente para todo o corpo, resultando em alteração metabólica (Silva, W. T. et al., 2020). Sabe-se que a idade é fator predisponente para o aparecimento da insuficiência cardíaca. Alguns fatores fisiopatológicos dessa doença em idosos incluem menor grau de disfunção sistólica, menor dilatação ventricular e maior grau de disfunção diastólica. O grau de disfunção diastólica pode ser associado às reinternações do idoso (Barreto; Wajngarten, 1998).

Doença coronariana

Outra doença prevalente nos idosos é a doença arterial coronariana (DAC), a qual resulta da obstrução (por placas de gordura, aterosclerose) das artérias coronárias, que são as que nutrem e irrigam o músculo cardíaco. Isso ocasiona deficiência na circulação coronária, levando à isquemia. Alguns fatores de risco para a DAC, segundo estudo de Silva, Caritá e Morais (2010), estão ligados ao surgimento da aterosclerose. Alguns desses fatores são modificáveis, como tabagismo, hipertensão, diabetes, sedentarismo, obesidade, uso de anticoncepcionais, estresse e dislipidemia, enquanto os não modificáveis estão relacionados a etnia, sexo, idade, histórico familiar da doença e menopausa.

Cardiomiopatia hipertrófica

A cardiomiopatia hipertrófica é uma das doenças cardíacas mais recorrentes e tem origem genética. Consiste na hipertrofia (aumento do volume das células musculares) ventricular esquerda, o que pode levar à morte cardíaca súbita e à insuficiência cardíaca refratária (Bazan et al., 2020).

Doença valvar

A doença valvar, que abrange vários tipos, ocorre quando há deterioração das valvas do coração e estas perdem mobilidade, causando resistência à passagem de sangue, ou quando se tornam insuficientes, ocasionando um refluxo de sangue. As alterações das valvas se acentuam com a idade e incluem espessamento, esclerose discreta e fibrose, o que leva à incidência patológica das doenças valvares (Martins Júnior, 2016).

Arritmias supraventriculares e ventriculares

A arritmia cardíaca é caracterizada por ritmo cardíaco anormal vindo das câmaras ventriculares ou supraventriculares, derivado de alterações nos sinais elétricos que ocorrem com o avanço da idade, da diminuição da força da célula muscular cardíaca e do aumento da resistência dos vasos, sendo mais prevalente no envelhecimento. Essa patologia pode ser agravada pelo colesterol alto e pela diabetes (Lima, 2021).

Hipertensão arterial sistêmica

Outra patologia prevalente na população idosa é a hipertensão arterial sistêmica, considerada a principal causadora de doenças cardiovasculares e morte prematura (Julião; Souza; Guimarães, 2021). Alterações do sistema cardiovascular senescente, como aumento da massa do ventrículo esquerdo, aumento progressivo da pressão sistólica e remodelamento da parede das artérias elásticas, contribuem para a hipertensão (pressão alta). Outros fatores que influenciam a maior prevalência da hipertensão arterial sistêmica são sexo (mulheres idosas têm pressão alta com mais frequência), histórico familiar, obesidade e tabagismo (Ribeiro et al., 2020).

5.2.3 Principais alterações patológicas do sistema respiratório

O sistema respiratório, em virtude do processo de envelhecimento, apresenta alterações anatômicas e funcionais, que variam de amplitude. Essas modificações são características do processo normal e natural do envelhecimento (Freitas; Miranda, 2022).

As alterações fisiológicas respiratórias na pessoa idosa podem ser ocasionadas pelas combinações anatômicas e pela reorientação das fibras elásticas do pulmão, resultando em diminuição da elasticidade pulmonar, difusão de oxigênio e fluxos expiratórios, além do fato de os bronquíolos se tornarem menos resistentes, facilitando o colapso expiratório (Ruivo et al., 2009).

Comumente, com o processo de envelhecimento, ocorre o enrijecimento articular do gradil costal associado à parede torácica, o que pode ser atribuído ao processo de osteoporose e osteoartrose senil, à calcificação das cartilagens costais, à redução do espaço intervertebral e à alteração da complacência pulmonar. Salicio (2015) indica que ocorre perda de força muscular, prejudicando grupos musculares que auxiliam a respiração e, consequentemente, diminuindo o fluxo expiratório e a pressão arterial de oxigênio na função pulmonar (Santos; Bianchi, 2015; Ruivo et al., 2009).

Essas alterações acarretam para o idoso "susceptibilidade maior a infecções respiratórias", causando "o aumento do uso de músculos acessórios, aumento da energia dispendida [sic] na respiração, diminuição das trocas gasosas e do reflexo da tosse" (Fontana Júnior; Santos; Soares, 2014).

Há, ainda, fatores que podem agravar o processo de envelhecimento, como o tabagismo, a exposição crônica à poluição ambiental e a agentes deletérios, infecções pulmonares repetidas, casos anteriores de doenças pulmonares, diferenças socioeconômicas, constitucionais e raciais, uma vez que são capazes de causar alterações no sistema respiratório.

Não é fácil, porém, diferenciar essas alterações das mudanças naturais do processo de envelhecimento (Gomieiro, 2008), visto que o desempenho do sistema respiratório do idoso diminui progressivamente em razão de alterações estruturais e funcionais próprias da idade (Pinheiro et al., 2014).

Resfriado

O resfriado é uma síndrome viral das vias aéreas superiores, geralmente de caráter benigno e com sintomas autolimitados. É caracterizado por sintomas como espirros, congestão nasal, edema e hiperemia da mucosa nasal, calafrios, mialgia, entre outros. Depois de um período de 2 a 3 dias de incubação, sua duração é, em média, de 5 a 7 dias (Almeida Júnior; Teixeira, 2018).

Gripe

A gripe é uma patologia aguda que causa febre e apresenta manifestações respiratórias e sistêmicas. É causada pelo vírus influenza, e seu início é abrupto, ocasionando mal-estar, cefaleia, febre alta, maior que 39 °C, causando ou não calafrios, tosse sem expectoração, congestão nasal, lacrimejamento, entre outros sintomas. Ainda que se apresente de forma leve, todo paciente com síndrome gripal deve ser orientado a ficar atento à evolução do quadro. As complicações mais comuns são pneumonia, encefalite, meningite, entre outras patologias (Almeida Júnior; Teixeira, 2018).

Bronquite

A bronquite deriva de inflamação da mucosa brônquica, geralmente acompanhando outras infecções respiratórias. Seu sintoma mais expressivo é a tosse, associada sempre a outros sintomas torácicos, como expectoração, chiado ou desconforto no peito (Almeida Júnior; Teixeira, 2018).

Pneumonia

A pneumonia caracteriza-se por ser uma doença inflamatória aguda e de causa infecciosa, afetando "os bronquíolos, os brônquios e, ocasionalmente a pleura, podendo ter etiologia viral, bacteriana ou fúngica" (Almeida Júnior; Teixeira, 2018, p. 162). Essa patologia é a primeira causa de hospitalização e morte por doença respiratória no Brasil, e sua incidência em idosos é de 15% a 35%. Geralmente, sua principal causa é a bacteriana. Os sinais e sintomas da pneumonia não têm relação com o patógeno, uma vez que o que define o quadro são a resposta inflamatória e o estado imunológico do hospedeiro (Almeida Júnior; Teixeira, 2018).

As manifestações clínicas em idosos se apresentam pouco específicas, pois geralmente não há quadro de febre nem sintomas respiratórios. Os sintomas apresentados se constituem em aspectos mais gerais, como "confusão, mal-estar, prostração, desmaio ou piora de doenças subjacentes como insuficiência cardíaca ou renal" (Almeida Júnior; Teixeira, 2018, p. 163). O tratamento consiste na administração de antimicrobianos, aliada a medidas como repouso, hidratação, interrupção do tabagismo e, para monitoramento da dor, utilização de analgésicos/anti-inflamatórios não esteroides. A prevenção desse tipo de patologia é feita por meio das vacinas anti-influenza e antipneumocócica, bem como pela interrupção do tabagismo, principalmente para os reincidentes na doença (Almeida Júnior; Teixeira, 2018).

Doença pulmonar obstrutiva crônica

A doença pulmonar obstrutiva crônica (DPOC) é determinada pela obstrução crônica do fluxo aéreo. Normalmente, é gradativa e não completamente reversível, em virtude de uma anormalidade da via aérea e/ou alveolar (Strey; Teixeira, 2018), manifestando-se por meio de sintomas como dispneia, tosse e expectoração (Souza Neto et al., 2019; Strey; Teixeira, 2018).

O principal fator de risco para DPOC é o tabagismo. Conforme Strey e Teixeira (2018, p. 187), "Há uma relação direta entre a carga tabágica do indivíduo e a redução da função pulmonar verificada nos doentes, o que reforça o aumento de prevalência com o envelhecimento". Além disso, a exposição ocupacional, em razão do contato entre o trabalhador e o patógeno, e a poluição geral do ambiente também estão diretamente associadas a casos de DPOC (Souza Neto et al., 2019).

A DPOC deve ser caracterizada como uma doença complexa, heterogênea e multifatorial, pois, embora seja definida como doença respiratória, suas complicações são diversas, incluindo a insuficiência e a falência respiratórias, que são consideradas as principais complicações, além de pneumonia, atelectasia e pneumotórax (Strey; Teixeira, 2018; Souza Neto et al., 2019).

A bronquite crônica é uma das formas da DPOC, caracterizando-se "pela presença de tosse e produção de escarro por pelo menos 3 meses, a cada 2 anos consequentes" (Souza Neto et al., 2019, p. 5). Outros fatores, como a exposição frequente à fumaça de cigarro ou a agentes ambientais, também levam ao "aumento na quantidade de glândulas que secretam muco e na quantidade de células caliciformes", o que, por sua vez, eleva a produção de secreção (Souza Neto et al., 2019, p. 5).

Outro tipo de DPOC é o enfisema. Nessa patologia, há alteração na troca de oxigênio (O_2) e de dióxido de carbono (CO_2), o que causa um "dano irreversível nas paredes dos alvéolos, além de afetar os bronquíolos terminais", e isso faz com que diminua gradualmente a área da superfície alveolar próxima aos capilares dos pulmões (Souza Neto et al., 2019, p. 5).

Entre os sinais e sintomas da DPOC estão a redução do peso, o tórax em barril, causado pela hiperinsuflação crônica, e a utilização perceptível dos músculos acessórios durante a inspiração. A DPOC é atestada por meio de exames clínicos e do teste de função pulmonar (Souza Neto et al., 2019).

Por meio da DPOC, várias alterações fisiológicas associadas ao envelhecimento são identificadas, como "oclusão das vias respiratórias, característico da bronquite, e perda intensa da capacidade de retração pulmonar, comum no enfisema" (Souza Neto et al., 2019, p. 5). Ainda, em razão das alterações na relação ventilação-perfusão, recomendam-se, para pessoas a partir dos 65 anos que apresentam algum tipo de DPOC, vacinas como a pneumocócica e a vacina anual contra influenza (Souza Neto et al., 2019).

Na sequência, abordaremos os principais sinais e sintomas das doenças que acometem os sistemas renal, endócrino e digestório nas pessoas idosas, bem como os respectivos tratamentos.

5.3 Alterações patológicas dos sistemas renal, endócrino e digestório

O sistema urinário é constituído de dois rins, dois ureteres, uma bexiga urinária e uma uretra. Esse sistema é responsável pela produção, pelo transporte e pela eliminação da urina (Riella, 2018; Hall; Hall, 2021). Também ajuda a manter a homeostase do corpo humano por meio da produção de urina, na qual diversos resíduos do metabolismo, além de água, eletrólitos e não eletrólitos em excesso no meio interno, são eliminados.

Entre as principais funções do sistema urinário estão: controle do volume e da composição do sangue; auxílio na manutenção da pressão e do pH do sangue; armazenamento e eliminação da urina; e transporte da urina dos rins até a bexiga (Smeltzer; Bare, 2019; Riella, 2018).

Os rins são os principais órgãos do sistema urinário e têm por função eliminar as toxinas resultantes do metabolismo corporal, atuar como órgãos produtores de hormônios e manter a constante homeostasia hídrica do organismo (Hall; Hall, 2021). Esses órgãos são afetados pelo processo de envelhecimento, em razão das alterações anatômicas e funcionais progressivas, ocasionando alterações funcionais, corporais e comportamentais na pessoa idosa que podem evoluir para condições crônicas nesses órgãos (Maciel, 2022).

O sistema endócrino é responsável por realizar funções importantes para o equilíbrio do organismo. Esse sistema é caracterizado como uma rede integrada de múltiplos órgãos, os quais liberam hormônios, substâncias que exercem seus efeitos em células específicas, próximas ou distantes. Essa rede endócrina de órgãos e mediadores não atua de maneira isolada, uma vez que está estreitamente integrada com o sistema nervoso central e periférico, bem como com o sistema imune, razão pela qual são utilizados termos neuroendócrinos para fazer referência a essas interações.

Os órgãos endócrinos estão distribuídos por todo o corpo, e sua função é controlada por hormônios que são liberados no sistema circulatório ou então são produzidos localmente ou mediante estímulo neuroendócrino direto. A resposta biológica aos hormônios é desencadeada por meio da ligação a receptores hormonais específicos no órgão-alvo (Molina, 2021).

Quanto ao sistema gastrointestinal, sua principal função é transferir nutrientes, vitaminas, minerais e líquidos para o sangue, que os levará até os tecidos; o que não for absorvido será excretado (Ferriolli, 2016). O trato gastrointestinal é composto por boca, faringe, esôfago, estômago, intestino delgado, intestino grosso, reto e ânus, órgãos que estão todos associados a glândulas e a outros acessórios que promovem condições necessárias para que ocorram os processos digestórios.

5.3.1 Principais alterações patológicas do sistema renal

Os rins são fundamentais para a homeostasia do corpo humano, e suas alterações patológicas podem causar sérios problemas. A seguir, examinaremos essas alterações, suas causas e seus efeitos na vida dos pacientes.

Incontinência esfincteriana

Considerada uma síndrome geriátrica, a incontinência esfincteriana caracteriza-se pela perda do controle do esfíncter e pode ser urinária, fecal ou dupla (Moraes et al., 2018).

A continência depende da integridade anatômica do trato, do enchimento e esvaziamento vesical e retal e de mecanismos fisiológicos do trato. A incontinência fecal, especificamente, pode causar alterações no que se refere à mobilidade, comprometendo, assim, a qualidade de vida da pessoa idosa (Moraes et al., 2018).

Incontinência urinária

O envelhecer isoladamente não deve ser considerado como causa para a incontinência urinária (IU), mas essa condição pode levar a alterações no sistema urinário que podem predispor o indivíduo à incontinência. No homem idoso, o aumento da próstata, em muitos casos, é a principal causa de alterações do fluxo urinário. Na mulher idosa, a alteração mais relevante é a redução da pressão máxima de fechamento uretral em decorrência da atrofia dos tecidos do trato gênito-urinário (Moraes et al., 2018).

Existem diversos tipos de incontinências urinárias. As citadas nestes estudos são a IU, a IU transitória e a IU estabelecida, as quais serão abordadas a seguir com mais profundidade (Maciel, 2022; Moraes et al., 2018).

A IU em idosos é caracterizada pela perda involuntária de urina pela uretra, questão que pode afetar pessoas em qualquer idade, porém é mais frequente com o envelhecimento e atinge principalmente as mulheres na perimenopausa (Brasil, 2007a).

A IU pode ser proveniente de múltiplos fatores etiológicos, como lesões dos sistemas nervoso e urinário, uso de medicamentos, declínio funcional e/ou cognitivo. As causas da IU em idosos frequentemente estão relacionadas ao enfraquecimento da musculatura do assoalho pélvico, ocasionando pressão sobre a bexiga e dificultando o fechamento do esfíncter. No homem, como vimos, o aumento da próstata é, geralmente, a principal causa (Maciel, 2022).

Os principais sintomas da IU incluem perda urinária ao espirrar, tossir, caminhar, exercitar, pular, ou seja, ao realizar ações que demandam algum tipo de esforço físico. Embora a IU não seja condição debilitante, pode levar a situações capazes de provocar desconforto social e higiênico (Moraes et al., 2018; Bontempo et al., 2017; Minayo et al., 2021).

Quando associada a infecções do trato urinário e/ou genital, a IU provoca maceração da pele, favorece a formação de úlceras por pressão, concorre para disfunções sexuais, modifica a qualidade do sono e aumenta o risco de quedas e fraturas, o que pode levar o idoso ao isolamento social e à depressão (Moraes et al. 2018; Silva, J. F. et al., 2020).

Em ambos os sexos, a IU reduz a contratilidade e a capacidade vesical, ocasionando aumento do volume residual, declínio da habilidade de retardar a micção e aparecimento de contrações vesicais não inibidas pelo músculo detrusor (Maciel, 2022; Brasil, 2007a).

O envelhecimento não deve ser considerado causador de incontinência urinária ou fecal, mas as alterações decorrentes do processo de senescência podem levar a alterações no sistema urinário ou fecal e, consequentemente, à incontinência (Moraes et al., 2018).

A IU pode ser classificada em transitória ou estabelecida (Maciel, 2022; Moraes et al., 2018). Veremos os dois tipos na sequência.

- Incontinência urinária transitória

A IU transitória é decorrente de condição clínica aguda, com pouco tempo de evolução, associada a causas clínicas patológicas agudas ou ao uso de medicamentos, e tende a desaparecer após o tratamento do agente causador (Moraes et al., 2018).

As causas em idosos podem estar relacionadas a condições clínicas como *delirium*, que é considerado um "estado confusional agudo de origem multifatorial, reversível" e ligado a patologias como pneumonia e infecções urinárias (Moraes et al., 2018, p. 58).

A restrição da mobilidade decorrente do processo de senescência pode dificultar o acesso ao banheiro e causar o aumento de débito urinário, provocado por excesso de ingestão de líquidos, hiperglicemia, nictúria patológica, hipercalciúria etc., o que pode agravar a IU transitória na pessoa idosa (Moraes et al., 2018).

Alguns medicamentos podem causar IU em idosos, como furosemida, diazepam, haloperidol, betabloqueadores e amitriptilina. O consumo de álcool e de cafeína também predispõe à IU (Moraes et al., 2018).

A impactação fecal associada à incontinência pode resultar em efeito irritativo e obstrutivo sobre a bexiga, o que dificulta a passagem da urina através da uretra, ocasionando quadro de IU (Moraes et al., 2018).

- Incontinência urinária estabelecida

A IU estabelecida é um processo crônico de evolução, geralmente superior a três meses, e é classificada, conforme os sintomas apresentados pelo idoso, em IU de urgência, IU de esforço, IU de transbordamento, IU funcional e IU mista (Moraes et al., 2018).

A **IU de urgência**, ou bexiga hiperativa, é uma síndrome comum em idosos caracterizada pela urgência miccional com aumento da frequência urinária, seguido pela perda involuntária de volume de urina (de moderado a grande). Em geral, é causada por contrações não inibidas da bexiga motivadas pela hiperatividade do músculo interno da parede da bexiga. Isso pode ser provocado por alterações no sistema nervoso central (demência, AVC etc.) ou por circunstâncias patológicas (litíase, uretrite e tumores) (Moraes et al., 2018).

A **IU de esforço** ocorre quando há perda involuntária de urina motivada pelo aumento da pressão abdominal, normalmente causada por tosse, espirro ou riso, quando não há hiperdistensão ou contração vesical. Assim, não é causada pela urgência urinária, mas pelo deslocamento da uretra de sua posição anatômica, provocado por fatores como: esforço, hipermotilidade uretral, como consequência do enfraquecimento dos músculos do assoalho pélvico decorrente de envelhecimento, múltiplas gestações, trauma cirúrgico e/ou deficiência esfincteriana intrínseca (Moraes et al., 2018).

A **IU por transbordamento** em idosos está associada à hipocontratilidade do músculo interno da parede da bexiga, causada por obstrução da saída vesical decorrente de cistocele ("bexiga caída"), distúrbio neurológico ou aumento da próstata. Suas características são: retenção urinária, perda frequente de urina, jato fraco, hesitação, noctúria e sensação de esvaziamento incompleto. Geralmente, a bexiga está palpável e o volume residual é grande (Moraes et al., 2018).

Na **IU funcional**, os mecanismos controladores da micção não são comprometidos. Nesse tipo de UI, há perda involuntária da urina "por incapacidade de chegar ao banheiro devido a limitações físicas, déficit cognitivo, alterações psicológicas ou barreiras ambientais" e entre as causas mais comuns estão "demência grave, imobilidade, ataduras e depressão" (Moraes et al., 2018, p. 58).

A **IU mista** tem origem em fatores diversos. Os idosos acometidos por esse tipo de IU frequentemente apresentam hiperatividade do músculo interno da parede da bexiga concomitante a evidências clínicas de IU de esforço (Moraes et al., 2018).

5.3.2 Principais alterações patológicas do sistema endócrino

O sistema endócrino é crucial para a regulação de diversas funções do organismo, e suas alterações patológicas podem levar a distúrbios significativos. Nesse sentido, vamos examinar as principais condições que afetam esse sistema, como diabetes *mellitus*, distúrbios da tireoide e síndromes adrenais. Cada uma dessas condições apresenta características únicas e pode impactar a saúde de maneiras distintas. Vamos detalhar essas alterações, suas causas e os efeitos que podem ter na vida dos indivíduos.

Diabetes *mellitus*

O diabetes *mellitus* (DM) é uma doença crônica em que os níveis de glicose na corrente sanguínea (hiperglicemia) se elevam (Azevedo et al, 2019). A DM pode se apresentar de duas formas (Azevedo et al., 2019):

- **Diabetes *mellitus* tipo 1 (DM1)**: embora apareça em qualquer faixa etária, é a forma mais presente em crianças. Caracteriza-se pelo processo de autodestruição das células beta do pâncreas, ocasionando a deficiência de insulina. Não se sabe o que pode ocasionar o DM1, porém acredita-se que tenha influência genética, o que se torna um fator de risco para o desenvolvimento dessa doença.
- **Diabetes *mellitus* tipo 2 (DM2)**: é mais frequente em idosos e responsável por cerca de 90% a 95% dos casos. Caracteriza-se pela resistência e perda gradativa da capacidade de secretar insulina. Pode ocasionar complicações cardiovasculares, cerebrovasculares, renais e oftalmológicas quando os níveis glicêmicos não são controlados, levando a interferências tanto "na funcionalidade do indivíduo como no seu bem-estar físico, emocional e psicológico" (Azevedo et al., 2019, p. 2). O DM2 tem como fatores de risco "aspectos ligados ao estilo de vida, como: obesidade, principalmente quando a

gordura localizada se concentra na região da cintura; hipertensão; altas taxas de triglicerídeos no sangue; ter desenvolvido diabetes durante a gestação, ou se o bebê for macrossômico, sedentarismo, entre outros" (Azevedo et al., 2019, p. 6).

De acordo com Lau, Golbert e Rech (2018), as pessoas idosas não costumam apresentar os sintomas clássicos de DM, como poliúria e polidipsia, porque os mecanismos de sede estão atenuados e o limiar para filtração renal da glicose está aumentado. Por isso, os sintomas mais comuns encontrados acabam sendo complicações da doença, como neuropatia, nefropatia, incontinência e infecção urinárias, mialgias, fadiga, entre outros (Lau; Golbert; Rech, 2018).

As complicações do diabetes podem ser classificadas em agudas e crônicas. As **complicações agudas** resultam das variações nos níveis de glicose no sangue e incluem condições como hipoglicemia, cetoacidose e síndrome hiperosmolar hiperglicêmica. Já as **complicações crônicas** tendem a aparecer depois de um período de 10 a 15 anos após o início da doença e englobam doenças macrovasculares, que afetam vasos de grande calibre e comprometem as circulações coronariana, periférica e cerebral, bem como doenças microvasculares, que envolvem vasos de pequeno calibre, prejudicando os olhos (causando retinopatia) e os rins (levando à nefropatia). Além disso, o diabetes também pode resultar em complicações neuropáticas, que geram problemas como disfunção erétil e lesões nos pés, em razão de danos nos nervos motores (Smeltzer; Bare, 2015, citados por Azevedo et al., 2019).

Hipotireoidismo

O hipotireoidismo ocorre quando há insuficiência ou ausência dos hormônios que circulam na glândula tireoide – T4 (tiroxina) e T3 (tri-iodotironina) – para o suprimento de uma função orgânica normal do corpo (Oliveira; Maldonado, 2014). As manifestações clínicas são multissistêmicas e os sintomas mais comuns são fadiga, aumento de peso, dores articulares, entre outros. O tratamento é realizado, segundo Santos e Golbert (2018), com o intuito de restaurar o eutireoidismo (nível normal) por meio da reposição do hormônio tireoidiano – a levotiroxina.

Hipertireoidismo

Para Oliveira e Maldonado (2014), o que caracteriza o hipertireoidismo é o "estado hipermetabólico causado pelo aumento na função da glândula tireoide", o que resulta em elevação dos níveis circulantes dos hormônios T3 e T4.

A doença de Graves, algumas doenças autoimunes e o bócio (crescimento anormal da tireoide) estão entre as causas mais comuns de hipertireoidismo em pessoas idosas. Entre suas sintomatologias estão perda de peso, fraqueza muscular, arritmias cardíacas (especialmente a fibrilação atrial) etc. O tratamento para as pessoas idosas vai depender da causa e da gravidade da situação, bem como do quadro clínico de cada paciente, podendo ser realizado por meio de fármacos antitireoidianos (Santos; Golbert, 2018).

5.3.3 Principais alterações patológicas do sistema digestório

O sistema digestório é essencial para a nutrição e a saúde geral do corpo, e suas alterações patológicas podem causar uma série de problemas de saúde. A seguir, abordaremos as principais condições que afetam esse sistema.

Disfagia

Apesar de um elevado quantitativo de idosos apresentar disfagia, trata-se da queixa menos comum referenciada por essa população, sendo necessária uma investigação relacionada a outros sintomas, como pirose (queimação) e dor torácica. Aproximadamente 67% dos idosos com mais de 65 anos têm essa patologia (Matos et al., 2016).

A disfagia caracteriza-se pela dificuldade na deglutição, o que pode levar à entrada de alimento nas vias aéreas, provocando tosse, sufocação/asfixia, problemas nos pulmões e aspiração, além de resultar em déficits nutricionais e desidratação seguida de perda de peso, pneumonia e óbito (Padovani et al., 2007).

Conforme Matos et al. (2016), a disfagia pode ser dividida em:

- **Esofágica**: é a dificuldade em mover o bolo alimentar por meio do esôfago, o que frequentemente causa dor torácica superior ou regurgitação.
- **Orofaríngea**: caracteriza-se pela dificuldade de iniciar o processo de deglutição e/ou para mover o bolo alimentar da cavidade oral até o esôfago. Os sintomas podem ser tosse ao ingerir líquidos e, algumas vezes, rouquidão. Além disso, há alterações desencadeadas pelo envelhecimento que concorrem para o aparecimento da disfagia nas pessoas idosas, como "diminuição da elevação laríngea, função cricofaríngea deprimida e atraso na fase faríngea da deglutição" (Matos et al., 2016, p. 962).

Presbiesôfago

O termo *presbiesôfago* caracteriza alterações na função apresentada pelo esôfago, como "redução na amplitude de contração, menor frequência de ondas secundárias e maior aparecimento de ondas terciárias" (Matos et al., 2016, p. 961). Essas alterações provocam redução na eficácia do peristaltismo, que se mostra como peristalse anormal após a deglutição e contrações repetitivas não peristálticas ao mesmo tempo; relaxamento incompleto do esfíncter esofágico inferior; e retardo no tempo de relaxamento do esfíncter superior desse órgão, associado à redução na pressão máxima deste. "Os distúrbios de motricidade sintomáticos são mais comuns em idosos com diabetes, doenças neurológicas, hipotireoidismo ou sob efeitos colaterais de medicamentos" (Matos et al., 2016, p. 961).

Gastrite

A gastrite é definida como condição na qual o revestimento interno do estômago, conhecido como *mucosa*, apresenta-se inflamado. A gastrite pode ser "nervosa", aguda ou crônica, assim como tem diversas causas, entre as quais estão a contaminação pela bactéria *H. pylori* e o uso de medicamentos anti-inflamatórios não esteroides (Matos et al., 2016). Segundo Matos et al. (2016), a gastrite crônica divide-se em duas categorias: **tipo A**, situada no corpo gástrico e com etiologia autoimune; e **tipo B**, localizada na porção inferior do estômago e associada à infecção pela bactéria *H. pylori*.

O tipo B é o tipo de gastrite mais comum. É predominante em pessoas acima de 70 anos e, muitas vezes, atinge níveis de até 100% entre idosos com baixo nível socioeconômico. Embora no início seja superficial, quando atinge camadas mais profundas e se estende para o corpo e o fundo, evolui para gastrite atrófica. O estágio final é a atrofia gástrica, caracterizada pela mucosa fina e pela destruição glandular, o que pode desencadear alterações na morfologia, como a metaplasia intestinal, que é um fator predisponente para o câncer gástrico. A utilização de medicações supressoras da secreção ácida favorece o surgimento dessa atrofia (Matos et al., 2016).

Constipação intestinal

A constipação intestinal (CI) é comumente relatada por idosos e caracteriza-se por fatores como redução dos movimentos intestinais, aumento no esforço para evacuar, dificuldade para evacuar, fezes endurecidas, movimentos intestinais dolorosos e esvaziamento intestinal incompleto (Carneiro et al., 2018).

Os fatores associados à CI podem ser: estilo de vida sedentária, ingestão hídrica insuficiente, inatividade física, desidratação característica do processo de envelhecimento, hábito alimentar, idade avançada, nutrição inadequada, polifarmácia e histórico familiar. Entretanto, quando esses fatores aparecem de forma simultânea, a CI torna-se um problema de saúde preocupante, pois isso afeta a qualidade de vida dos idosos de modo relevante, uma vez que pode desencadear outros sintomas que prejudicam a realização das atividades cotidianas (Carneiro et al., 2018).

Anorexia

A anorexia em idosos é decorrente da diminuição da ingestão calórica, resultante de saciedade precoce ou ingestão de alimentos pobres em nutrientes. Sua etiologia apresenta vários possíveis fatores, como "diminuição do grau de relaxamento receptivo antral à ingestão de alimentos, alteração da síntese de proteínas relacionadas à saciedade, diminuição de neurotransmissores que regulam o apetite, depressão, infecção por *Helicobacter pylori* e cálculos biliares" (Ferriolli, 2016, p. 835).

Hipotensão pós-prandial

A hipotensão pós-prandial geralmente aparece após a ingestão de carboidratos, mas também pode acontecer com o consumo de proteínas e gorduras. Essa patologia é "causada pela liberação de peptídeos vasodilatadores, que causa vasodilatação periférica, estando correlacionada com a velocidade de esvaziamento gástrico" (Ferriolli, 2016, p. 835). Pode resultar em quedas, síncopes, acidente vascular cerebral (AVC) e infarto do miocárdio, além de, muitas vezes, levar ao óbito.

Xerostomia

A xerostomia refere-se à sensação de secura na boca, que tem como causa mais comum a hipofunção da glândula salivar. É problema frequente em 25% dos idosos. Culturalmente, acreditava-se que a boca seca era característica dos idosos em razão do envelhecimento; entretanto, comprovou-se que a diminuição salivar também é causada por outros fatores, como o uso de medicamentos potencialmente xerostômicos. Ademais, pode ocorrer xerostomia sem que haja alteração no fluxo salivar, relacionando-se esse episódio a distúrbios emocionais (Terci, 2007).

Doença do refluxo gastroesofágico

Conforme Matos et al. (2016), a doença do refluxo gastroesofágico (DRGE) é caracterizada por sintomas como pirose, dor retroesternal e epigástrica, disfagia, sangramento, tosse crônica, entre outros. Trata-se de uma patologia que ocorre frequentemente em pacientes idosos e costuma ser mais grave nessa fase.

Entre os fatores que possibilitam o desenvolvimento dessa patologia, uma vez que desencadeiam maior sensibilidade da mucosa, estão as alterações na fisiologia do corpo humano ligadas ao envelhecimento, que afetam a mobilidade e a sensibilidade, somadas à maior prevalência de morbidades nessa faixa etária, ao aumento dos níveis de dor e da incidência de hérnias, bem como ao uso de medicações variadas (Matos et al., 2016).

Na sequência, abordaremos os principais sinais e sintomas das doenças que acometem os sistemas tegumentar, locomotor e hematológico em idosos, bem como os respectivos tratamentos.

5.4 Alterações patológicas dos sistemas tegumentar, locomotor e hematológico

A pele é considerada o maior órgão do corpo humano. Esse órgão corresponde a 15% do peso corporal e é constituído por várias camadas que cobrem as estruturas e protegem contra as agressões do meio exterior. Por revestir a superfície corporal, o órgão cutâneo reflete as alterações visíveis decorrentes do processo de envelhecimento cronológico (Hall; Hall, 2021).

- **Epiderme**: é a camada mais externa da pele e tem a função de barreira protetora, protegendo contra danos externos e contra a entrada de substâncias e microrganismos no corpo humano, além de dificultar a saída de água deste (Normando, 2024).
- **Derme**: é a camada intermediária da pele, formada por fibras de colágeno, sendo considerada um sistema elástico que se compõe de vasos sanguíneos, canais linfáticos, nervos, apêndices epidérmicos – como unhas e pelos – e glândulas écrinas e apócrinas. É responsável pela tonicidade, pela elasticidade e pelo equilíbrio da pele. Na derme estão localizados folículos pilosos, nervos sensitivos, glândulas sebáceas, responsáveis pela produção de sebo, e glândulas sudoríparas, responsáveis pelo suor (Normando, 2024).
- **Hipoderme**: é a camada mais interna da pele, formada por células de gordura, e tem a função de unir a epiderme e a derme ao resto do corpo. Essa camada é responsável por manter a temperatura do corpo e acumular energia para a realização das funções biológicas do organismo humano (Normando, 2024).

As camadas da pele também são responsáveis por realizar proteção, excreção, controle da temperatura e da pressão arterial, percepção sensorial e síntese de vitaminas (Normando, 2024).

Assim como o sistema tegumentar, as estruturas corporais também são afetadas pelo processo de envelhecimento – por exemplo, morfologia, funcionalidade, bioquímica e psicológica –, o que faz com que as pessoas idosas fiquem mais vulneráveis e, desse modo, haja maior incidência de processos patológicos. Os sistemas muscular e osteoarticular são os que "mais acumulam perdas estruturais com o envelhecimento, impactando diretamente na população idosa, trazendo redução da capacidade funcional, da adaptabilidade, da acessibilidade e das atividades motoras" (Dantas; Santos, 2017, p. 50).

O sistema musculoesquelético, ou osteomioarticular, está relacionado com a funcionalidade do indivíduo, dando forma e estabilidade ao corpo humano, sendo responsável pela proteção e, principalmente, pela locomoção dos seres vertebrados (Souza; Sales; Dias, 2019).

Fazem parte desse sistema ossos, músculos, articulações, tendões e ligamentos. O osso é um tecido conjuntivo mineralizado, vivo e muito vascularizado, que está em constante transformação. Conforme Araújo, Bertolini e Martins Junior (2014, p. 25), "Os ossos são estruturas sólidas, pouco flexíveis que dão sustentação ao corpo. Formados por células denominadas de osteoblastos e osteoclastos, minerais (cálcio e fósforo) e matriz orgânica (proteínas colágenas e não colágenas)". Com relação à diferença entre os tipos de ossos trabecular (mais esponjoso) e cortical (mais denso), Campos et al. (2003, citados por Araújo; Bertolini; Martins Junior, 2014, p. 27) afirmam que o "osso trabecular, encontrado principalmente nas vértebras, crânio, pélvis e porção ultradistal do rádio apresenta maior taxa metabólica e suscetibilidade a alterações da sua massa mineral do que o osso cortical, que é encontrado nos ossos longos, colo femoral e rádio distal".

Já as articulações têm as funções de realizar movimento e promover a sustentação mecânica do corpo (Rebelatto; Morelli, 2004). Elas são formadas por tecido cartilaginoso, o qual é composto por camadas de células (os condrócitos) e por uma membrana que secreta o líquido sinovial, que é constituído por água, fibras colágenas e proteoglicanos. "O líquido sinovial é um dialisado do plasma viscoso, produzido pela membrana sinovial, com função de lubrificação, nutrição, auxiliando no suporte mecânico e na absorção de impacto" (Martins; Silva; Baccarin, 2007, p. 785).

As articulações são classificadas de acordo com o movimento que promovem. As articulações não sinoviais, ou sinartroses, proporcionam integridade estrutural e movimentos mínimos, enquanto as sinoviais apresentam espaço articular, o que possibilita movimentos de grande amplitude (Rebelatto; Morelli, 2004).

Os tendões e ligamentos, por sua vez, são constituídos por tecido conjuntivo denso (Araújo; Bertolini; Martins Junior, 2014).

As funções do sistema muscular são muito importantes para o organismo do ser humano, estando relacionadas à qualidade de vida e à funcionalidade do indivíduo. A locomoção, o auxílio na manutenção da temperatura do corpo e o monitoramento do sistema cardiopulmonar estão entre as principais funções desse sistema (Souza; Sales; Dias, 2019).

O músculo estriado esquelético, conforme Araújo, Bertolini e Martins Junior (2014, p. 27), é composto por "estruturas que movem os segmentos do corpo por encurtamento da distância que existe entre suas extremidades fixadas, ou seja, por contração". A musculatura, no entanto, "não assegura só a dinâmica do movimento corpóreo, assegura também a estática do corpo humano" (Araújo; Bertolini; Martins Junior, 2014, p. 27).

Por fim, as alterações hematológicas que podem ocorrer na população idosa estão associadas a modificações nos sistemas imunológico e hematológico, favorecendo o desenvolvimento de doenças infecciosas e não infeciosas.

5.4.1 Principais alterações patológicas do sistema tegumentar

Embora as patologias tegumentares não acometam apenas pessoas idosas, são de grande incidência nesse público. São elas: prurido, asteatose/xerose, dermatite seborreica, herpes-zóster, carcinoma basocelular, carcinoma espinocelular, lesão por pressão (LPP), úlceras venosas, pé diabético e dermatite por uso de fraldas geriátricas.

Prurido

O prurido é considerado o ato de coçar, o qual pode estar ou não relacionado a lesões na pele. Pode ocorrer de forma aguda ou crônica. Com relação à saúde do idoso, é preciso fazer uma avaliação minuciosa, pois o prurido pode estar associado a quadros patológicos sistêmicos, como ocorre em doenças hematológicas, endocrinológicas e na insuficiência renal, ou ao uso de algum medicamento (Brandão; Brandão, 2022).

Asteatose/xerose

Esse termo é utilizado para se referir ao estado de ressecamento patológico da pele, que causa descamação, muitas vezes com prurido, presente em fases extensoras de membros, sendo mais comum nas regiões palmares, plantares e tibiais. A idade avançada é uma de suas principais causas, e os sintomas podem agravar no inverno (Brandão; Brandão, 2022).

Dermatite seborreica

A dermatite seborreica consiste em uma doença crônica comum em pessoas idosas. Pode estar associada a algumas doenças neurológicas e também pode ocorrer como efeito colateral de neurolépticos (Brandão; Brandão, 2022).

Caracteriza-se por lesões eritematoescamosas no couro cabeludo, geralmente ligadas ao aumento de glândulas sebáceas, que podem ou não apresentar fungos. Os fungos mais comuns na dermatite seborreica são do gênero *Malassezia* spp. (Brandão; Brandão, 2022).

Herpes-zóster

O herpes-zóster é uma patologia causada pelo vírus varicela-zóster que acomete pessoas infectadas anteriormente por esse vírus, sendo mais frequente em pessoas imunodeprimidas. Ela aparece espontaneamente ou pode ser induzida por estresse, radioterapia ou febre. Os sintomas incluem dor intensa por dias, prurido ou parestesia em determinado dermátomo, podendo ser confundidos inicialmente com os de outras patologias, como pleurite e hérnia de disco (Brandão; Brandão, 2022).

Escabiose

A escabiose é considerada uma doença contagiosa que tem por agente causador o ácaro *Sarcoptes scabiei*, encontrado apenas na pele humana. Esse agente patológico provoca sulcos cutâneos na pele de aproximadamente 1 centímetro, da cor da pele ou acinzentados, e pode ainda ocasionar pápulas eritematosas, em regiões axilares interglúteas e interdigitais. Nas pessoas idosas, essas lesões podem não estar visíveis, com o predomínio de escoriações, podendo ainda provocar furúnculos e foliculites (Brandão; Brandão, 2022).

Carcinoma basocelular e carcinoma espinocelular

Os carcinomas basocelular e espinocelular são neoplasias que podem estar associadas a fatores como tabagismo, exposição solar, pele clara, radiação ionizante e contato com produtos químicos e orgânicos, com maior incidência em pessoas idosas (Brandão; Brandão, 2022).

O carcinoma basocelular é a neoplasia cutânea mais frequente, abrangendo cerca de 70% dos casos de câncer de pele. É de lenta progressão e não causa comprometimento sistêmico ou nos linfonodos, porém, em razão de seu crescimento, pode levar à destruição do local ou das estruturas próximas. Geralmente, os nódulos se localizam nas regiões cefálica e cervical, com lesões papulares brilhantes e translúcidas (aspecto de pérola), podendo formar ulceração ou ainda crostas (Brandão; Brandão, 2022).

Já o carcinoma espinocelular aparece na forma de pápulas ou placas avermelhadas, normocrômicas ou queratóticas, encontradas principalmente em áreas de exposição solar, como face, orelhas, pescoço e braços. É mais frequente em indivíduos de pele clara, em imunodeprimidos e em adeptos ao tabagismo (Brandão; Brandão, 2022).

Lesão por pressão (LPP)

A fragilidade da pele da pessoa idosa, decorrente do processo natural do envelhecimento, constitui-se, por si só, em fator de risco para o aparecimento de leões na pele, por isso são necessárias medidas de prevenção e cuidados específicos, principalmente no caso de idosos acamados por longos períodos, uma vez que apresentam maior risco de desenvolvimento de lesões por pressão (LPPs) (Meireles; Baldissera, 2019).

As LPPs são lesões cutâneas que acontecem a pele e/ou tecidos moles subjacentes, frequentemente entre proeminências ósseas em contato com superfícies externas. Essas lesões são geralmente causadas por um aumento de pressão na pele por um tempo prolongado (Lima; Santana; Alves, 2022; Anvisa, 2017).

Quando instaladas, as LPPs causam processos isquêmicos e necrose tissular. São várias as causas que podem levar a uma LPP, como umidade local, fricção, cisalhamento, imobilidade, entre outras. A intensidade e a duração da pressão são variáveis que influenciam no grau das LPPs (Lima; Santana; Alves, 2022). Considerando-se a extensão dos danos aos tecidos, as LPPs são classificadas em quatro fases, a saber (Lima; Santana; Alves, 2022; Anvisa, 2017):

- **Estágio I**: o local pode estar doloroso e a pele geralmente está íntegra, mas com sinais de hiperemia, descoloração ou endurecimento, comparativamente ao tecido adjacente.
- **Estágio II**: há perda parcial de tecido envolvendo a epiderme e/ou a derme. Pode se apresentar como uma ulceração superficial com presença de bolhas ou cratera rasa (Brandão; Brandão, 2022; Anvisa, 2017).
- **Estágio III**: há perda total da espessura do tecido cutâneo, em que o tecido adiposo subcutâneo pode estar visível. Existe possibilidade de necrose do tecido subcutâneo até a fáscia muscular, porém ossos, tendões ou músculos não estão expostos. Podem estar presentes

alguns tecidos desvitalizados, mas é evidente a profundidade dos tecidos lesionados (Lima; Santana; Alves, 2022; Anvisa, 2017).
- **Estágio IV**: há perda total da espessura dos tecidos, com exposição de tendões, músculos e ossos. Em algumas partes do leito da ferida pode haver tecido desvitalizado ou necrose (Lima; Santana; Alves, 2022; Anvisa, 2017).

Úlceras venosas

As úlceras venosas são lesões provenientes de etiologias diversas que afetam os membros inferiores e podem ocorrer em idosos portadores de diabetes *mellitus* (DM), insuficiência arterial e insuficiência venosa. As úlceras venosas geralmente estão relacionadas ao comprometimento do sistema vascular arterial ou venoso (Silva, 2014).

Entre as características das úlceras venosas está a perda irregular ou circunscrita do tegumento (derme e/ou epiderme), bem como de tecidos subcutâneos e subjacentes. Localizam-se nas extremidades dos membros inferiores, frequentemente atingindo regiões de tornozelo, panturrilha e a porção medial da perna e maléolo (Silva, 2014).

Pé diabético

O pé diabético é caracterizado pela redução na sensibilidade dos pés e, consequentemente, pelo surgimento de úlceras complicadas por infecções subjacentes. Caso essas úlceras não sejam tratadas adequadamente, podem evoluir para amputação. Essa condição é decorrente do descontrole metabólico e da evolução crônica do diabetes *mellitus*, que contribuem para o surgimento das neuropatias periférica e sensório-motora, levando à diminuição da sensibilidade dos pés e a úlceras (SBD, 2019; Gonçalves et al., 2020).

Dermatite por uso de fraldas em idosos

Esses tipos de dermatites abrangem um amplo conjunto de dermatoses inflamatórias que ocorrem em locais que ficam em contato com a fralda: abdômen inferior, coxas, nádegas e períneo (Fernandes; Machado; Oliveira, 2009).

O uso frequente de fraldas pode ocasionar aumento da umidade e da temperatura local, causando maceração da pele, o que a torna mais suscetível à irritação, principalmente pelo contato direto e prolongado com fezes e urina (Fernandes; Machado; Oliveira, 2009).

A dermatite por uso de fraldas em idosos pode ser resultante de diferentes fatores, como dermatite de contato em consequência de processos alérgicos causados pelo material da fralda, dermatite irritativa primária, dermatites que são acentuadas pelo uso da fralda e, ainda, dermatites que não estão diretamente ligadas ao uso da fralda, mas que ocorrem na mesma região (Fernandes; Machado; Oliveira, 2009).

5.4.2 Principais alterações patológicas do sistema locomotor

O sistema locomotor é essencial para a mobilidade e a qualidade de vida, e suas alterações patológicas podem resultar em limitações significativas, impactando a funcionalidade e o conforto dos indivíduos. A seguir, abordaremos essas alterações, suas causas e os efeitos que podem ter no dia a dia das pessoas idosas.

Osteoporose

A osteoporose é uma doença metabólica que afeta o tecido ósseo, caracterizada pela perda gradual da massa óssea. Isso resulta em um desgaste da microestrutura dos ossos, tornando-os mais frágeis e propensos a fraturas. A diminuição da autonomia funcional está relacionada à dificuldade de locomoção, frequentemente causada por fraturas no quadril, bem como por limitações físicas ou por medo de quedas. Ainda, a falta de atividade física agrava a osteoporose e aumenta o risco de novos acidentes e fraturas (Santos; Borges, 2010).

A densitometria óssea é importante para auxiliar no diagnóstico da osteoporose. Segundo a Organização Mundial da Saúde (OMS), a densitometria óssea é considerada "normal quando o T que é expresso em desvios-padrão, é maior ou igual −1 desvio padrão e osteoporose quando o T escore é menor ou igual a −2,5 desvios padrão em qualquer dos locais avaliados: coluna lombar, colo do fêmur ou fêmur total" (Correia; Tourinho, 2018, p. 352).

Como prevenção da osteoporose, são importantes os seguintes hábitos: ingestão de cálcio; exposição solar para adquirir vitamina D (para estimular a absorção de cálcio no intestino); terapia de reposição hormonal (no caso de mulheres); prática regular de atividade física, pois se trata de uma medida importante para manter a saúde óssea e para reduzir quedas. Além dessas medidas de prevenção, é importante instruir o idoso e seus familiares a adequar o ambiente a fim de evitar quedas (Correia; Tourinho, 2018).

Osteoartrite

A osteoartrite é uma doença articular degenerativa cujas consequências provocam um impacto socioeconômico relevante. Os sinais e sintomas associados a essa patologia são muito variados, "sendo os mais frequentes a rigidez, o desconforto e a dor, podendo causar deformidades" (Santos et al., 2015, 162).

Os portadores de osteoartrite, em sua maioria, apresentam grandes alterações em suas atividades cotidianas (Santos et al., 2015). De acordo com Santos et al. (2015, p. 162), cerca de 25% de portadores de osteoartrite "apresentam algum tipo de limitação funcional, como rigidez matinal, redução da mobilidade articular, crepitações e atrofia muscular".

A dor é um sintoma importante da doença; caracteriza-se como mecânica e protocinética e apresenta intensidades e durações variadas, podendo levar a uma rigidez articular transitória.

5.4.3 Principais alterações hematológicas

As enfermidades hematológicas são aquelas que influenciam a produção dos segmentos que constituem o sangue, como hemácias, plaquetas e células de defesa do corpo. Essas doenças podem ser anemias, leucemias, linfomas e mielomas.

Anemias

A anemia é a alteração hematológica mais frequente na população idosa, caracterizada pela redução na concentração de hemoglobina no sangue, sendo desencadeada por diversos mecanismos fisiopatológicos (Cabral; Morelato; Tieppo, 2022). A deficiência de ferro e vitaminas e o comprometimentos na produção dos glóbulos vermelhos pela medula óssea são fatores importantes que colaboram para o aparecimento dessa patologia (Cabral; Morelato; Tieppo, 2022).

Tendo isso em vista, a prevenção da anemia pode ser feita por meio de algumas estratégias, como dieta balanceada, suplementação de ferro e exames regulares, com vistas a controlar os níveis de hemoglobina e ferro.

Leucemias

A leucemia é o processo pelo qual uma célula ainda imatura na medula óssea sofre uma mutação genética ao tentar alcançar sua maturidade, o que resulta em uma produção anormal e multiplicada dos glóbulos brancos, que, consequentemente, se transformam em células cancerosas

(Villas Boas et al., 2022). Essas células têm um papel ineficaz em relação à defesa do corpo humano, fazendo com que sua função seja inoperante.

Quando acomete idosos, essa enfermidade pode apresentar, além de um possível diagnóstico tardio, complicações durante o tratamento, considerando-se a idade avançada e as doenças preexistentes nessa faixa etária. Portanto, determinados tratamentos podem não se apresentar adequados pelo fato de agredirem as condições de saúde do paciente idoso (Hanemann; Zereu; Zelmanowicz, 2018; Villas Boas et al., 2022).

Como salientado, a genética tem um papel significativo na leucemia, não podendo, na maioria das vezes, ser prevenida. Todavia, é válido ressaltar a importância da atenção básica à saúde do idoso também nesse caso (Villas Boas et al., 2022; Hanemann; Zereu; Zelmanowicz, 2018).

Linfomas

Os linfomas são condições preocupantes quando se trata da saúde do idoso, visto que tendem a aumentar sua incidência de acordo com a idade.

Além disso, as condições de saúde apresentadas pela pessoa idosa que tem um linfoma podem dificultar o diagnóstico precoce, uma vez que pode haver sintomas mais sutis. Também podem levar a um tratamento não muito eficaz em virtude das limitações de saúde causadas por doenças já existentes no mesmo indivíduo (Karnakis; Costa; Saraiva, 2022).

Vale ressaltar que o prognóstico para idosos com linfoma também pode variar de acordo com diversos fatores, além de suas condições de saúde, como o estágio em que se encontra a doença, o tipo de linfoma e a resposta que o paciente tiver diante do tratamento (Karnakis; Costa; Saraiva, 2022).

Mieloma múltiplo

No mieloma múltiplo, os plasmócitos, que são responsáveis pela produção dos anticorpos, tornam-se células cancerosas que rapidamente se multiplicam, causando danos aos ossos e aos rins, infuenciando significativamente a contagem das hemácias e causando a degeneração do sistema imunológico como um todo (Villas Boas et al., 2022).

No caso de idosos, essa enfermidade gera uma preocupação significativa, pois, apesar de sua causa ainda ser desconhecida, pode estar associada tanto a fatores genéticos quanto à idade avançada (Villas Boas et al., 2022).

O diagnóstico pode ser desafiador, visto que o mieloma múltiplo pode ser facilmente confundido com outras condições subjacentes; contudo, se diagnosticado, o tratamento tende a ser individualizado, respeitando-se as condições de saúde e idade de cada paciente (Villas Boas et al., 2022).

Preste atenção!

Até o momento, examinamos diversos processos patológicos que podem afetar as pessoas idosas, abrangendo sinais, sintomas e opções de tratamento. Entretanto, é fundamental não se esquecer de considerar os conceitos de sensibilidade e senescência e, caso necessário, relembrar a primeira seção do capítulo para uma retomada completa da conceituação do processo saúde-doença.

Agora, vamos tratar dos aspectos contemporâneos na abordagem do envelhecimento pelos profissionais de saúde.

5.5 Aspectos contemporâneos na abordagem do envelhecimento pelos profissionais de saúde

Há muitos desafios na área do envelhecimento populacional e humano e que envolvem os profissionais de saúde. Tendo isso em vista, é preciso reconhecer que os idosos são especialmente vulneráveis e apresentam necessidades distintas em função da idade. Consequentemente, é fundamental dispor de dados que proporcionem uma compreensão abrangente do envelhecimento e dos desafios enfrentados, a fim de desenvolver intervenções adequadas para essa fase da vida (Braga et al., 2008).

Segundo Vega e Morsch (2021, p. 32), "O Brasil dispõe de bases de dados populacionais que favorecem o conhecimento em relação às necessidades e às fortalezas dos sistemas em atender às pessoas idosas", condição que possibilita configurar uma estrutura para "traçar metas e objetivos baseados em evidências, o que favorece a tomada de decisão e implementação de ações custo-efetivas".

No entanto, para além da importância dos dados, é necessário que todos os profissionais – e não apenas os da área da saúde – que atuam na atenção à pessoa idosa compreendam e reconheçam que o processo de envelhecer e a transição para a última fase do ciclo de vida, a velhice, ocorrem de modo distinto para cada indivíduo. Assim, é possível inferir que há "várias velhices", ou seja, esse processo se manifesta de forma singular, refletindo a diversidade de experiências, histórias de vida e condições de saúde de cada pessoa (Domingues; Ordonez; Silva, 2022).

O envelhecimento populacional é considerado uma questão de grande importância, tanto que foi estabelecida a Década do Envelhecimento Saudável nas Américas (2021-2030), uma iniciativa proclamada pela Organização das Nações Unidas (ONU) e pela Organização Mundial da Saúde (OMS). Trata-se de uma estratégia para promover e apoiar iniciativas que visam construir uma sociedade inclusiva para todas as faixas etárias (Opas, 2024).

Essa é uma iniciativa global que mobiliza governos, sociedade civil, agências internacionais, profissionais de saúde, instituições acadêmicas, mídia e o setor privado, com o objetivo de aprimorar a qualidade de vida das pessoas idosas, bem como de suas famílias e comunidades (Opas, 2024). Essa estratégia compreende quatro áreas de ação a serem desenvolvidas nessa década:

1. Mudar a forma como pensamos, sentimos e agimos com relação à idade a ao envelhecimento.
2. Garantir que as comunidades promovam as capacidades das pessoas idosas.
3. Entregar serviços de cuidados integrados e de atenção primária à saúde centrados na pessoa e adequados à pessoa idosa.
4. Propiciar o acesso a cuidados de longo prazo às pessoas idosas que necessitem. (Opas, 2024)

Para saber mais

Quer saber mais sobre cada uma dessas áreas, conhecer os desafios e as propostas a serem atingidas e que movimentam o mundo todo? No *site* a seguir, confira cada pilar, veja os vídeos e acesse materiais e relatórios que apresentam mais informações sobre esse movimento mundial.

OPAS – Organização Pan-Americana de Saúde. **Década do Envelhecimento Saudável nas Américas (2021-2030)**. Disponível em: <https://www.paho.org/pt/decada-do-envelhecimento-saudavel-nas-americas-2021-2030>. Acesso em: 1º set. 2024.

De acordo com Vega e Morsch (2021, p. 33),

A Opas conta com liderança regional nas Américas, em conjunto com os seus Estados-membros, parceiros e centros colaboradores visando garantir a promoção da saúde das pessoas idosas da região através do desenvolvimento da Década do Envelhecimento Saudável (2021-2030). Esse movimento global oferecerá uma visão clara e unificada por meio de suas áreas de ação para que os países, inclusive o Brasil, possam concentrar suas estratégias, ações, recursos e sistemas para responder melhor às necessidades das pessoas idosas, protegendo sua saúde, seu bem-estar e seus direitos.

Os autores destacam que o Brasil apresenta importantes iniciativas que podem servir de referência e estimular outras estratégias em prol do envelhecimento saudável, entre elas a estratégia de imunização do SUS, as Conferências dos Direitos da Pessoa Idosa, relevante mecanismo de participação popular, e o Estatuto da Pessoa Idosa, que assegura os direitos desse grupo na legislação. Além disso, ressaltam o progresso das políticas direcionadas aos idosos e a eficácia da estratégia de saúde universal, representada pelo SUS (Vega; Morsch, 2021).

É amplamente reconhecido que inúmeras iniciativas de promoção da saúde para os idosos são implementadas em todo o território brasileiro, especialmente por meio do SUS. Em uma análise conduzida por Schenker e Costa (2019), observa-se que um dos principais desafios enfrentados pelas equipes da Estratégia Saúde da Família (ESF) reside na construção de um vínculo efetivo com os idosos, o qual deve ser baseado em relações de afeto e confiança, pois é fundamental para gerar um potencial cuidativo e terapêutico significativo.

Entretanto, é necessário reconhecer que nossa sociedade está impregnada de "estereótipos (como pensamos), preconceitos (como nos sentimos) e discriminação (como agimos) direcionadas às pessoas com base na idade que têm" (Opas, 2022, p. XVII), fenômeno conhecido como *etarismo*, que abrange estereótipos negativos, tratamento injusto e até mesmo exclusão com base na idade. Essa forma de discriminação pode se manifestar em diversos aspectos da vida, como no ambiente de trabalho, na mídia, nas interações sociais e também no acesso aos serviços de saúde (Opas, 2022).

Uma possível explicação pode estar no fato de que o envelhecimento humano frequentemente é rejeitado em virtude de sua associação com a proximidade da morte, um tema que é frequentemente evitado e temido pela sociedade. Essa relutância pode ser atribuída à percepção da velhice como uma etapa da vida que confronta as pessoas com sua própria mortalidade, o que pode levar à negação ou à rejeição desse processo natural (Morin, 1999).

Assim, os profissionais, em especial os da área da saúde, devem desenvolver em conjunto estratégias para ajudar pessoas idosas a enfrentar o desafio de aceitação do envelhecimento, de seu curso de vida, de sua totalidade e sua integração consigo próprio e com o outro (Piexak et al., 2012). Devem ajudar, igualmente, na compreensão de que, na velhice, uma vida saudável implica preservar ou recuperar a autonomia e a independência, ou seja, manter a capacidade de tomar decisões e de realizar atividades por conta própria (Nakatani et al., 2003).

De maneira peculiar, o agente comunitário de saúde (ACS) e o agente de combate às endemias (ACE) desempenham um papel significativo nesse contexto, pois, ao realizarem visitas domiciliares, um instrumento central na perspectiva da Atenção Básica em saúde (Brasil, 2001), estabelecem um elo essencial entre a comunidade e os serviços de saúde. Ademais, identificam necessidades específicas dos idosos, prestam auxílio na promoção da saúde e na prevenção de doenças e, o mais importante, fortalecem o vínculo com o território, a comunidade, a família e a pessoa idosa.

Por outro lado, um desafio adicional na atenção à pessoa idosa é proporcionar oportunidades para que ela possa redescobrir meios de viver com a máxima qualidade, mesmo diante de limitações progressivas que possam surgir (Brasil, 2007a). Desse modo, no âmbito das políticas públicas de saúde para os idosos, conforme apontado por Veras (2009), observa-se um aumento na demanda por serviços de saúde por parte dessa população, que apresenta características distintas, como internações hospitalares frequentes, maior tempo de permanência em leitos, maior carga de doenças e, consequentemente, maior incidência de incapacidades.

O desafio na área da saúde, como sugerido por Almeida et al. (2020), reside na necessidade de reconfigurar os serviços de saúde, adaptando a oferta à procura e capacitando os recursos humanos para garantir o acesso e atender às demandas específicas dessa população. O envelhecimento acelerado, sobretudo quando comparado ao que ocorre em países mais desenvolvidos, requer uma urgente revisão das políticas públicas, uma vez que os idosos são usuários frequentes e constantes do sistema de saúde.

Síntese

No decorrer deste capítulo, tratamos de conteúdos importantes relacionados com o processo saúde-doença e o envelhecimento. Iniciamos com a apresentação dos modelos explicativos do processo saúde-doença-cuidado, orientados por um panorama histórico do processo saúde-doença com olhar voltado para o envelhecer, bem como pela importância da atuação do agente comunitário de saúde (ACS) e do agente de combate às endemias (ACE) alicerçada nas premissas desses conhecimentos.

Acerca do processo saúde-doença-cuidado, buscamos esclarecer que envelhecer é um processo não patológico, natural e progressivo de nosso corpo. Com o avançar da idade, surgem algumas alterações patológicas que acometem o corpo em decorrência do processo de envelhecer, como as alterações patológicas dos sistemas nervoso, cardíaco, respiratório, renal, endócrino, digestório, tegumentar, locomotor e hematológico.

Apresentamos também os aspectos contemporâneos na abordagem do envelhecimento pelos profissionais de saúde, de maneira a esclarecer que todos aqueles que atuam na atenção à pessoa idosa devem compreender e reconhecer que o processo de envelhecer e a transição para a última fase do ciclo de vida, a velhice, ocorrem de modo distinto para cada pessoa. Infere-se, assim, que há "várias velhices", ou seja, a velhice se manifesta de forma individualizada, refletindo a diversidade de experiências, histórias de vida e condições de saúde de cada indivíduo.

Destacamos ainda que o envelhecimento populacional é apontado como uma questão de grande relevância, de modo que a Organização das Nações Unidas (ONU) e a Organização Mundial da Saúde (OMS) estabeleceram a Década do Envelhecimento Saudável nas Américas (2021-2030), incentivando os governos dos países a direcionar suas estratégias, suas ações, seus recursos e seus sistemas para atender melhor às necessidades das pessoas idosas, protegendo a saúde, o bem-estar e os direitos desses cidadãos.

Com base nesses conhecimentos, finalizamos o capítulo analisando o desafio do ACS e do ACE ante os processos patológicos do envelhecimento e as possibilidades de atuação com a população que enfrenta esses processos, a qual está em sucessivo crescimento.

Questões para revisão

1. Aponte qual dos modelos explicativos do processo saúde-doença-cuidado engloba a noção de totalidade e reconhece a contribuição de diversos elementos do ecossistema no processo saúde-doença, contrastando com a visão unidimensional e fragmentada do modelo biomédico:
   a) Modelo mágico-religioso ou xamanístico.
   b) Modelo holístico.
   c) Modelo de medicina científica ocidental.
   d) Modelo sistêmico.
   e) Modelo da história natural das doenças.

2. Considerando as alterações patológicas dos sistemas nervoso, cardíaco e respiratório, assinale a alternativa que apresenta a doença

que se caracteriza por um transtorno neurodegenerativo progressivo que se manifesta pela deterioração cognitiva e da memória, pelo comprometimento progressivo das atividades de vida diária e por uma diversidade de sintomas neuropsiquiátricos e de variações comportamentais:
a) Doença de Parkinson (DP).
b) Doença de Alzheimer (DA).
c) Demência.
d) Acidente vascular encefálico (AVE).
e) Doença de Huntington.

3. Seis doenças compõem a lista de doenças cardíacas mais comuns no idoso. Qual delas é caracterizada pela falha cardíaca de levar o sangue adequadamente para todo o corpo, resultando em alteração metabólica?
a) Hipertensão arterial sistêmica.
b) Arritmias supraventriculares e ventriculares.
c) Cardiomiopatia hipertrófica.
d) Doença coronariana.
e) Insuficiência cardíaca congestiva.

4. Quais órgãos têm por função eliminar as toxinas resultantes do metabolismo corporal, atuar como órgãos produtores de hormônios e manter a constante homeostasia hídrica do organismo?

5. As enfermidades hematológicas são aquelas que influenciam a produção dos segmentos que constituem o sangue, como hemácias, plaquetas e células de defesa do corpo. Entre essas enfermidades está a leucemia. O que caracteriza essa doença?

Questões para reflexão

1. Considerando os modelos explicativos do processo saúde-doença-cuidado destacados neste capítulo, descreva em que consiste o modelo de medicina científica ocidental de acordo com Cruz (2009).

2. O envelhecimento populacional é considerado uma questão de grande importância, tanto que foi estabelecida a Década do Envelhecimento Saudável nas Américas (2021-2030), uma iniciativa proclamada pela Organização das Nações Unidas (ONU) e pela Organização Mundial da Saúde (OMS). Trata-se de uma estratégica para promover e apoiar iniciativas que visam construir uma sociedade inclusiva para todas as faixas etárias. Essa estratégia conta com quatro áreas de ação. Indique quais são elas.

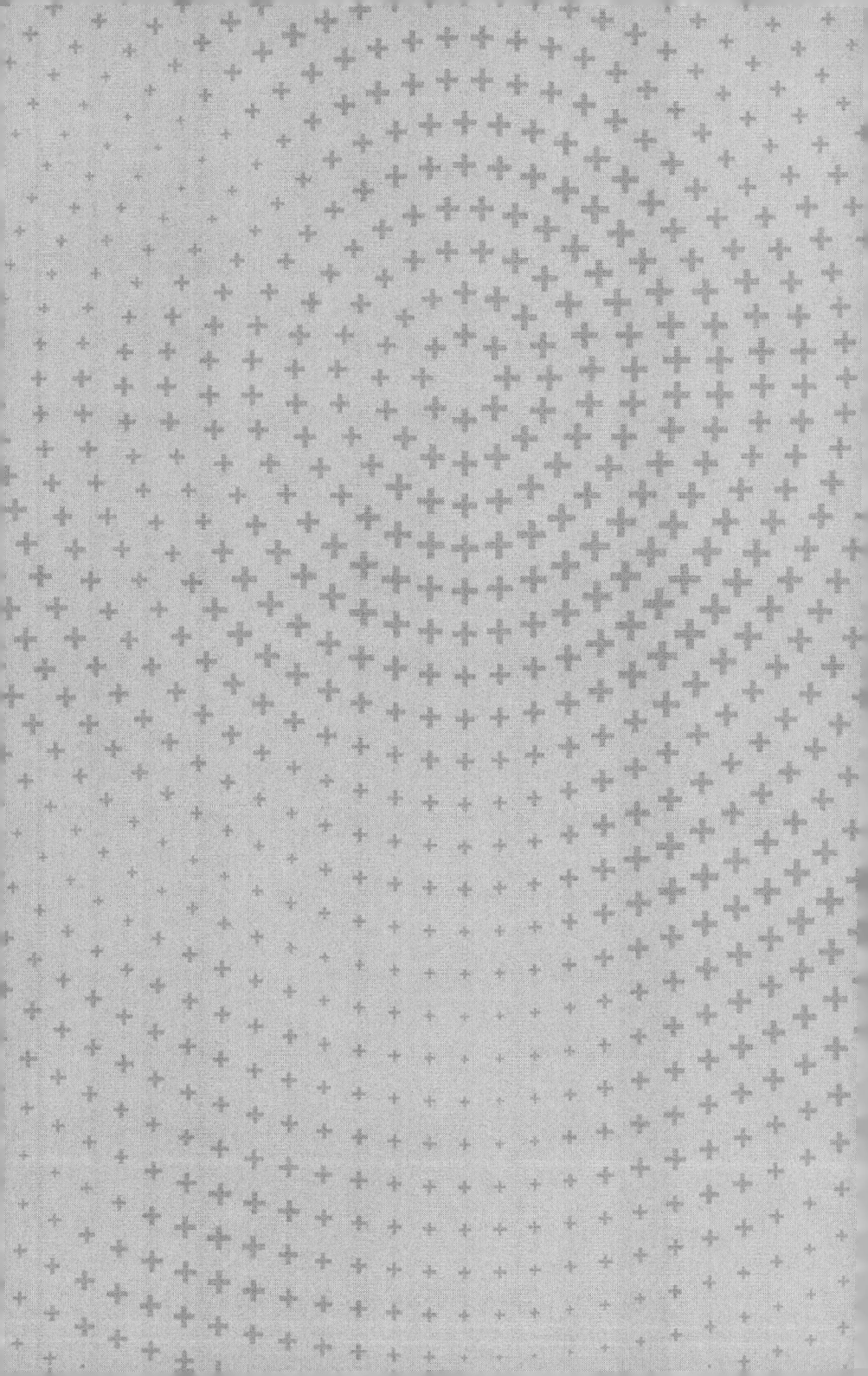

Capítulo 6
O agente comunitário de saúde e endemias ante os cuidados paliativos

Elgison da Luz dos Santos

Conteúdos do capítulo:

- Cuidados paliativos: filosofia e princípios.
- Níveis de atenção em cuidados paliativos e atuação da equipe interprofissional nos cuidados paliativos.
- Particularidades dos cuidados paliativos no início da vida e em pediatria.
- Particularidades dos cuidados paliativos em pacientes adultos, em idosos e em oncologia.
- Assistência à fase final da vida e ao óbito domiciliar.

Após o estudo deste capítulo, você será capaz de:

1. compreender a filosofia subjacente aos cuidados paliativos e seus princípios fundamentais;
2. aplicar os princípios dos cuidados paliativos para proporcionar qualidade de vida e alívio ao sofrimento dos pacientes;
3. relacionar os diferentes níveis de atenção em cuidados paliativos;
4. reconhecer o papel vital da equipe interprofissional na prestação de cuidados paliativos abrangentes;
5. identificar as particularidades dos cuidados paliativos para pacientes no início da vida e na faixa pediátrica;
6. apontar as especificidades dos cuidados paliativos em adultos, em idosos e em pacientes com diagnóstico oncológico;
7. descrever a importância da assistência à fase final da vida e da prestação de cuidados paliativos no domicílio.

6.1 Cuidados paliativos: filosofia e princípios

Os cuidados paliativos têm suas raízes na segunda metade do século XX, quando a medicina moderna se tornava cada vez mais centrada na cura de doenças. Foi a partir da década de 1960, no Reino Unido, que a médica Cicely Saunders, considerada a fundadora do movimento de cuidados paliativos, introduziu a ideia revolucionária de cuidar dos pacientes que enfrentavam doenças graves e ameaças à vida, concentrando-se não apenas na cura, mas na qualidade de vida e no alívio do sofrimento (Richmond, 2005).

Por meio de seu trabalho pioneiro e da criação do primeiro *hospice* (instituição de cuidados paliativos) em 1967, Saunders estabeleceu os fundamentos dos cuidados paliativos, que, posteriormente, se espalharam globalmente. A abordagem baseada na compaixão, no alívio da dor e no respeito à dignidade do paciente tornou-se a espinha dorsal dos cuidados paliativos, promovendo uma revolução na forma como enfrentamos doenças crônicas e a terminalidade da vida (Trovo; Silva, 2021).

Figura 6.1 – Termo inicialmente associado à prática de cuidados paliativos

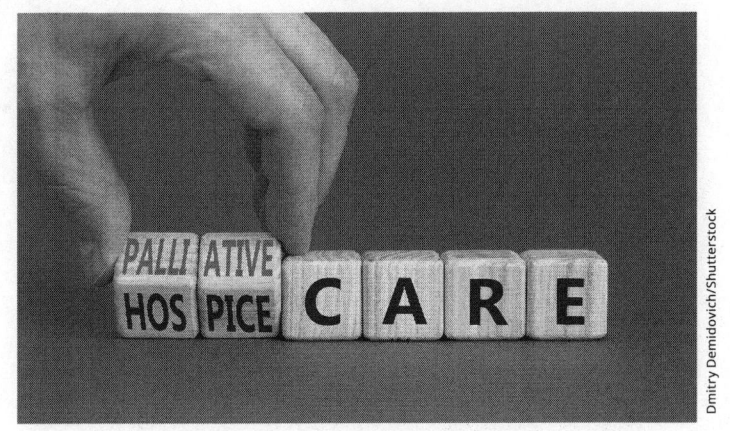

Dmitry Demidovich/Shutterstock

O envelhecimento progressivo da população é uma tendência global incontestável, afetando também o Brasil. Essa característica demográfica traz consigo desafios intricados, sendo um deles o acentuado crescimento da incidência de câncer e outras enfermidades crônicas. À medida que as pessoas envelhecem, a probabilidade de desenvolverem condições de saúde crônicas – que, por vezes, podem ser fatais – torna-se notoriamente mais significativa.

No entanto, enquanto testemunhamos o avanço tecnológico em nossa sociedade, também vemos uma transformação notável na natureza dessas doenças mortais. O que antes era considerado uma sentença de morte pode agora, em alguns casos, transformar-se em uma condição crônica, prolongando a longevidade de seus portadores. Esse avanço, embora promissor, também ameaça o ideal de cura e a preservação da vida.

Figura 6.2 – Perfil demográfico de envelhecimento da população geral

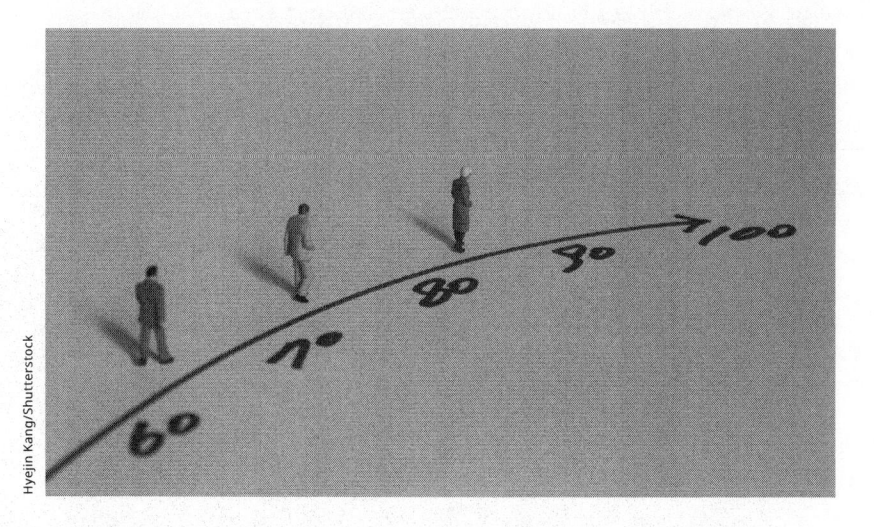

Nesse cenário, é alarmante constatar que os pacientes frequentemente recebem cuidados que não atendem às suas necessidades, muitas

vezes concentrados na busca da recuperação por meio de procedimentos invasivos e tecnologias de ponta. Tais abordagens, por vezes, mostram-se inadequadas, excessivas e supérfluas, geralmente negligenciando o sofrimento do paciente e revelando-se incapazes, pela falta de compreensão apropriada, de tratar efetivamente os sintomas mais prevalentes, com a dor ocupando um papel central (Matsumoto, 2012).

Nesse contexto desafiador, os cuidados paliativos emergem como um elemento fundamental. A Organização Mundial da Saúde (OMS) os define como uma forma de assistência ativa e integral destinada a pacientes cujas doenças não respondem a tratamentos de cura. A gestão eficaz da dor, assim como de outros sintomas e questões psicossociais e espirituais, ocupa um lugar de destaque. O propósito essencial dos cuidados paliativos é assegurar a máxima qualidade de vida possível para os pacientes e seus familiares (Paiva, 2023).

Fundamentados nos princípios bioéticos que respeitam a autonomia do paciente, garantindo seu direito ao consentimento informado e à tomada de decisões pessoais, e guiados pelos princípios da beneficência e da não maleficência, os cuidados paliativos orientam seu cuidado ao paciente com o objetivo de preservar a qualidade de vida e a dignidade humana durante todas as fases da doença, desde o diagnóstico até a terminalidade da vida, passando pela morte e pelo período de luto.

Os cuidados paliativos não têm suas raízes em protocolos rígidos, mas em princípios fundamentais. O foco agora recai não sobre a fase terminal, mas nas enfermidades que representam ameaça à vida. Essa abordagem preconiza a intervenção desde o diagnóstico inicial, ampliando o âmbito de atuação. Não se menciona mais a perspectiva de impossibilidade de cura; em vez disso, a ênfase reside na avaliação da viabilidade de tratamento modificador da doença, afastando a concepção de que não há mais nada que possa ser feito. Pioneiramente, uma abordagem inclui a espiritualidade entre as dimensões do ser humano. A família é considerada e, consequentemente, recebe apoio mesmo após o falecimento do paciente, durante o período de luto (Matsumoto, 2012).

Em 1986, a OMS divulgou diretrizes que orientam a atuação da equipe multiprofissional de cuidados paliativos. Os princípios norteadores dos cuidados paliativos delineiam uma abordagem abrangente e humanizada para a assistência médica. Primeiramente, enfatizam o alívio da dor e de sintomas desconfortáveis, visando proporcionar conforto ao paciente. Além disso, reconhecem a importância de afirmar a vida, considerando a morte como um processo natural (Paiva, 2023).

Esses princípios também destacam a necessidade de não apressar nem atrasar a morte, honrando o curso natural dos eventos. A integração dos aspectos psicológicos e espirituais no cuidado ao paciente é prioritária, sendo reconhecida a totalidade do indivíduo. Tais cuidados não se limitam apenas ao paciente, mas também se estendem aos familiares, oferecendo um sistema de suporte durante a doença e o luto (Paiva, 2023).

Para atender plenamente às necessidades, uma equipe multiprofissional é mobilizada, assegurando uma abordagem holística. Isso se estende ao acompanhamento no luto, que, muitas vezes, envolve a atuação vital do agente comunitário. Além de melhorar a qualidade de vida, esses princípios têm o potencial de influenciar positivamente a trajetória da doença. A implementação precoce do cuidado paliativo, aliada a medidas de prolongamento da vida, como quimioterapia e radioterapia, além de investigações aprofundadas, está pautada no objetivo de compreender e controlar situações clínicas desafiadoras, proporcionando um atendimento mais abrangente e eficaz (Paiva, 2023).

Figura 6.3 – Termos relacionados à atuação dos profissionais de saúde na atenção de cuidados paliativos

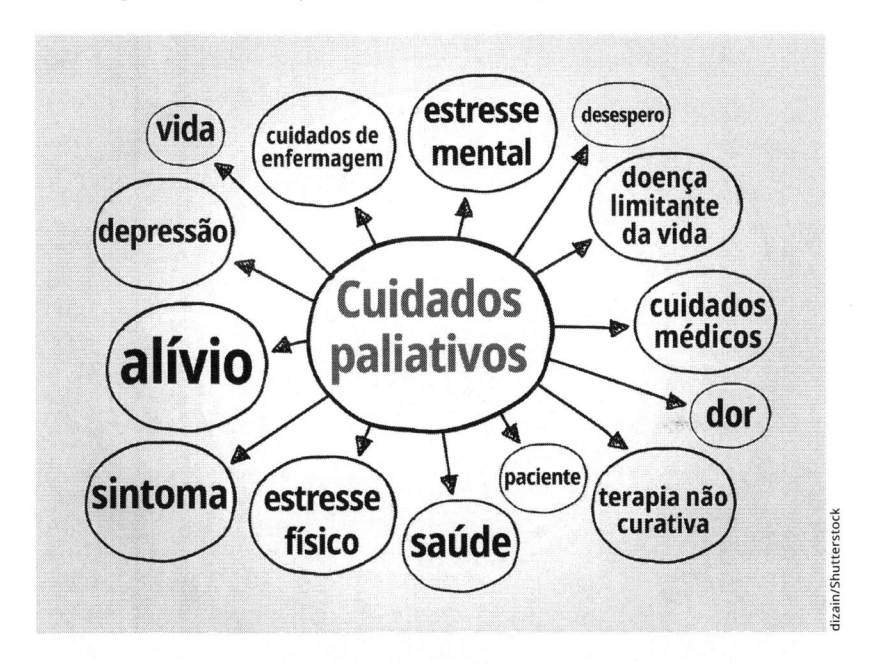

[Figura: mapa conceitual com "Cuidados paliativos" ao centro, conectado aos termos: vida, cuidados de enfermagem, estresse mental, desespero, doença limitante da vida, cuidados médicos, dor, terapia não curativa, paciente, saúde, estresse físico, sintoma, alívio, depressão.]

dizain/Shutterstock

No contexto brasileiro, os cuidados paliativos desempenham um papel cada vez mais crucial, à medida que enfrentamos o desafio do envelhecimento da população e do aumento das doenças crônicas. É essencial que esses cuidados sejam implementados de forma abrangente e que a sociedade esteja ciente de sua importância na promoção da qualidade de vida e da dignidade humana em todas as fases da doença, da vida e do luto. Em última análise, os cuidados paliativos representam uma abordagem humanizada e compassiva diante das complexidades do envelhecimento e das doenças crônicas em nossa sociedade em constante evolução (Alves et al., 2015).

Os agentes comunitários de saúde e endemias (ACSE) desempenham um papel fundamental na promoção dos princípios dos cuidados paliativos em suas comunidades. Eles são agentes de mudança que podem melhorar a qualidade de vida das pessoas que enfrentam doenças crônicas e ameaças à vida, tornando esses cuidados mais acessíveis, compreensíveis e compassivos para todos. Sua presença e seu envolvimento ativo nas comunidades podem ser um elo vital na cadeia de assistência em saúde, especialmente em um cenário de envelhecimento da população e aumento das doenças crônicas (MacRae; Fazal; O'Donovan, 2020).

6.2 Níveis de atenção em cuidados paliativos e atuação da equipe interprofissional

Os cuidados paliativos são frequentemente organizados em três níveis de atenção, cada qual com um foco específico e determinado grau de complexidade. São eles: nível primário, nível secundário e nível terciário ou especializado.

No **nível primário**, os cuidados paliativos são fornecidos por profissionais da Atenção Primária à Saúde (APS), como médicos de família, enfermeiros e agentes comunitários. O foco está na identificação precoce de pacientes que podem se beneficiar dos cuidados paliativos, no controle de sintomas básicos e no suporte emocional aos pacientes e suas famílias. O objetivo é garantir que os pacientes tenham acesso a cuidados paliativos desde os estágios iniciais de suas doenças (Santiago, 2018).

Figura 6.4 – Suporte ao paciente e seus familiares

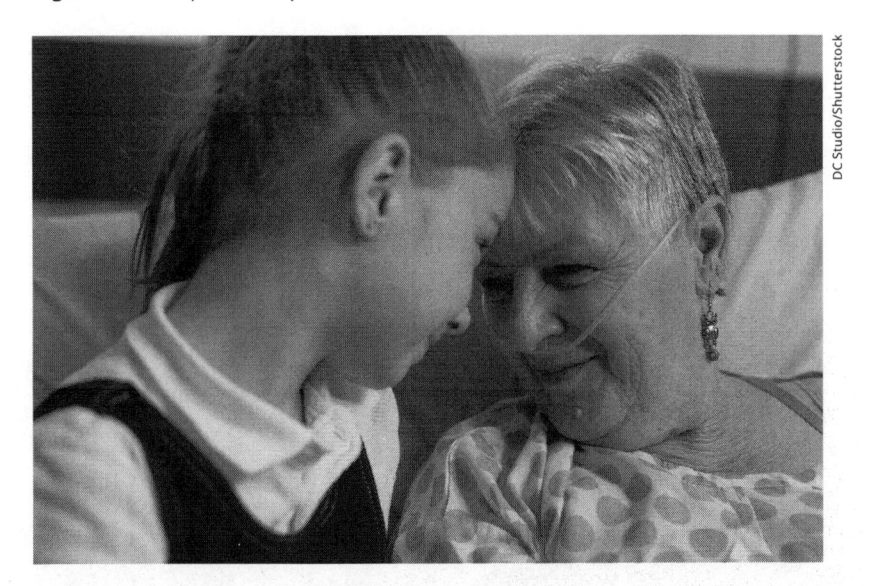

Durante o **nível secundário** de cuidados paliativos, eles são fornecidos por equipes especializadas em hospitais e centros de saúde. As equipes multidisciplinares incluem médicos, enfermeiros, psicólogos, assistentes sociais e outros profissionais de saúde. O foco se estende para o gerenciamento mais aprofundado de sintomas complexos e a comunicação avançada com os pacientes e suas famílias, além da oferta de suporte psicossocial abrangente (Santiago, 2018).

O **nível terciário** é o mais avançado em cuidados paliativos, geralmente oferecido em unidades especializadas, o que sustenta o termo para o nível de atendimento que é ofertado. Equipes altamente especializadas, que podem incluir médicos paliativistas, terapeutas ocupacionais, fisioterapeutas, entre outros, lidam com casos mais complexos, como dor refratária e sintomas avançados de doenças (Santiago, 2018).

Figura 6.5 – Cuidados paliativos em unidades especializadas

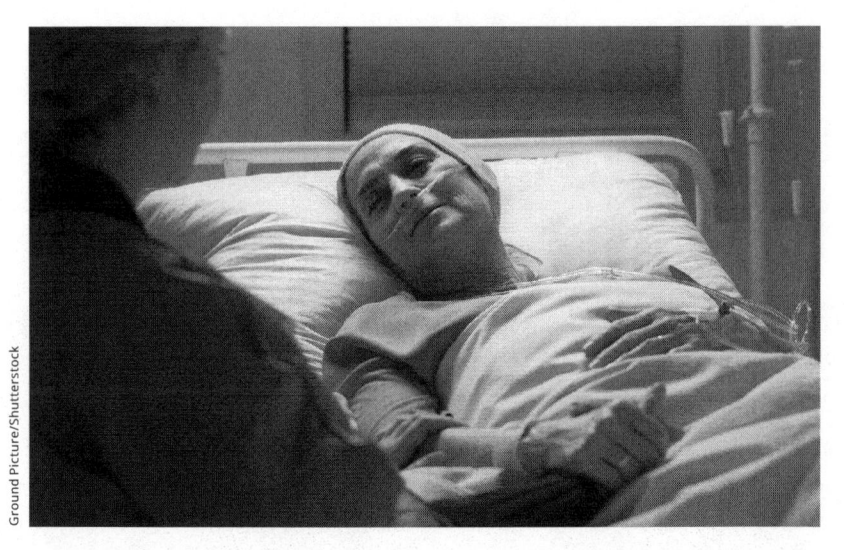

Esses cuidados também se concentram em apoiar os pacientes e suas famílias emocionalmente e espiritualmente durante o processo de fim de vida.

Figura 6.6 – Cuidado integrativo do paciente

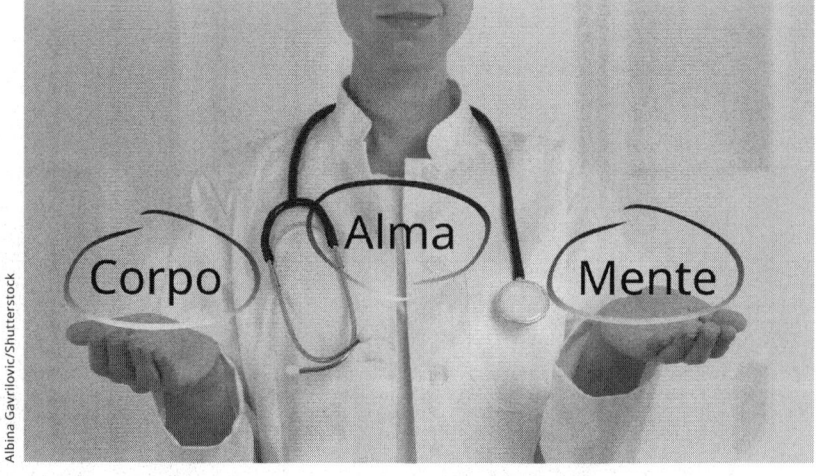

Esses níveis de atenção em cuidados paliativos possibilitam atender às necessidades variadas dos pacientes em diferentes estágios de suas doenças. A abordagem multidisciplinar e holística característica dos cuidados paliativos é adaptada de acordo com a complexidade do caso e o contexto de atendimento.

Nos cuidados paliativos, a **abordagem interprofissional** é um alicerce essencial para proporcionar atendimento completo e de excelência a pacientes que enfrentam doenças graves e ameaçadoras à vida. Essa abordagem reconhece que a assistência vai além do aspecto clínico, abarcando dimensões sociais, emocionais e comunitárias (Oishi; Murtagh, 2014). Isso implica a colaboração de profissionais de diversas áreas, como médicos, enfermeiros, psicólogos, assistentes sociais, terapeutas ocupacionais, fisioterapeutas, capelães, além dos ACSE. Juntos, esses profissionais formam uma equipe cujo objetivo é providenciar cuidados amplos e compassivos.

Figura 6.7 – Equipe interprofissional de saúde

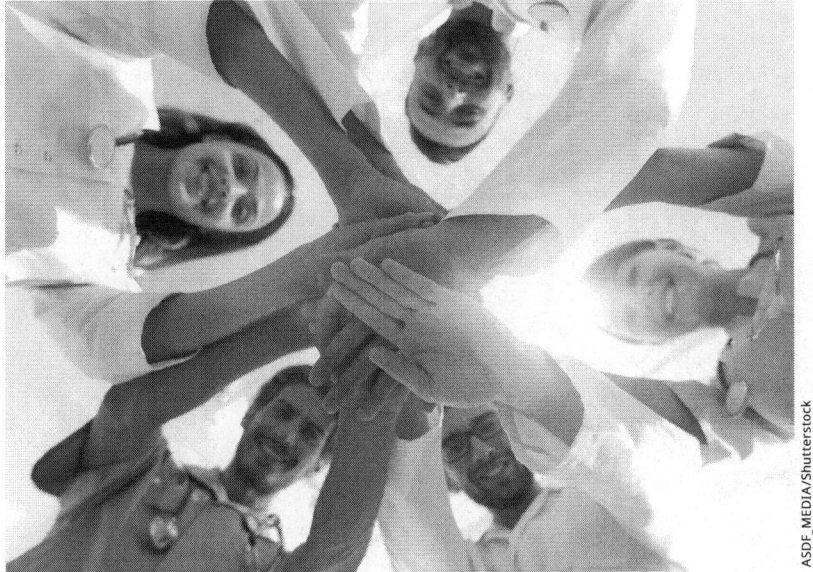

ASDF_MEDIA/Shutterstock

Cada membro da equipe interprofissional desempenha um papel exclusivo e essencial nos cuidados paliativos. Médicos e enfermeiros estão envolvidos na gestão dos sintomas físicos e na oferta de orientação médica. Psicólogos e assistentes sociais fornecem apoio emocional e ajudam pacientes a enfrentar questões psicossociais. Terapeutas ocupacionais e fisioterapeutas trabalham para melhorar a qualidade de vida e manter a funcionalidade. Capelães atendem às necessidades espirituais dos pacientes e suas famílias (Cruz et al., 2021b).

O agente comunitário de saúde (ACS) exerce um papel fundamental na identificação e no apoio de pacientes que podem se beneficiar dos cuidados paliativos. Sua presença nas comunidades locais possibilita identificar precocemente pacientes necessitados e estabelecer uma conexão vital entre a comunidade e os serviços de saúde. Além disso, o agente de combate às endemias (ACE) contribui para a prevenção e o controle de doenças, complementando o esforço de cuidado preventivo (Brasil, 2022b).

A comunicação eficaz e a colaboração são essenciais na equipe interprofissional dos cuidados paliativos. Os profissionais de saúde compartilham informações, avaliam o progresso do paciente e planejam cuidados de maneira conjunta. Nesse contexto, os ACSE desempenham um papel de ligação vital, transmitindo informações sobre as necessidades e preocupações da comunidade para a equipe de cuidados paliativos e vice-versa.

Os cuidados paliativos, embasados na abordagem interprofissional, têm um impacto significativo na qualidade de vida dos pacientes e no apoio às suas famílias. A colaboração entre especialistas garante que todas as dimensões do sofrimento humano sejam abordadas de maneira coordenada e compassiva. Portanto, é evidente como os pacientes se beneficiam do cuidado abrangente da equipe interprofissional, aliviando o sofrimento físico, emocional e espiritual, e como as famílias recebem suporte adicional durante todo o processo (Paraizo-Horvath et al., 2022).

A presença e a atuação dos ACSE na equipe interprofissional resultam em benefícios significativos para os pacientes e suas famílias. Eles contribuem para uma abordagem mais acessível e culturalmente sensível aos cuidados paliativos, reduzindo barreiras no acesso aos serviços de saúde e fornecendo apoio emocional e informacional às famílias durante o processo de cuidados paliativos e luto (Brasil, 2022b).

Apesar de a atuação interprofissional ser fundamental nos cuidados paliativos, ela enfrenta desafios, como a coordenação de horários, a comunicação eficaz e a educação contínua dos profissionais de saúde. Esses desafios são cruciais para moldar o futuro da colaboração interprofissional nessa área essencial da assistência à saúde.

6.3 Particularidades dos cuidados paliativos no início da vida e em pediatria

Os cuidados paliativos em pediatria enfrentam desafios singulares. A morte nessa faixa etária é um evento não natural e, frequentemente, inesperado, contrastando com a expectativa de uma vida longa.

Inicialmente, cabe mencionar que o cuidado paliativo em pediatria emerge como uma resposta imperativa diante de uma vasta variedade de doenças que se desenvolvem acompanhadas de complexas condições crônicas. Essa abrangência engloba desde enfermidades congênitas incompatíveis com a vida e desordens cromossômicas até complexas condições cardíacas, doenças neuromusculares, doenças oncológicas e Aids (síndrome da imunodeficiência adquirida), todas elas passíveis de se beneficiarem de intervenções paliativas em estágios iniciais (Matos et al., 2023).

Para as crianças que recebem cuidados paliativos, os princípios que guiam o atendimento são, essencialmente, os mesmos que se aplicam à população adulta, embora haja adaptações naturais à faixa etária. Contudo, é fundamental destacar que a gestão apropriada da dor e de outros sintomas assume um papel central no cuidado de crianças sob cuidados paliativos (Matos et al., 2023).

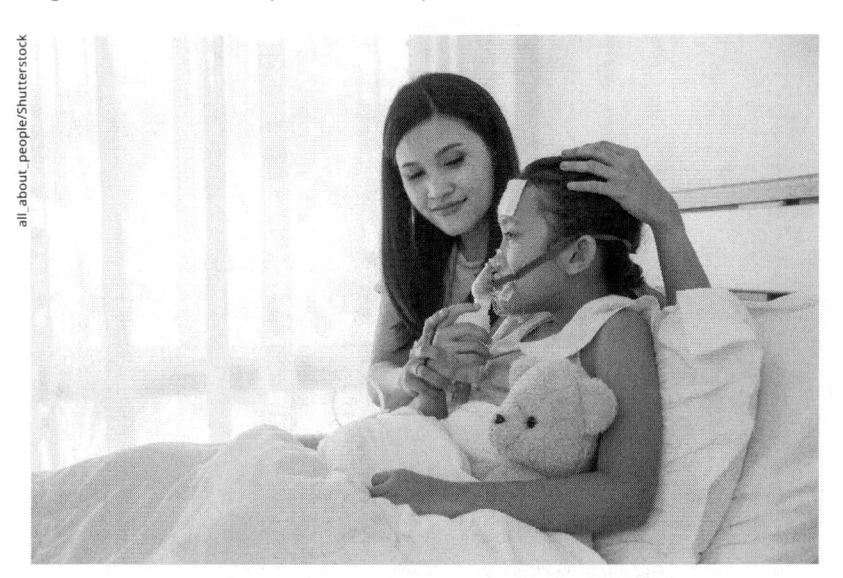

Figura 6.8 – Cuidados paliativos em pediatria

Convém ressaltar que a comunidade pediátrica enfrenta um desafio quanto à experiência, quando se trata de lidar com questões relacionadas à morte. Tanto a formação pediátrica geral quanto a especializada frequentemente carecem de uma educação formal abrangente em cuidados paliativos, o que cria uma necessidade premente de capacitação nessa área (Medeiros et al., 2024).

Os cuidados paliativos pediátricos adotam uma abordagem que coloca a criança no centro, considerando igualmente o cuidado direcionado à sua família. O enfoque primordial reside em aliviar sintomas, gerenciar a dor e atender às necessidades emocionais, espirituais e sociais tanto da criança quanto de sua família (Silva; Issi; Motta, 2011).

Além disso, esses cuidados estão em sintonia com as crenças e os valores da criança ou adolescente e de seus familiares, assegurando que a participação ativa deles nas decisões seja fundamental. Não importa se há um tratamento curativo em curso – os cuidados paliativos podem ser implementados de forma simultânea, independentemente das expectativas de sobrevida (Silva; Issi; Motta, 2011).

Figura 6.9 – Inclusão da família em tomadas de decisões no cuidado paliativo pediátrico

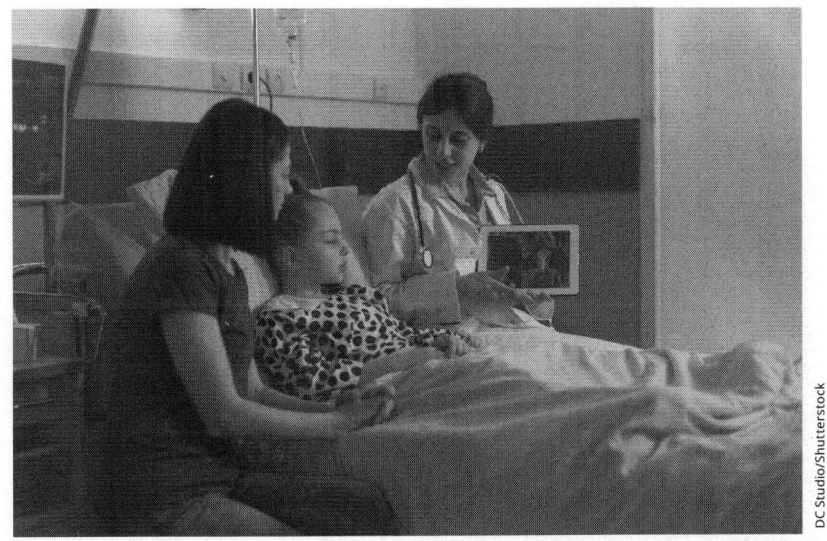

DC Studio/Shutterstock

Para as famílias envolvidas, o cuidado paliativo pediátrico oferece um suporte que vai além dos aspectos físicos e médicos. Além de atender às necessidades emocionais e psicológicas, ajuda no trajeto pelo complexo sistema de saúde, proporcionando cuidados de alívio para evitar o esgotamento dos cuidadores. Ademais, disponibiliza apoio durante o luto, quando necessário, ajudando as famílias a acessar recursos comunitários e estabelecendo conexões valiosas com outras famílias que compartilham experiências semelhantes (Medeiros et al., 2024).

A disponibilidade de assistência ao paciente e à sua família é contínua e ininterrupta, garantindo-se que esteja disponível sempre que necessário para proporcionar um suporte abrangente e compassivo (Rosinke; Lopes, 2023).

De acordo com a definição da Sociedade Brasileira de Pediatria (SBP, 2021a), os princípios dos cuidados paliativos pediátricos têm como foco a criança ou o adolescente, mas também ressaltam a relevância da família e da colaboração desta. Eles priorizam o alívio dos sintomas e a promoção da qualidade de vida, mesmo quando a expectativa de sobrevida é incerta (SBP, 2021a).

A integração de várias modalidades terapêuticas e intervenções visa considerar a criança como o epicentro desses cuidados, reconhecendo que ela não é apenas um indivíduo com sintomas isolados, mas parte de uma unidade familiar e social mais ampla (Silva; Issi; Motta, 2011).

A equipe multidisciplinar que compõe os cuidados paliativos pediátricos, incluindo pediatras, enfermeiros, assistentes sociais, psicólogos, ACSE e terapeutas, trabalha em estreita colaboração para abordar as diversas necessidades físicas, emocionais e psicossociais da criança e da família. Essa colaboração entre os profissionais garante uma coordenação contínua dos cuidados, com o primeiro passo sendo a elaboração de um plano de cuidados individualizado (Monteiro et al., 2014).

A contribuição profissional dos ACSE se manifesta por meio de um esforço conjunto, que resulta na criação de planos de cuidados personalizados. A gestão cuidadosa da dor e dos sintomas é uma prioridade, e a oferta de apoio emocional visa assegurar uma melhoria significativa na qualidade de vida das crianças. Além disso, no contexto do cuidado paliativo pediátrico, a valiosa contribuição dos ACSE se estende à conexão das famílias com recursos comunitários, criando um ambiente de apoio crucial para enfrentar desafios complexos, enquanto se busca aliviar o sofrimento físico, emocional e espiritual das crianças e de suas famílias (Azevedo; Costa; Lyra, 2013).

Os cuidados paliativos pediátricos, assim, são uma abordagem completa cujos principais objetivos consistem em em oferecer suporte emocional, aliviar sintomas e aprimorar a qualidade de vida da criança e de sua família, mesmo diante dos desafios únicos que caracterizam essa fase inicial da vida e da pediatria (Silva; Issi; Motta, 2011).

Essa abordagem é focada na melhoria da qualidade de vida, englobando não apenas a gestão dos sintomas, mas também o bem-estar emocional e psicossocial da criança e de seus familiares, ajustando-se às peculiaridades desse estágio (Pereira; Santos, 2011).

Na prática dos cuidados paliativos pediátricos, o foco principal é promover a qualidade de vida das crianças por meio da gestão eficaz dos sintomas, do alívio da dor e da busca pelo máximo conforto. Uma equipe multidisciplinar dedicada garante que as crianças tenham a oportunidade de participar de atividades que lhes proporcionem alegria, permitindo-lhes manter um senso de normalidade, mesmo diante das desafiadoras condições médicas (Kaye et al., 2021).

Por fim, os cuidados paliativos no início da vida e em pediatria não apenas visam ao conforto físico das crianças, mas também buscam fortalecer sua resiliência emocional e psicológica. Ao mesmo tempo, oferecem uma rede de apoio abrangente às famílias, que enfrentam desafios singulares. Essa abordagem holística é fundamental para assegurar que tanto as crianças quanto suas famílias possam enfrentar os desafios da doença com dignidade e apoio ininterrupto (Salgado, 2019).

6.4 Particularidades dos cuidados paliativos em pacientes adultos, em idosos e em oncologia

Os cuidados paliativos representam uma abordagem de cuidado compassivo e essencial, focada em aliviar o sofrimento físico, emocional, social e espiritual de pacientes adultos que lidam com doenças crônicas, progressivas e potencialmente fatais, visando aprimorar sua qualidade de vida (Monteiro et al., 2014).

Os princípios fundamentais dos cuidados paliativos, que se concentram na individualidade da pessoa, são igualmente aplicáveis aos pacientes adultos. Esses princípios enfatizam o respeito à dignidade e à autonomia do paciente, bem como o alívio do sofrimento e a melhoria da qualidade de vida, mesmo quando a cura já não é uma opção viável. Essa abordagem é holística, abarcando os aspectos físicos, emocionais, sociais e espirituais do paciente (Dias et al., 2023).

O cuidado paliativo destinado a adultos frequentemente requer a colaboração de uma equipe multidisciplinar, composta por médicos, enfermeiros, psicólogos, assistentes sociais, agentes comunitários de saúde e terapeutas. Cada integrante da equipe oferece sua *expertise* exclusiva para abordar as variadas necessidades do paciente e de sua família. Essa sinergia é fundamental para assegurar a prestação de cuidados abrangentes e coordenados (Souza; Souza; Ferreira, 2024).

A dor é um sintoma recorrente em pacientes adultos com doenças graves e, frequentemente, caracteriza-se como questão central que os leva a buscar cuidados paliativos. Gerenciar a dor de forma eficaz é crucial e abrange a prescrição adequada de medicamentos, a exploração de terapias alternativas, como fisioterapia e acupuntura, e o fornecimento de apoio psicológico para ajudar o paciente a enfrentar o desconforto. Além da dor, outros sintomas, como náuseas, falta de ar e fadiga, são igualmente prevalentes. A equipe de cuidados paliativos colabora estreitamente para aliviar esses sintomas e aprimorar o bem-estar geral do paciente (Mello, 2014).

A comunicação desempenha um papel fundamental nos cuidados paliativos destinados a adultos. A equipe médica precisa abordar prognósticos e opções de tratamento com sensibilidade e empatia ao dialogar com o paciente e seus familiares. Estabelecer um ambiente de apoio é de suma importância, permitindo que os pacientes expressem seus desejos, preocupações e medos de maneira aberta e acolhedora (Menezes; Barbosa, 2013).

A ética também é essencial nos cuidados paliativos prestados a adultos. A tomada de decisões envolve questões complexas, como a recusa de tratamento, a implementação de diretivas antecipadas de vontade e a consideração dos valores e crenças do paciente. Portanto, os profissionais de saúde devem estar devidamente capacitados em ética médica, a fim de assegurar que as decisões sejam tomadas de maneira informada e respeitosa (Bevilaqua; Souza; Guerreiro, 2024).

Os cuidados paliativos em adultos representam uma abordagem compassiva e holística destinada a pacientes que enfrentam doenças graves. Essa abordagem, que se fundamenta em princípios essenciais, envolve equipes multidisciplinares e busca gerenciar de forma eficaz a dor e outros sintomas, além de valorizar a comunicação sensível e prezar pela observância rigorosa de considerações éticas. Ao adotarem essa abordagem abrangente, os profissionais de saúde têm o potencial de aprimorar significativamente a qualidade de vida de pacientes adultos e de suas famílias durante períodos desafiadores (Bevilaqua; Souza; Guerreiro, 2024) .

Já os cuidados paliativos em pacientes idosos que enfrentam doenças crônicas e graves exercem um papel importante na melhoria da qualidade de vida na medida do possível (Arcanjo et al., 2018).

Pacientes idosos, quando se trata de cuidados paliativos, frequentemente enfrentam desafios específicos de sua faixa etária. Além das doenças graves, eles podem conviver com condições médicas crônicas adicionais e fragilidade física. Isso demanda uma abordagem especialmente cuidadosa e adaptada às necessidades individuais (Queiroz et al., 2018).

A comunicação sensível desempenha um papel fundamental no cuidado de pacientes idosos em cuidados paliativos, pois a idade avançada pode estar relacionada a dificuldades de audição, visão e cognição. Dessa maneira, é essencial que os profissionais, em sua prática diária, utilizem linguagem simples, façam perguntas claras e dediquem tempo suficiente para permitir que os idosos expressem seus pensamentos e preocupações de maneira adequada (Santos; Díaz, 2024).

As decisões éticas no contexto dos cuidados paliativos para idosos podem ser notoriamente complexas, sendo frequentes especialmente quando relacionadas a questões como a restrição de tratamentos agressivos, a aplicação de diretrizes antecipadas de vontade e o equilíbrio entre qualidade de vida e prolongamento da vida. É de suma importância respeitar os desejos e valores do paciente nessa inclusão de tomada de decisão com a família (Costa et al., 2016).

As famílias desempenham uma função primordial no contexto dos cuidados paliativos direcionados aos idosos, pois frequentemente assumem o papel de cuidadores principais e contribuem para as tomadas de decisões que envolvem o paciente com os profissionais de saúde. É essencial incluí-las nas reuniões e na elaboração do plano de cuidados. Além disso, o apoio emocional e prático às famílias é de grande relevância, uma vez que o estresse associado ao cuidado de um familiar em cuidados paliativos pode ser considerável (Fratezi; Gutierrez, 2011).

A gestão da dor e de outros sintomas é de extrema importância para pacientes idosos, visto que podem enfrentar várias condições médicas que contribuem para o desconforto. Nesse contexto, uma abordagem multidisciplinar pode assegurar o controle eficaz da dor e, assim, permitir que o paciente desfrute de uma qualidade de vida satisfatória. Durante os atendimentos paliativos destinados aos idosos, a atenção vai além da mera gestão de sintomas, estando voltada igualmente para a promoção do conforto global e do bem-estar emocional. Isso inclui a criação de ambientes agradáveis, o fornecimento de apoio psicológico e a garantia de que o paciente se sinta plenamente ouvido e respeitado (Cruz et al., 2021a).

Desse modo, os cuidados paliativos em pacientes idosos requerem uma abordagem adaptada às necessidades particulares, implicando comunicação sensível, atenção a questões éticas, envolvimento das famílias, manejo eficaz da dor e do desconforto, além de promoção do bem-estar global. Ao adotarem essa abordagem com atenção específica, os profissionais de saúde podem oferecer conforto e qualidade de vida aos idosos durante seus momentos finais (Kabariti; Cardoso; Costa, 2024).

A ênfase nos cuidados paliativos para pacientes oncológicos, sendo eles no âmbito pediátrico, adulto ou nos momentos finais, desempenha um papel específico na jornada de enfrentamento do câncer. Essa abordagem objetiva aliviar sintomas, oferecer suporte emocional e contribuir para a melhoria significativa da qualidade de vida dentro das condições cabíveis (Figueiredo et al., 2018).

No contexto dos cuidados paliativos para pacientes oncológicos, a gestão eficaz da dor é ainda mais significativa, visto que a dor relacionada ao câncer frequentemente é intensa e debilitante. Portanto, é imperativo adotar uma abordagem cuidadosa, que envolve o uso de medicamentos, terapias físicas e intervenções psicológicas para garantir o alívio dos sintomas e uma melhora na qualidade de vida do paciente (Silva et al., 2024).

Os tratamentos ofertados nos cuidados paliativos em oncologia geralmente são proporcionados por uma equipe multidisciplinar, na qual cada profissional contribui com sua *expertise* para atender às diversas necessidades do paciente, que podem ser físicas, emocionais ou sociais (Monteiro et al., 2020). Nessa etapa, as atribuições pertinentes aos ACSE são de grande importância.

A comunicação eficaz desempenha um papel igualmente importante nos cuidados em oncologia. Nesse sentido, vale ressaltar que todos os profissionais de saúde devem fornecer informações claras sobre o diagnóstico e as opções de tratamento, ao mesmo tempo que oferecem apoio emocional. Ouvir as preocupações do paciente e de sua família e responder com honestidade e empatia faz a diferença para a condução do manejo com o doente (Borges; Santos Junior, 2014).

Sabemos que, nos casos da presença de câncer, existe um comprometimento que afeta não apenas o corpo, mas também a mente e o espírito. Pacientes oncológicos frequentemente enfrentam ansiedade, depressão e preocupações sobre o futuro. Considerando esses fatores, os profissionais devem levar em conta que, durante o contato com os pacientes, deve ser incluído apoio psicológico para auxiliá-los no enfrentamento dessas questões emocionais e psicossociais (Castor et al., 2019).

Em alguns casos, o cuidado paliativo com pacientes oncológicos pode ser desafiador – por exemplo, nas situações em que o paciente opte por limitar ou interromper tratamentos agressivos no final da vida. Os profissionais envolvidos devem prestar orientação sobre essas decisões, respeitando sempre os desejos e valores do paciente (Cruciolli et al., 2019).

Com isso, é possível compreender que os cuidados paliativos em pacientes oncológicos desempenham um papel importante na melhora da qualidade de vida, no alívio de sintomas e no fornecimento de apoio emocional durante a jornada contra o câncer. Como observamos até o momento, ações que favoreçam a gestão eficaz da dor, a colaboração da equipe multidisciplinar, uma comunicação sensível e o suporte à família fazem a diferença no manejo com os pacientes. Cabe lembrar que a abordagem sempre deve ser centrada no paciente, a fim de tornar a jornada oncológica mais suportável e significativa (Magalhães; Oliveira; Cunha, 2018).

Como vimos, a contribuição profissional dos ACSE é fundamental nos cuidados paliativos. Sendo a conexão vital entre a comunidade e o sistema de saúde, suas atribuições variam de acordo com as particularidades de casa caso – paciente adulto, idoso e/ou oncológico.

No que se refere a adultos, os agentes realizam a identificação de pacientes que podem se beneficiar dos cuidados paliativos por meio da observação de sinais de doenças crônicas avançadas e da avaliação do estado emocional dos pacientes e de suas necessidades de cuidados especiais, encaminhando-os, quando necessário, para serviços de cuidados paliativos. Além disso, oferecem apoio emocional e educam a comunidade sobre cuidados preventivos e planejamento antecipado de cuidados (Paraizo-Horvath et al., 2022).

Já no cuidado paliativo referente a idosos, as atribuições dos ACSE são adaptadas de acordo com as necessidades específicas dessa faixa etária, o que inclui avaliação de mobilidade, cuidados com a medicação, apoio emocional e social, bem como questões relacionadas ao fim da vida. Eles coordenam serviços de saúde domiciliar e oferecem suporte às famílias, fornecendo informações sobre os recursos disponíveis (MacRae; Fazal; O'Donovan, 2020).

No cuidado paliativo em pacientes oncológicos, os agentes acompanham sintomas como dor, fadiga e efeitos colaterais do tratamento, relatando-os à equipe de cuidados paliativos para a realização de ajustes no âmbito terapêutico, quando cabível. Também auxiliam na adesão ao tratamento e fornecem apoio psicossocial a pacientes e familiares, indicando grupos de apoio, serviços de aconselhamento e recursos na comunidade (Brito Júnior et al., 2021).

Por fim, os ACSE desempenham um papel essencial nos cuidados paliativos, atuando como uma ponte entre a comunidade e os serviços de saúde. Suas atribuições variam de acordo com as necessidades específicas de cada grupo, garantindo que todos recebam o apoio necessário durante essa fase desafiadora da vida (MacRae; Fazal; O'Donovan, 2020).

6.5 Assistência à fase final da vida e óbito domiciliar

A assistência domiciliar nos cuidados paliativos surge como uma opção extremamente viável para o cuidado, incluindo o contexto residencial do indivíduo e fomentando uma aproximação e uma personalização mais intensas quando comparadas às do ambiente hospitalar. É importante enfatizar que esse enfoque não é sinônimo de alta hospitalar imprudente ou prematura; trata-se de uma reconfiguração do cuidado, contemplando tanto o aspecto físico quanto as estratégias empregadas (Merhy; Feuerwerker; Cerqueira, 2010).

O envelhecimento da população acarreta um aumento na ocorrência de enfermidades progressivas, incluindo causas neurodegenerativas e neoplasias, que frequentemente resultam em considerável sofrimento para os pacientes e seus familiares, em especial durante a fase avançada dessas condições. É comum que a maioria dos pacientes em estado terminal prefira passar seus últimos momentos no conforto de seu lar, onde possam receber a devida assistência para o controle dos sintomas (Dias et al., 2024).

A convergência dos cuidados paliativos com a internação domiciliar é uma empreitada que requer uma vocação inegável, uma organização cuidadosa do sistema de saúde e um profundo conhecimento científico. Em muitos cenários, os pacientes optam por receber cuidados em seu próprio lar quando a perspectiva de cura de sua doença não é mais uma realidade, caso em que a internação domiciliar proporciona benefícios não apenas para os pacientes, mas também para suas famílias e o sistema de saúde, em razão de seu potencial de redução de custos.

A prestação de assistência paliativa no ambiente domiciliar envolve a participação ativa do paciente, respaldada pelo apoio de seus familiares. Assim, uma comunicação constante entre o paciente, sua família e a equipe de profissionais de saúde promove a oferta de cuidados direcionados ao conforto e à redução do sofrimento, em contraposição à busca pela cura (Gonçalves, 2023).

A prestação contínua de cuidados no ambiente domiciliar alinha-se com os princípios fundamentais dos cuidados paliativos, incluindo primordialmente a valorização da vida, o reconhecimento da morte como um processo natural, a busca do alívio dos sintomas físicos e a consideração dos aspectos psicológicos, espirituais e sociais do cuidado. Ademais, esses cuidados proporcionam suporte para que o paciente possa viver de forma mais plena, ao mesmo tempo que ajudam a família a colaborar durante o período de doença, lidar com o processo de luto e enfrentar a perda (Gonçalves, 2023).

Doenças em estágio avançado que não têm possibilidade de cura exercem uma influência substancial na vida do paciente e nas dinâmicas familiares. Em muitos casos, essas situações podem acarretar um maior afastamento ou, ao contrário, uma aproximação entre os membros da família. Essa tendência é frequentemente amplificada quando a família se depara com a sobrecarga, uma situação comum que surge em virtude da piora dos sintomas e do progresso implacável da doença (Prado et al., 2020).

Assim, nesses momentos, é necessário atentar ao cuidador, que, muitas vezes, é um membro da própria família e que arca com um desgaste considerável, tanto físico quanto emocional, em razão da prolongada exposição à doença, que frequentemente carece de perspectivas de cura. Para além das sobrecargas que são dispostas durante o processo paliativo, o cuidador também vivencia mudanças significativas na qualidade de vida no decorrer da evolução da doença. Esse cenário é agravado quando o paciente apresenta piora nos sintomas, momento no qual acaba por requerer maior dedicação por parte do cuidador e reduz as janelas de descanso ou a participação deste em atividades sociais. Esse contexto pode contribuir para uma reação de isolamento social e até mesmo para o desenvolvimento de sintomas depressivos (Volpato; Santos, 2007).

Uma equipe preparada em cuidados paliativos e atenção domiciliar desempenha um papel fundamental na redução da sobrecarga enfrentada pelos cuidadores, propiciando conexões de cumplicidade e vínculos que frequentemente não são alcançados em um ambiente hospitalar. Essa alteração pode influenciar de maneira determinante a forma como são enfrentadas essas situações, proporcionando apoio assistencial tanto para o paciente quanto para quem cuida (Nascimento, 2024).

Os momentos finais da vida remontam a uma série de questões e estão envoltos em incertezas, ainda que os sintomas estejam devidamente controlados. As últimas horas costumam ser permeadas por um misto de sentimentos de tristeza, melancolia e saudade, ao mesmo tempo que se deseja uma passagem serena do ente querido (Aguiar; Silva, 2021; Mendes; Vasconcellos, 2015).

O momento da morte costuma ser peculiar em cada caso. Geralmente, cuidadores e familiares descrevem esse período como um sofrimento profundo, mesmo quando os sintomas do paciente estão sendo efetivamente controlados. As últimas horas de um paciente em estágio terminal representam a continuidade da evolução progressiva dos sinais e sintomas. Contudo, faz-se necessário estar preparado para o possível surgimento de novos elementos causadores de angústia, tanto para o paciente quanto para a família (Porto; Lustosa, 2010).

É fundamental evitar a utilização excessiva e ineficaz de recursos terapêuticos, como a repetição de exames e o uso de respiradores e medicamentos vasoativos, pois essas intervenções podem resultar em sofrimento adicional em relação à própria doença. Dessa maneira, deve ser priorizado o controle dos sintomas, com o objetivo de fornecer ao paciente alívio e conforto durante essa fase crítica (Godinho; Pinho; Moreira, 2024).

Nos estágios finais do paliativo, a prioridade fundamental consiste em garantir o controle abrangente dos sintomas, prevenir agravamentos durante as últimas horas, proporcionar alívio à agonia final e evitar intervenções médicas que possam ser consideradas ineficazes nessa fase crítica. É de extrema importância abster-se de procedimentos de investigação clínica e intervenções que não tenham como objetivo principal melhorar a compreensão e o manejo dos sintomas (Mendes; Vasconcellos, 2015).

Reconhecer o processo de morte representa um dos desafios mais complexos para profissionais de saúde, pois requer uma compreensão de que, em determinado estágio da progressão da doença, as disfunções se tornam irreversíveis e qualquer esforço para prolongar a vida muitas vezes acaba por prolongar também o sofrimento. As medidas recomendadas incluem a preservação da vida, assegurando que qualquer tratamento oferecido não resulte em maior desconforto do que a própria doença e, acima de tudo, priorize as necessidades do paciente em relação ao alívio dos sintomas (Prado et al., 2019).

Conforme os momentos finais se aproximam, o paciente progressivamente se distancia dos sinais compatíveis com a vida, perdendo a capacidade de comunicação, alimentação e mobilidade. Mesmo sua expressão facial, muitas vezes sugestiva de dor ou angústia, torna-se difícil de decifrar (Mendes; Vasconcellos, 2015).

Quando todos os sintomas se intensificam e começa a se manifestar um quadro de morte iminente e irreversível, a expectativa média de vida do paciente se reduz de horas a dias, momento referido como as "últimas 48 horas", caracterizado por um processo ativo de morte, a fase da agonia terminal ou, de maneira mais simples, a agonia.

Nas últimas 48 horas, as atividades metabólicas diminuem consideravelmente, levando a uma anorexia fisiológica. O paciente pode não conseguir ingerir alimentos, e a aceitação de líquidos se torna progressivamente mais difícil. Assim, tentar alimentá-lo por meio de sondas enterais nesse estágio pode ser considerado um procedimento iatrogênico, pois provoca desconforto físico, não só pela presença da sonda em si, mas também pelo potencial surgimento de novos sintomas, como náuseas, vômitos, maior risco de aspiração brônquica, sensação de plenitude e desconforto abdominal (Suzuki, 2013).

É frequente que os sintomas se intensifiquem nessa etapa, com a maioria dos pacientes experimentando uma diminuição na capacidade de memória e raciocínio. Suas respostas tornam-se lentas e, em muitos casos, inadequadas ou até ausentes. Sintomas que estavam sendo gerenciados de maneira razoável podem se agravar nos momentos finais da vida, tornando-se resistentes às abordagens terapêuticas convencionais (Machado et al., 2018).

Os últimos suspiros podem variar em intensidade, sendo prolongados e profundos ou, então, rasos e intermitentes. Geralmente, a cessação da respiração ocorre antes da parada dos batimentos cardíacos e, após o falecimento, observa-se um relaxamento na expressão facial (Machado et al., 2018).

Nesse momento peculiar e delicado, o apoio emocional e o preparo espiritual se tornam um diferencial que muito pode contribuir. É importante destacar que esse preparo não se limita a rituais religiosos, envolvendo a criação de um ambiente no qual a religião do paciente seja respeitada e ele não seja pressionado a adotar novas crenças espirituais. Evitar qualquer forma de atribuição de culpa, receios divinos ou situações que possam gerar medo no paciente é de extrema importância, pois a assistência espiritual deve ser acolhedora e simples, muitas vezes tão simples quanto um toque ou um olhar. O ato de ouvir ganha mais significado do que o de falar, e transmitir ao paciente um acolhimento constante e sincero é essencial nessa etapa do cuidado paliativo (Sanchez et al., 2010).

Proporcionar cuidados nos momentos finais da vida demanda uma equipe de saúde que atue de forma sincronizada e minuciosa, levando em consideração a abordagem terapêutica apropriada e as particularidades de cada paciente e sua família. É fundamental reconhecer que os sentimentos de medo, tristeza, saudade e angústia vivenciados tanto pelos familiares quanto pelos profissionais da equipe não devem ser negligenciados. No entanto, é igualmente importante abordá-los com sensibilidade, priorizando, na medida do possível, o apoio e o processo de luto de acordo com as circunstâncias (Silva Junior et al., 2019).

Para saber mais

ARANTES, A. C. Q. **A morte é um dia que vale a pena viver**. Rio de Janeiro: Casa da Palavra, 2016.

Essa obra fascinante, escrita por Ana Claudia Quintana Arantes, oferece uma perspectiva profunda e emocional sobre o tema da morte e dos cuidados paliativos. A autora compartilha suas experiências como médica especializada em cuidados paliativos, apresentando uma visão sensível e inspiradora sobre como enfrentar a morte com compaixão e dignidade.

A morte é um dia que vale a pena viver não apenas complementará os conhecimentos apresentados neste capítulo, mas também enriquecerá a compreensão dos profissionais de saúde sobre a importância dos cuidados paliativos. Por meio das histórias de pacientes e de sua própria jornada, a autora aborda questões essenciais, que incluem, por exemplo, como aliviar o sofrimento físico e como oferecer apoio emocional aos pacientes e suas famílias.

Essa leitura é especialmente valiosa para profissionais da saúde que desejam aprimorar suas habilidades na prática de cuidados paliativos e aprofundar sua compreensão sobre o significado da morte, de modo a entender como proporcionar uma transição tranquila e significativa para os pacientes em suas jornadas finais.

É uma obra tocante e esclarecedora, que ilumina o caminho daqueles que trabalham na área de cuidados paliativos e que desejam oferecer o melhor suporte possível aos pacientes em um momento tão importante da vida.

Síntese

Com os estudos deste capítulo, demonstramos que os cuidados paliativos abrangem uma ampla gama de tópicos inter-relacionados e dependem de uma contribuição multiprofissional, que desempenha um papel fundamental nesse contexto.

Iniciamos abordando a filosofia e os princípios subjacentes aos cuidados paliativos. Esses princípios fundamentais destacam a importância da qualidade de vida, do alívio do sofrimento e do apoio holístico aos pacientes, independentemente de sua idade ou condição individual. Isso serve como base para a abordagem dos agentes comunitários de saúde e endemias (ACSE).

Discutimos também os diferentes níveis de atenção em cuidados paliativos e buscamos esclarecer como a atuação da equipe interprofissional desempenha um papel vital na prestação de cuidados abrangentes e centrados no paciente. Essa colaboração entre diversos profissionais de saúde é fundamental para proporcionar o melhor suporte possível aos pacientes e suas famílias.

Exploramos as particularidades dos cuidados paliativos em diversas fases da vida, incluindo o início da vida, e na pediatria. Mostramos como é essencial adaptar os cuidados paliativos às necessidades únicas das crianças e suas famílias, reconhecendo os desafios específicos dessa população.

Além disso, examinamos as particularidades dos cuidados paliativos em adultos, idosos e pacientes oncológicos. Cada um desses grupos apresenta demandas específicas, como o manejo da dor e o apoio emocional, que devem ser compreendidos pelos ACSE.

Tratamos ainda da assistência à fase final da vida e do óbito domiciliar. Demonstramos que oferecer conforto e apoio aos pacientes no final de suas jornadas é uma parte fundamental dos cuidados paliativos e que os agentes comunitários podem desempenhar um papel significativo nesse processo.

Por fim, este capítulo forneceu uma visão abrangente dos cuidados paliativos e sua relevância para os ACSE. Ao entenderem a filosofia, os princípios e as nuances desses cuidados em diferentes contextos, esses profissionais estarão mais bem preparados para oferecer suporte eficaz e compassivo às comunidades sob seus cuidados.

Questões para revisão

1. Qual médica é considerada a fundadora do movimento de cuidados paliativos e introduziu a ideia revolucionária de cuidar dos pacientes que enfrentam doenças graves e ameaças à vida, concentrando-se não apenas na cura, mas na qualidade de vida e no alívio do sofrimento?
   a) Maria Montessori.
   b) Florence Nightingale.
   c) Cicely Saunders.
   d) Marie Curie.
   e) Ketlin Medeiros.

2. Qual é o propósito essencial dos cuidados paliativos com base nas definições apresentadas neste capítulo?
   a) Realizar procedimentos invasivos e aplicar tecnologias de ponta.
   b) Buscar a recuperação por meio de tratamentos de cura.
   c) Negligenciar o sofrimento do paciente.
   d) Assegurar a máxima qualidade de vida possível para os pacientes e seus familiares.
   e) Praticar ou sugerir a eutanásia.

3. Qual é, de acordo com o texto, uma das principais vantagens da assistência domiciliar nos cuidados paliativos?
   a) Oferecer conforto, apoio familiar e redução do sofrimento aos pacientes.
   b) Proporcionar uma abordagem focada na cura da doença.

c) Aumentar os custos do sistema de saúde.
d) Reduzir a preferência dos pacientes pelo tratamento hospitalar.
e) Diminuir o acesso do paciente aos profissionais de saúde.

4. Por que as decisões éticas no contexto dos cuidados paliativos para idosos podem ser complexas? Como a colaboração com a família é importante nesse processo?

5. Qual é o desafio enfrentado pela comunidade pediátrica em relação à experiência de lidar com questões relacionadas à morte? Como isso impacta a necessidade de capacitação em cuidados paliativos?

Questões para reflexão

1. Considerando-se o aumento na incidência de doenças crônicas devido ao envelhecimento da população e os avanços tecnológicos que transformaram algumas doenças mortais em condições crônicas, qual é sua opinião sobre o equilíbrio entre a busca pela cura e a preservação da vida em pacientes idosos? Como a sociedade deve abordar esse desafio complexo?

2. Como você interpreta a importância de não apressar nem atrasar a morte, honrando o curso natural dos eventos, no contexto dos cuidados paliativos? De que maneira a integração dos aspectos psicológicos e espirituais no cuidado ao paciente e à família contribui para uma abordagem mais holística e compassiva?

3. Qual é a importância da abordagem interprofissional nos cuidados paliativos e qual é sua contribuição no fornecimento de uma assistência completa e compassiva a pacientes com doenças graves e ameaçadoras à vida? Quais são os desafios potenciais que podem surgir ao integrar profissionais de diferentes áreas em uma equipe de cuidados paliativos?

Considerações finais

Esta obra teve o intuito de abordar os aspectos de atuação dos profissionais agentes comunitários de saúde e endemias (ACSE) em diversas áreas, como a nutrição em todas as fases da vida, os primeiros socorros, os cuidados com a pessoa idosa e os cuidados paliativos. Além disso, inicialmente foram descritas as atribuições específicas do agente comunitário de saúde (ACS) e do agente de combate às endemias (ACE) paralelamente à análise do contexto histórico dessa profissão e das legislações pertinentes.

Como o conhecimento é movimento, ele não deve ser estagnado por parte dos profissionais de saúde que buscam uma atuação pautada em competências, habilidades, ética e humanização.

Assim, esperamos que você tenha aproveitado ao máximo cada página desta obra, refletindo sobre a atuação dos profissionais ACSE, que diariamente, faça chuva ou faça sol, estão nas ruas, visitando as comunidades e concretizando a Atenção Primária à Saúde (APS).

Mais ainda, esperamos que esses profissionais sejam cada vez mais respeitados e reconhecidos pelo trabalho que desenvolvem. Que os demais profissionais da saúde possam enxergá-los como profissionais competentes, capazes de observar e identificar as necessidades do território onde atuam em busca de melhores condições de vida e de saúde para a população.

Os ACSE são um importante elo entre a comunidade e a APS. Eles fazem o Sistema Único de Saúde (SUS) acontecer!

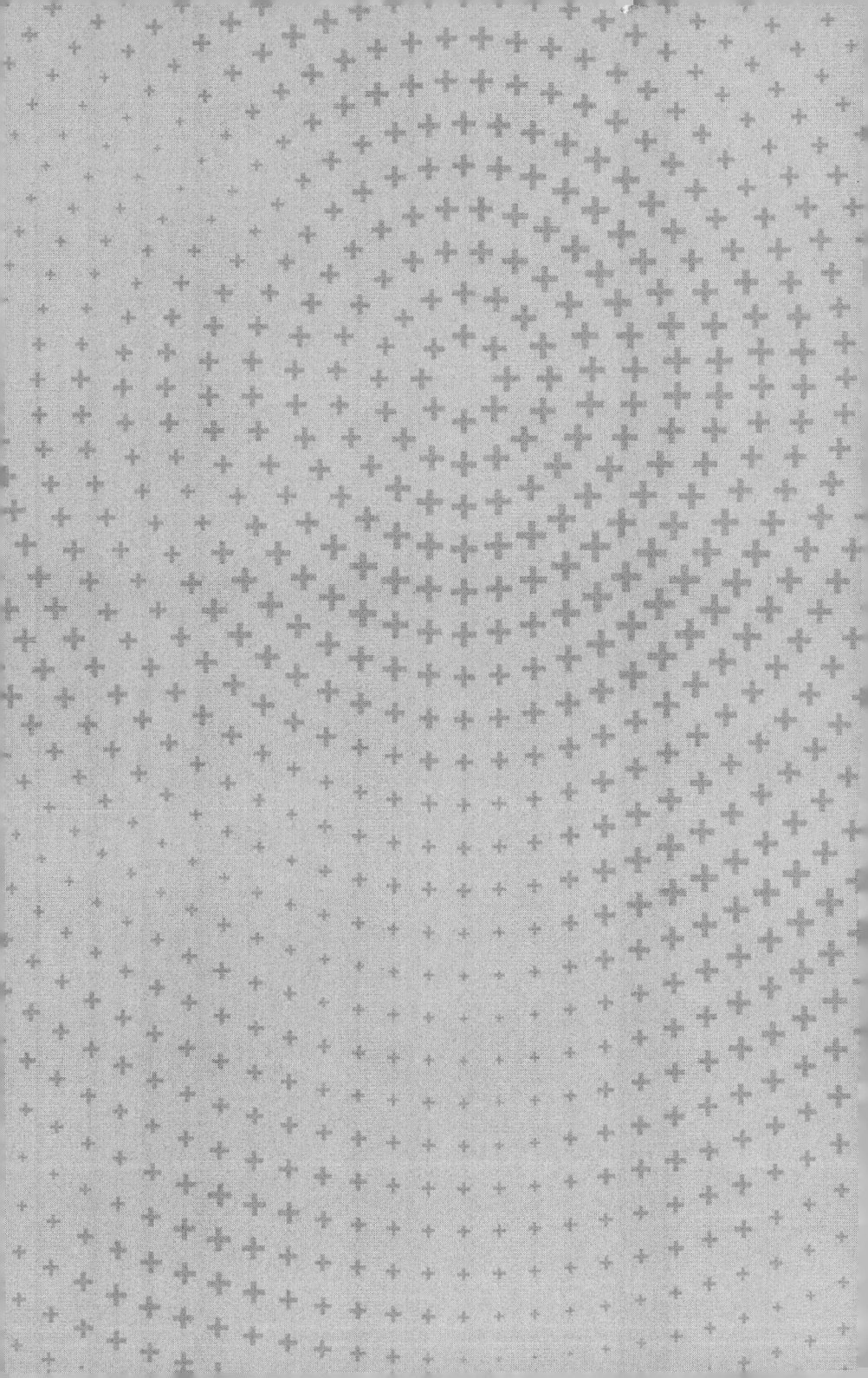

Lista de siglas

ACE	Agente de combate às endemias
ACS	Agente comunitário de saúde
ACSE	Agentes comunitários de saúde e endemias
AHA	American Heart Association
AIT	Ataque isquêmico transitório
APS	Atenção Primária à Saúde
ASN	Avaliação da Situação Nutricional
AVC	Acidente vascular cerebral
AVE	Acidente vascular encefálico
AVEh	Acidente vascular hemorrágico
AVEi	Acidente vascular isquêmico
CAB	Cadeia de sobrevivência
CDH	Comissão de Direitos Humanos e Legislação Participativa
Ceaf	Componente Especializado da Assistência Farmacêutica
CFN	Conselho Federal de Nutricionistas
CI	Constipação intestinal
CNSAN	Conferência Nacional de Segurança Alimentar e Nutricional
Conacs	Confederação Nacional dos Agentes Comunitários de Saúde
Consea	Conselho Nacional de Segurança Alimentar e Nutricional
Cras	Centro de Referência da Assistência Social
Crea	Centro de Referência Especializado da Assistência Social
DA	Doença de Alzheimer
DAC	Doença arterial coronariana
Datasus	Departamento de Informática do Sistema Único de Saúde
DCNT	Doenças crônicas não transmissíveis
DCV	Doença cardiovascular
DEA	Desfibrilador externo automático

DHAA	Direito Humano à Alimentação Adequada
DM	Diabetes *mellitus*
DP	Doença de Parkinson
DPOC	Doença pulmonar obstrutiva crônica
DRGE	Doença do refluxo gastroesofágico
EACS	Estratégia de Agentes Comunitários de Saúde
EAN	Educação Alimentar e Nutricional
Ebia	Escala Brasileira de Insegurança Alimentar
Endef	Estudo Nacional da Despesa Familiar
EPI	Equipamento de proteção individual
EPS	Educação Permanente em Saúde
ESF	Estratégia Saúde da Família
FAO	Food and Agriculture Organization (Organização das Nações Unidas para a Alimentação e a Agricultura)
FBDG	Food Based Dietary Guidelines (Guias Alimentares Baseados em Alimentos)
Fies	*Food Insecurity Experience Scale* (Escala de Insegurança Alimentar)
Fiocruz	Fundação Oswaldo Cruz
Gaba	Guias Alimentares Baseados em Alimentos
GAPB	Guia Alimentar para a População Brasileira
GM/MS	Gabinete do(a) Ministro(a)/Ministério da Saúde
IAM	Infarto agudo do miocárdio
Insan	Insegurança Alimentar e Nutricional
IMC	Índice de Massa Corporal
Inan	Instituto Nacional de Alimentação e Nutrição
IU	Incontinência urinária
Loas	Lei Orgânica da Assistência Social
Losan	Lei da Segurança Alimentar e Nutricional
LPP	Lesão por pressão MS Ministério da Saúde
OMS	Organização Mundial da Saúde

ONU	Organizações das Nações Unidas
PCDT	Protocolo Clínico e Diretrizes Terapêuticas
PCR	Parada cardiorrespiratória
PD	Prevalência de Desnutrição
PHTLS	*Prehospital Trauma Life Support* (Atendimento Pré-Hospitalar ao Traumatizado)
Pidesc	Pacto Internacional dos Direitos Econômicos, Sociais e Culturais
Plansan	Plano Nacional de Segurança Alimentar e Nutricional
PNAB	Política Nacional de Atenção Básica
PNAD	Pesquisa Nacional por Amostra de Domicílio
PNAE	Programa Nacional de Alimentação Escolar
PNAN	Política Nacional de Alimentação e Nutrição
PNAS	Política Nacional de Assistência Social
PNI	Política Nacional do Idoso
PNSPI	Política Nacional de Saúde da Pessoa Idosa
POF	Pesquisa de Orçamentos Familiares
Pronaf	Programa Nacional de Fortalecimento da Agricultura Familiar
RCP	Ressuscitação cardiopulmonar
SAES/MS	Secretaria de Atenção Especializada à Saúde/Ministério da Saúde
Samu	Serviço de Atendimento Móvel de Urgência
SAN	Segurança Alimentar e Nutricional
SBV	Suporte Básico de Vida
Sisvan	Sistema de Vigilância Alimentar e Nutricional
Suas	Sistema Único de Assistência Social
SUS	Sistema Único de Saúde
UBS	Unidade Básica de Saúde
VET	Valor energético total

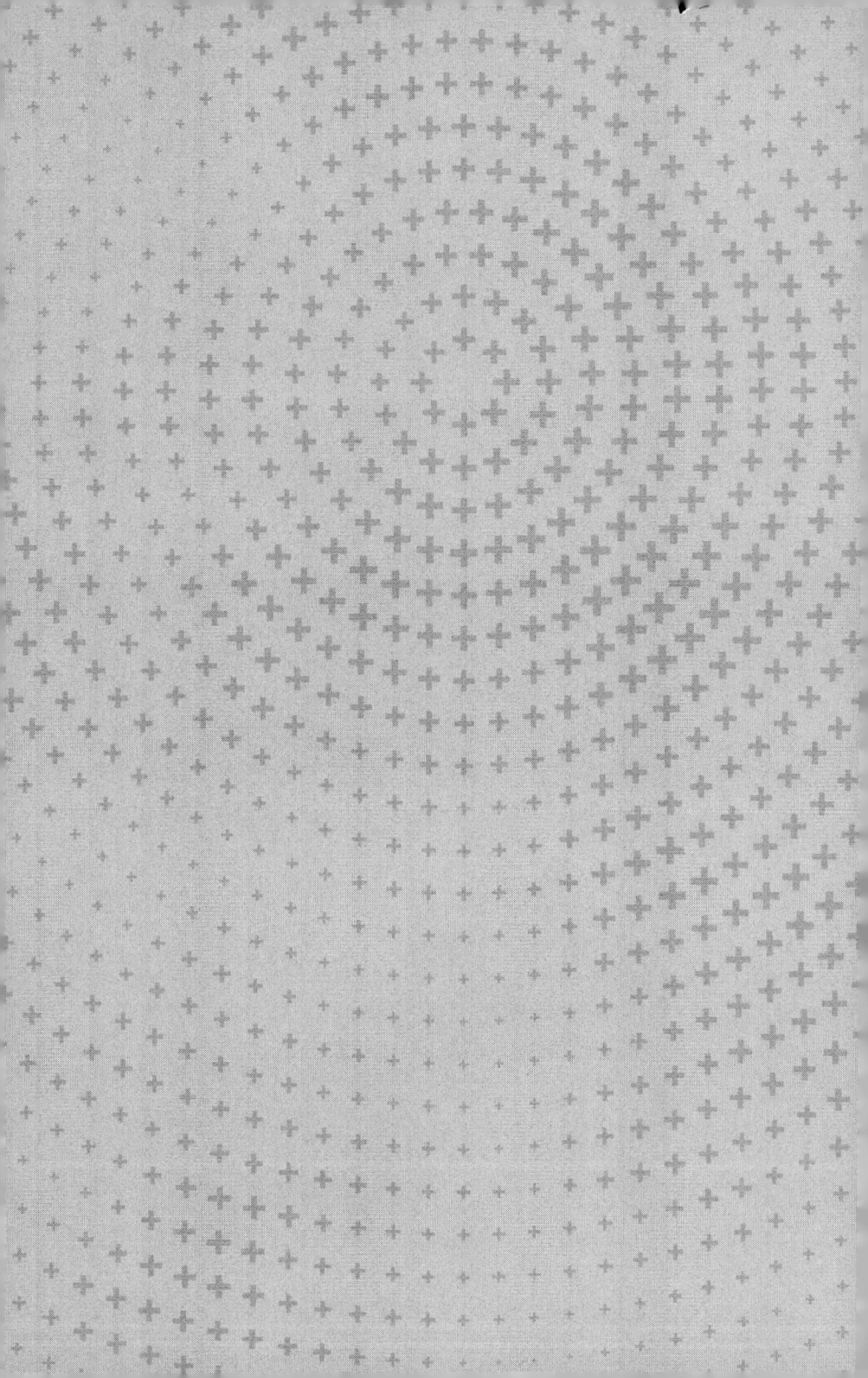

Referências

ABRAZ – Associação Brasileira de Alzheimer. **O que é Alzheimer**. Disponível em: <https://abraz.org.br/sobre-alzheimer/o-que-e-alzheimer/>. Acesso em: 21 jan. 2024.

ADAM, J. ABC of Palliative Care: the Last 48 Hours. **BMJ – British Medical Journal**, v. 315, n. 7122, p. 1600-1603, Dec. 1997.

AGUIAR, B. F.; SILVA, J. P. Psicologia, espiritualidade/religiosidade e cuidados paliativos: uma revisão integrativa. **Revista Psicologia, Diversidade e Saúde**, v. 10, n. 1, p. 158-167, 2021. Disponível em: <https://www5.bahiana.edu.br/index.php/psicologia/article/view/2964>. Acesso em: 28 nov. 2024.

AGUIAR, O. B.; PADRÃO, S. M. Direito humano à alimentação adequada: fome, desigualdade e pobreza como obstáculos para garantir direitos sociais. **Serviço Social e Sociedade**, São Paulo, n. 143, p. 121-139, jan./abr. 2022. Disponível em: <https://www.scielo.br/j/sssoc/a/7GNQn7tYqWL6wYZncbLRnSN/abstract/?lang=pt>. Acesso em: 15 ago. 2024.

AHA – American Heart Association. **Destaques das diretrizes de RCP e ACE de 2020 da American Heart Association**. Texas, 2020. Disponível em: <https://protecaoebrigada.com.br/wp-content/uploads/2021/05/Guidelines-2020.pdf>. Acesso em: 5 set. 2024.

ALIAGA, M. A.; SANTOS, S. M. C.; TRAD, L. A. B. Segurança alimentar e nutricional: significados construídos por líderes comunitários e moradores de um bairro popular de Salvador, Bahia, Brasil. **Cadernos de Saúde Pública**, v. 36, n. 1, 2020. Disponível em: <https://www.scielo.br/j/csp/a/Msmy3XpTVhbpZfsx5wsPzkh/>. Acesso em: 15 ago. 2024.

ALMEIDA, A. P. S. C. et al. Falta de acesso e trajetória de utilização de serviços de saúde por idosos brasileiros. **Ciência & Saúde Coletiva**, v. 25, n. 6, p. 2213-2226, 2020. Disponível em: <https://www.scielo.br/j/csc/a/cXhvX6xXRnjn4sHKRjCxbCL/?format=pdf&lang=pt>. Acesso em: 28 abr. 2024.

ALMEIDA JÚNIOR, I. G.; TEIXEIRA, P. Z. Infecções respiratórias. In: GARCIA, E. et al. (Org.). **Essências em geriatria clínica**. Porto Alegre: Edipucrs, 2018. p. 153-183.

ALVES, K. P. S.; JAIME, P. C. A Política Nacional de Alimentação e Nutrição e seu diálogo com a Política Nacional de Segurança Alimentar e Nutricional. **Ciência & Saúde Coletiva**, v. 19, n. 11, p. 4331-4340, nov. 2014. Disponível em: <https://www.scielo.br/j/csc/a/5rjQDDxqWPZ5KprPdJMLFzB/abstract/?lang=pt>. Acesso em: 20 ago. 2024.

ALVES, R. F. et al. Cuidados paliativos: desafios para cuidadores e profissionais de saúde. **Fractal: Revista de Psicologia**, v. 27, n. 2, p. 165-176, maio/ago. 2015. Disponível em: <https://www.scielo.br/j/fractal/a/Wrrqb9J3NfVgDYvspvjdfVp/?lang=pt>. Acesso em: 26 nov. 2024.

AMBROSI, C.; GRISOTTI, M. O Guia Alimentar para População Brasileira (GAPB): uma análise à luz da teoria social. **Ciência & Saúde Coletiva**, v. 27, n. 11, p. 4243-4251, out. 2022. Disponível em: <https://www.scielo.br/j/csc/a/spHMZQTCYVTj8PC3by8h4qq/>. Acesso em: 20 ago. 2024.

ANDRAUS, L. M. S. et al. Primeiros socorros para criança: relato de experiência. **Acta Paulista de Enfermagem**, v. 18, n. 2, p. 220-225, 2005. Disponível em: <https://www.scielo.br/j/ape/a/VRrg7wTNTH494frWVgxs7gz/abstract/?lang=pt>. Acesso em: 20 ago. 2024.

ANGHELESCU, D. L.; OAKES, L.; HINDS, P. S. Palliative Care and Pediatrics. **Anesthesiology Clinics of North America**, v. 24, n. 1, p. 145-161, Mar. 2006.

ANVISA – Agência Nacional de Vigilância Sanitária. **Nota técnica GVIMS/GGTES n. 03/2017**: Práticas seguras para prevenção de lesão por pressão em serviços de saúde. Brasília, 2017. Disponível em: <https://www.gov.br/anvisa/pt-br/centraisdeconteudo/publicacoes/servicosdesaude/notas-tecnicas/notas-tecnicas-vigentes/nota-tecnica-gvims-ggtes-no-03-2017.pdf/view>. Acesso em: 4 mar. 2024.

ARAÚJO, A. P. S.; BERTOLINI, S. M. M. G.; MARTINS JUNIOR, J. Alterações morfofisiológicas decorrentes do processo de envelhecimento do sistema musculoesquelético e suas consequências para o organismo humano. **Perspectivas Online – Biologia & Saúde**, Campos dos Goytacazes, v. 12, n. 4, p. 22-34, 2014. Disponível em: <https://www.perspectivasonline.com.br/biologicas_e_saude/article/view/42/409>. Acesso em: 1º mar. 2024.

ARAUJO, R. G. Educação popular em saúde e o papel social do agente comunitário de saúde de uma comunidade ribeirinha. **Revista Amor Mundi**, Santo Ângelo, v. 2, n. 9, p. 3-15, set. 2021. Disponível em: <https://journal.editorametrics.com.br/index.php/amormundi/article/download/142/102>. Acesso em: 15 ago. 2024.

ARCANJO, S. P. et al. Características clínicas e laboratoriais associadas à indicação de cuidados paliativos em idosos hospitalizados. **Einstein**, São Paulo, v. 16, n. 1, p. 1-8, abr. 2018. Disponível em: <https://www.scielo.br/j/eins/a/CYcTNDDkX84TLzfKntGyWnD/?lang=pt>. Acesso em: 27 nov. 2024.

ASSIS, A. S.; CASTRO-SILVA, C. A. Agente comunitário de saúde e o idoso: visita domiciliar e práticas de cuidado. **Physis – Revista de Saúde Coletiva**, Rio de Janeiro, v. 28, n. 3, p. 1-17, 2018. Disponível em: <https://www.scielo.br/j/physis/a/pdwWSpcYhfkfj9qbxP3RTZr/?format=pdf&lang=pt>. Acesso em: 15 dez. 2023.

AWADALLA, N. J.; AL HUMAYED, R. S.; MAHFOUZ, A. A. Experience of Basic Life Support among King Khalid University Health Profession Students, Southwestern Saudi Arabia. **International Journal of Environmental Research and Public Health**, v. 17, n. 13, Jul. 2020.

AZEVEDO, E. Alimentação, sociedade e cultura: temas contemporâneos. **Sociologias**, Porto Alegre, v. 19, n. 44, p. 276-307, jan./abr. 2017. Disponível em: <https://www.scielo.br/j/soc/a/jZ4t5bjvQVqqXdNYn9jYQgL/?format=pdf&lang=pt>. Acesso em: 15 ago. 2024.

AZEVEDO, T. F. et al. Envelhecimento endócrino e assistência integral de enfermagem ao idoso com diabetes mellitus. In: CONGRESSO INTERNACIONAL DE ENVELHECIMENTO HUMANO – CIEH, 6., 2019, Campina Grande. **Anais**... Campina Grande, 2019. Disponível em: <https://envelhecimento endócrino e assistência integral de enfermagem ao idoso com diabetes mellitus>. Acesso em: 4 mar. 2024.

AZEVEDO, U. N.; COSTA, J. W.; LYRA, I. T. Agentes comunitários de saúde e a educação em saúde: uma estreita relação. CONGRESSO BRASILEIRO DE MEDICINA DE FAMÍLIA E COMUNIDADE – CBMFC, 12., 2013, Belém.

BARBOSA, R. M. S.; COLARES, L. G. T.; SOARES, E. A. Desenvolvimento de guias alimentares em diversos países. **Revista de Nutrição**, Campinas, v. 21, n. 4, p. 455-467, jul./ago. 2008. Disponível em: <https://www.scielo.br/j/rn/a/5pF6WRjYXhrQZTCNXVFTcyt/abstract/?lang=pt>. Acesso em: 20 ago. 2024.

BARRETO, A. C. P.; WAJNGARTEN, M. Insuficiência cardíaca nos idosos: diferenças e semelhanças com os mais jovens. **Arquivos Brasileiros de Cardiologia**, v. 71, n. 6, p. 801-806, dez. 1998. Disponível em: <https://www.scielo.br/j/abc/a/QvybtwXY6qsZbWGqggK3jsy/>. Acesso em: 30 ago. 2024.

BARRETO, S. M. Envelhecimento: prevenção e promoção da saúde. **Cadernos de Saúde Pública**, v. 22, n. 9, set. 2006. Resenha. Disponível em: <https://www.scielo.br/j/csp/a/YfDfsyFCZnfvYMVkkZbV3qj/>. Acesso em: 26 ago. 2024.

BARROS, D. F. et al. O contexto da formação dos agentes comunitários de saúde no Brasil. **Texto & Contexto – Enfermagem**, Florianópolis, n. 19, v. 1, p. 78-84, jan./mar. 2010. Disponível em: <https://doi.org/10.1590/S0104-07072010000100009>. Acesso em: 15 ago. 2024.

BAZAN, S. G. Z. et al. Cardiomiopatia hipertrófica – revisão. **Arquivos Brasileiros de Cardiologia**, v. 115, n. 5, p. 927-935, nov. 2020. Disponível em: <https://www.scielo.br/j/abc/a/SNVdgFzJhsqLWPtpHsBJ9Gc/?lang=pt>. Acesso em: 7 fev. 2024.

BECK, I. et al. Translation and Cultural Adaptation of the Integrated Palliative Care Outcome Scale Including Cognitive Interviewing with Patients and Staff. **BMC Palliat Care**, v. 16, n. 49, Sept. 2017.

BERNHARD, C. A. **Política Nacional de Saúde da Pessoa Idosa**: a integralidade da atenção e a fragilidade do idoso. 49 f. Monografia (Bacharelado em Psicologia) – Universidade do Vale do Taquari, Lajeado, 2012. Disponível em: <https://www.univates.br/bduserver/api/core/bitstreams/8e52fd5d-c78d-4ffa-a872-ae4360a94502/content>. Acesso em: 25 fev. 2022.

BEVILAQUA, M. R. C.; SOUZA, L. N.; GUERREIRO, T. S. B. Cuidados paliativos sobre a assistência de enfermagem aos pacientes idosos com a doença de Alzheimer: uma revisão bibliográfica. **Revista Foco**, v. 17, n. 5, p. 1-21, maio 2024. Disponível em: <https://ojs.focopublicacoes.com.br/foco/article/view/5031>. Acesso em: 27 nov. 2024.

BEZERRA, A. C. V. Das brigadas sanitárias aos agentes de controle de endemias: o processo de formação e os trabalhos de campo. **Hygeia – Revista Brasileira de Geografia Médica e da Saúde**, v. 13, n. 25, p. 65-80, set. 2017. Disponível em: <https://seer.ufu.br/index.php/hygeia/article/view/37269/20879>. Acesso em: 29 nov. 2023.

BIRGISDÓTTIR, D. et al. A Novel Care Guide for Personalised Palliative Care – a National Initiative for Improved Quality of Care. **BMC Palliative Care**, v. 20, n. 1, Nov. 2021.

BONTEMPO A. P. S. et al. Fatores associados à síndrome da bexiga hiperativa em idosas: um estudo transversal. **Revista Brasileira Geriatria e Gerontologia**, n. 20, v. 4, p. 474-484, 2017. Disponível em: <https://www.scielo.br/j/rbgg/a/7M83yKTjSqh89vNT469DHqD/?lang=pt>. Acesso em: 5 mar. 2024.

BORGES, G. M.; CAMPOS, M. B.; SILVA, L. G. C. Transição da estrutura etária no Brasil: oportunidades e desafios para a sociedade nas próximas décadas. In: ERVATTI, L. R.; BORGES, G. M.; JARDIM, A. P. (Org.). **Mudança demográfica no Brasil no início do século XXI**: subsídios para as projeções da população. Rio de Janeiro: IBGE, 2015. p. 138-151. Disponível em: <https://biblioteca.ibge.gov.br/visualizacao/livros/liv93322.pdf>. Acesso em: 20 jan. 2024.

BORGES, M. M.; SANTOS JUNIOR, R. A comunicação na transição para os cuidados paliativos: artigo de revisão. **Revista Brasileira de Educação Médica**, v. 38, n. 2, p. 275-282, 2014. Disponível em: <https://www.scielo.br/j/rbem/a/kwFkVRhDzdWqNdpXzQ7zHqR/abstract/?lang=pt>. Acesso em: 27 nov. 2024.

BRAGA, J. L.; ALVARENGA, R. M. P.; MORAES NETO, J. B. M. Acidente vascular cerebral. **Revista Brasileira de Medicina**, v. 60, n. 3, p. 88-94, 2003.

BRAGA, S. F. M. et al. As políticas públicas para os idosos no Brasil: a cidadania no envelhecimento. ENCONTRO DE ADMINISTRAÇÃO PÚBLICA E GOVERNANÇA – EnAPG, 3., 2008 Salvador. **Anais**... Salvador, 2008. Disponível em: <https://arquivo.anpad.org.br/eventos.php?cod_evento=&cod_evento_edicao=41&cod_edicao_subsecao=411&cod_edicao_trabalho=9992>. Acesso em: 20 ago. 2024.

BRANDÃO, A. R.; BRANDÃO, T. C. R. Envelhecimento cutâneo. In: FREITAS, E. V. de; PY, L. (Ed.). **Tratado de geriatria e gerontologia**. 5. ed. Rio de Janeiro: Gen; Guanabara Koogan, 2022. p. 2850-2868.

BRASIL. Constituição (1988). **Diário Oficial da União**, Brasília, DF, 5 out. 1988. Disponível em: <http://www.planalto.gov.br/ccivil_03/constituicao/constituicao.htm>. Acesso em: 6 out. 2023.

BRASIL. Lei n. 8.842, de 4 de janeiro de 1994. **Diário Oficial da União**, Poder Legislativo, Brasília, 5 jan. 1994. Disponível em: <https://www.planalto.gov.br/ccivil_03/leis/l8842.htm>. Acesso em: 20 fev. 2024.

BRASIL. Lei n. 10.424, de 15 de abril 2002. **Diário Oficial da União**, Poder Legislativo, Brasília, DF, 16 abr. 2002. Disponível em: <https://www.planalto.gov.br/ccivil_03/leis/2002/l10424.htm>. Acesso em: 15 ago. 2024.

BRASIL. Lei n. 10.741, de 1º de outubro 2003. **Diário Oficial da União**, Poder Legislativo, Brasília, DF, 3 out. 2003a. Disponível em: <https://www.planalto.gov.br/ccivil_03/leis/2003/l10.741.htm#:~:text=LEI%20No%2010.741%2C%20DE%201%C2%BA%20DE%20OUTUBRO%20DE%202003.&text=Disp%C3%B5e%20sobre%20o%20Estatuto%20do%20Idoso%20e%20d%C3%A1%20-outras%20provid%C3%AAncias.&text=Art.,a%2060%20(sessenta)%20anos.&text=Art.,-2o%20O>. Acesso em: 15 ago. 2024.

BRASIL. Lei n. 11.346, de 15 de setembro de 2006. **Diário Oficial da União**, Poder Legislativo, Brasília, DF, 18 set. 2006a. Disponível em: <https://www.planalto.gov.br/ccivil_03/_ato2004-2006/2006/lei/l11346.htm>. Acesso em: 15 ago. 2024.

BRASIL. Lei n. 11.350, de 5 de outubro de 2006. **Diário Oficial da União**, Poder Executivo, Brasília, DF, 6 out. 2006b. Disponível em: <https://www.planalto.gov.br/ccivil_03/_ato2004-2006/2006/lei/l11350.htm>. Acesso em: 21 nov. 2023.

BRASIL. Lei n. 13.595, de 5 de janeiro de 2018. **Diário Oficial da União**, Poder Legislativo, Brasília, DF, 8 jan. 2018a. Disponível em: <https://www.planalto.gov.br/ccivil_03/_ato2015-2018/2018/lei/l13595.htm>. Acesso em: 21 nov. 2023.

BRASIL. Lei n. 14.423, de 22 de julho de 2022. **Diário Oficial da União**, Poder Legislativo, Brasília, DF, 27 jul. 2022a. Disponível em: <https://www.planalto.gov.br/ccivil_03/_Ato2019-2022/2022/Lei/L14423.htm>. Acesso em: 25 ago. 2024.

BRASIL. Lei n. 14.536, de 20 de janeiro de 2023. **Diário Oficial da União**, Poder Legislativo, Brasília, DF, 20 jan. 2023a. Disponível em: <https://www.planalto.gov.br/ccivil_03/_ato2023-2026/2023/lei/L14536.htm>. Acesso em: 15 ago. 2024.

BRASIL. Ministério da Mulher, da Família e dos Direitos Humanos. **Prevenção aos acidentes domésticos & guia rápido de primeiros socorros**. Brasília, 2020. Disponível em: <https://www.gov.br/mdh/pt-br/assuntos/noticias/2020-2/abril/ministerio-publica-guia-de-prevencao-a-acidentes-domesticos-e-primeiros-socorros/SNDCA_PREVENCAO_ACIDENTES_A402.pdf>. Acesso em: 31 mar. 2024.

BRASIL. Ministério da Saúde. Agência Nacional de Vigilância Sanitária. Fundação Oswaldo Cruz. **Anexo 2**: Protocolo para prevenção de úlcera por pressão. Brasília, 2013a. Disponível em: <https://www.gov.br/saude/pt-br/composicao/saes/dahu/pnsp/protocolos-basicos/protocolo-ulcera-por-pressao.pdf/view>. Acesso em: 4 mar. 2024.

BRASIL. Ministério da Saúde. Biblioteca Virtual em Saúde. **11/4 – Dia Mundial de Conscientização da Doença de Parkinson**: avançar, melhorar, educar, colaborar! Disponível em: <https://bvsms.saude.gov.br/11-4-dia-mundial-de-conscientizacao-da-doenca-de-parkinson-avancar-melhorar-educar-colaborar/#:~:text=Com%20o%20aumento%20da%20expectativa,pessoas%20vivam%20com%20a%20enfermidade.>. Acesso em: 30 ago. 2024a.

BRASIL. Ministério da Saúde. Conselho Nacional de Saúde. **Recomendação n. 29, de 21 de setembro de 2021**. Recomenda a observância do Parecer Técnico nº 194/2021, que dispõe sobre princípios gerais, orientações e recomendações do Conselho Nacional de Saúde (CNS) ao Programa Saúde com Agente. Brasília, 2021. Disponível em: <https://conselho.saude.gov.br/recomendacoes-cns/recomendacoes-2021/2083-recomendacao-n-029-de-21-de-setembro-de-2021>. Acesso em: 1º mar. 2023.

BRASIL. Ministério da Saúde. Conselho Nacional de Secretarias Municipais de Saúde. Universidade Federal do Rio Grande do Sul. **Fundamentos do trabalho do agente de saúde**. Brasília, 2022b. (Programa Saúde com Agente; E-book 7). Disponível em: <http://bvsms.saude.gov.br/bvs/publicacoes/fundamentos_trabalho_agentes_saude.pdf>. Acesso em: 21 nov. 2023.

BRASIL. Ministério da Saúde. **Doença de Alzheimer**. Disponível em: <https://www.gov.br/saude/pt-br/assuntos/saude-de-a-a-z/a/alzheimer#:~:text=A%20Doen%C3%A7a%20de%20Alzheimer%20(DA,neuropsiqui%C3%A1tricos%20e%20de%20altera%C3%A7%C3%B5es%20comportamentais>. Acesso em: 21 jan. 2024b.

BRASIL. Ministério da Saúde. Fundação Oswaldo Cruz. Vice-Presidência de Serviços de Referência e Ambiente. Núcleo de Biossegurança. **Manual de primeiros socorros**. Rio de Janeiro: Fiocruz, 2003b. Disponível em: <https://www.fiocruz.br/biosseguranca/Bis/manuais/biosseguranca/manualdeprimeirossocorros.pdf>. Acesso em: 25 ago. 2024.

BRASIL. Ministério da Saúde. Instituto Nacional de Câncer. **Cuidados paliativos em oncologia**: orientações para agentes comunitários de saúde. Rio de Janeiro: Inca, 2022c. Disponível em: <https://www.inca.gov.br/sites/ufu.sti.inca.local/files/media/document/cartilha_cuidados_paliativos_em_oncologia_final.pdf>. Acesso em: 27 nov. 2024.

BRASIL. Ministério da Saúde. **Política Nacional de Alimentação e Nutrição**. Disponível em: <https://www.gov.br/saude/pt-br/composicao/saps/pnan>. Acesso em: 20 ago. 2024c.

BRASIL. Ministério da Saúde. Portaria n. 2.436, de 21 de setembro de 2017. **Diário Oficial da União**, Brasília, DF, 22 set. 2017. Disponível em: <https://www.in.gov.br/materia/-/asset_publisher/Kujrw0TZC2Mb/content/id/19308123/do1-2017-09-22-portaria-n-2-436-de-21-de-setembro-de-2017-19308031>. Acesso em: 15 ago. 2024.

BRASIL. Ministério da Saúde. Portaria n. 2.528, de 19 de outubro de 2006. **Diário Oficial da União**, Brasília, DF, 20 out. 2006c. Disponível em: <https://bvsms.saude.gov.br/bvs/saudelegis/gm/2006/prt2528_19_10_2006.html>. Acesso em: 28 mar. 2024.

BRASIL. Ministério da Saúde. **Qual o tratamento para o Alzheimer**. Disponível em: <https://www.gov.br/saude/pt-br/assuntos/saude-de-a-a-z/a/alzheimer/tratamento>. Acesso em: 21 jan. 2024d.

BRASIL. Ministério da Saúde. **Saúde da pessoa idosa**. Disponível em: <https://www.gov.br/saude/pt-br/assuntos/saude-de-a-a-z/s/saude-da-pessoa-idosa>. Acesso em: 22 nov. 2023b.

BRASIL. Ministério da Saúde. Secretaria de Atenção à Saúde. Departamento de Ações Programáticas e Estratégicas. **Atenção à saúde da pessoa idosa e envelhecimento.** Brasília, 2010. Disponível em: <https://bvsms.saude.gov.br/bvs/publicacoes/atencao_saude_pessoa_idosa_envelhecimento_v12.pdf>. Acesso em: 25 fev. 2024.

BRASIL. Ministério da Saúde. Secretaria de Atenção à Saúde. Departamento de Ações Programáticas e Estratégicas. **Orientações técnicas para a implementação de Linha de Cuidado para Atenção Integral à Saúde da Pessoa Idosa no Sistema Único de Saúde (SUS).** Brasília, 2018b. Disponível em: <https://bvsms.saude.gov.br/bvs/publicacoes/linha_cuidado_atencao_pessoa_idosa.pdf>. Acesso em: 22 nov. 2023.

BRASIL. Ministério da Saúde. Secretaria de Atenção à Saúde. Departamento de Atenção Básica. **Envelhecimento e saúde da pessoa idosa.** Brasília, 2007a. (Cadernos de Atenção Básica, n. 19). Disponível em: <https://bvsms.saude.gov.br/bvs/publicacoes/abcad19.pdf>. Acesso em: 28 abr. 2024.

BRASIL. Ministério da Saúde. Secretaria de Atenção à Saúde. Departamento de Atenção Básica. **Marco de Referência da Vigilância Alimentar e Nutricional na Atenção Básica.** Brasília, 2015. Disponível em: <https://bvsms.saude.gov.br/bvs/publicacoes/marco_referencia_vigilancia_alimentar.pdf>. Acesso em: 15 ago. 2024.

BRASIL. Ministério da Saúde. Secretaria de Atenção à Saúde. Departamento de Atenção Básica. **Política Nacional de Alimentação e Nutrição.** 2. ed. Brasília, 2007b. (Série B. Textos Básicos de Saúde). Disponível em: <https://www.gov.br/saude/pt-br/composicao/saps/pnan>. Acesso em: 20 ago. 2024.

BRASIL. Ministério da Saúde. Secretaria de Atenção à Saúde. Departamento de Atenção Básica. **Orientações para a coleta e análise de dados antropométricos em serviços de saúde**: Norma Técnica do Sistema de Vigilância Alimentar e Nutricional – Sisvan. Brasília, 2011. Disponível em: <https://bvsms.saude.gov.br/bvs/publicacoes/orientacoes_coleta_analise_dados_antropometricos.pdf>. Acesso em: 15 ago. 2024.

BRASIL. Ministério da Saúde. Secretaria de Atenção à Saúde. Departamento de Atenção Especializada e Temática. Coordenação de Saúde da Pessoa Idosa. **Diretrizes para o Cuidado das Pessoas Idosas no SUS**: proposta de modelo de atenção integral – XXX Congresso Nacional de Secretarias Municipais de Saúde. Brasília, 2014. Disponível em: <https://bvsms.saude.gov.br/bvs/publicacoes/diretrizes_cuidado_pessoa_idosa_sus.pdf>. Acesso em: 22 nov. 2023.

BRASIL. Ministério da Saúde. Secretaria de Gestão do Trabalho e da Educação na Saúde. Departamento de Gestão da Educação na Saúde. **Diretrizes para Capacitação de Agentes Comunitários de Saúde em Linhas de Cuidado.** Brasília, 2016. Disponível em: <https://bvsms.saude.gov.br/bvs/publicacoes/diretrizes_capacitacao_agentes_comunitarios_cuidado.pdf>. Acesso em: 20 jan. 2024.

BRASIL. Ministério da Saúde. Secretaria de Gestão do Trabalho e da Educação na Saúde. Departamento de Gestão da Educação na Saúde. **Perfil de competências profissionais do Agente Comunitário de Saúde (ACS).** Versão preliminar. Brasília, 2003c. Disponível em: <https://bvsms.saude.gov.br/bvs/publicacoes/perfil_competencia_acs.pdf>. Acesso em: 21 nov. 2023.

BRASIL. Ministério da Saúde. Secretaria Executiva. Coordenação de Apoio à Gestão Descentralizada. **Diretrizes operacionais dos Pactos pela Vida, em Defesa do SUS e de Gestão.** Brasília, 2006d. (Série Pactos pela Saúde 2006, v. 1)Disponível em: <https://bvsms.saude.gov.br/bvs/publicacoes/PactosPelaVida_Vol1DiretOperDefesaSUSeGestao.pdf>. Acesso em: 23 nov. 2023.

BRASIL. Ministério da Saúde. Secretaria Executiva. **Programa Agentes Comunitários de Saúde (PACS).** Brasília, 2001. Disponível em: <http://bvsms.saude.gov.br/bvs/publicacoes/pacs01.pdf>. Acesso em: 15 jan. 2024.

BRASIL. Ministério do Desenvolvimento e Assistência Social, Família e Combate à Fome. Secretaria Nacional da Política de Cuidados e Família. **Nota Informativa n. 5/2023**: Envelhecimento e o direito ao cuidado. Brasília, 2023c. Disponível em: <https://www.gov.br/mds/pt-br/noticias-e-conteudos/desenvolvimento-social/noticias-desenvolvimento-social/mds-lanca-diagnostico-sobre-envelhecimento-e-direito-ao-cuidado/Nota_Informativa_N_5.pdf>. Acesso em: 20 ago. 2024.

BRASIL. Ministério do Desenvolvimento Social e Combate à Fome. Secretaria Nacional de Assistência Social. **Política Nacional de Assistência Social – PNAS/2004**: Norma Operacional Básica – NOB/Suas. Brasília, 2005. Disponível em: <https://www.mds.gov.br/webarquivos/publicacao/assistencia_social/Normativas/PNAS2004.pdf>. Acesso em: 25 ago. 2024.

BRASIL. Ministério do Desenvolvimento Social e Combate à Fome. Secretaria Nacional de Assistência Social. **Tipificação Nacional de Serviços Socioassistenciais.** Brasília, 2013b. Disponível em: <https://www.mds.gov.br/webarquivos/publicacao/assistencia_social/Normativas/tipificacao.pdf>. Acesso em: 25 ago. 2024.

BRILHANTE, A. C. de M. et al. Potencialidades da atenção básica no Sistema Único de Saúde. In: OLIVEIRA, T. S. et al. **Experiências coletivas no SUS**. João Pessoa: Periodicojs, 2024a. v. 2. p. 84-89. Disponível em: <https://periodicojs.com.br/index.php/easn/article/view/1857/1644>. Acesso em: 15 ago. 2024.

BRILHANTE, A. C. de M. et al. Práticas integrativas e complementares em saúde coletiva. In: OLIVEIRA, T. S. et al. **Experiências coletivas no SUS**. João Pessoa: Periodicojs, 2024b. v. 2. p. 91-100. Disponível em: <https://periodicojs.com.br/index.php/easn/article/view/1858/1645>. Acesso em: 15 ago. 2024.

BRILHANTE, V. C. et al. O trabalho do agente comunitário de saúde como doação, abnegação e criação de vínculo: subjetividades produzidas. **Revista Uruguaya de Enfermería**, v. 17, n. 1, p. 1-13, 2022. Disponível em: <https://rue.fenf.edu.uy/index.php/rue/article/view/331/388>. Acesso em: 5 mar. 2025.

BRITO, J. G. et al. Efeito de capacitação sobre primeiros socorros em acidentes para equipes de escolas de ensino especializado. **Revista Brasileira de Enfermagem**, v. 73, n. 2, p. 1-7, 2020. Disponível em: <https://www.scielo.br/j/reben/a/SHw8PBVZkNzSWGyKdfszV4J/?format=pdf&lang=pt>. Acesso em: 20 ago. 2024.

BRITO JÚNIOR, A. A. et al. Interdisciplinaridade no manejo de pacientes oncológicos em cuidados paliativos: uma abordagem no contexto da pandemia da COVID-19. **Brazilian Journal of Health Review**, v. 4, n. 6, p. 23823-23834, nov./dez. 2021. Disponível em: <https://ojs.brazilianjournals.com.br/ojs/index.php/BJHR/article/view/38988>. Acesso em: 27 nov. 2024.

BRITO, M. J. A. et al. Trabalho do agente comunitário de saúde na implementação do SUS: fragilidades e desafios – revisão crítica. **Cuadernos de Educación y Desarrollo**, v. 16, n. 1, p. 2161-2178, 2024. Disponível em: <https://ojs.europubpublications.com/ojs/index.php/ced/article/view/3144/2631>. Acesso em: 15 ago. 2024.

BRUERA, E. et al. The Edmonton Symptom Assessment System (ESAS): a Simple Method for the Assessment of Palliative Care Patients. **Journal of Palliative Care**, v. 7, n. 2, p. 6-9, 1991.

BRUNNER, L. S.; SUDDARTH, D. S. **Manual de enfermagem médico-cirúrgica**. Tradução de Patricia Lydie Voeux. 14. ed. Rio de Janeiro: Guanabara Koogan, 2019.

BUCCI, M. P. D. (Org.). **Políticas públicas**: reflexões sobre o conceito jurídico. São Paulo: Saraiva, 2006.

BURNS, D. A. R. et al. (Org.). **Tratado de pediatria**. 4. ed. São Paulo: Manole, 2017.

BUSS, P. M. Promoção da saúde e qualidade de vida: uma perspectiva histórica ao longo dos últimos 40 anos (1980-2020). **Ciência e Saúde Coletiva**, v. 25, n. 12, p. 4723-4735, dez. 2020. Disponível em: <https://www.scielosp.org/article/csc/2020.v25n12/4723-4735/>. Acesso em: 15 ago. 2024.

CABRAL, L. T. D.; MORELATO, R. L.; TIEPPO, A. Anemia. In: FREITAS, E. V. de; PY, L. (Ed.). **Tratado de geriatria e gerontologia**. 5. ed. Rio de Janeiro: Gen; Guanabara Koogan, 2022. p. 2820-2849.

CAISAN – Câmara Interministerial de Segurança Alimentar e Nutricional. **Plano Nacional de Segurança Alimentar e Nutricional – Plansan 2016-2019**. Brasília: MDSA; Caisan, 2017. Disponível em: <https://www.mds.gov.br/webarquivos/arquivo/seguranca_alimentar/caisan/plansan_2016_19.pdf>. Acesso em: 20 ago. 2024.

CAIXETA, L. et al. **Doença de Alzheimer**. Porto Alegre: Artmed, 2012.

CAMPAGNE, D. Considerações gerais sobre fraturas. **Manual MSD**, 2021. Disponível em: <https://www.msdmanuals.com/pt-br/casa/les%C3%B5es-e-envenenamentos/fraturas/considera%C3%A7%C3%B5es-gerais-sobre-fraturas>. Acesso em: 31 mar. 2024.

CARDOSO, C. E. F.; MEZZAVILLA, R. S. O Guia Alimentar Brasileiro como ferramenta na construção de saberes e reflexões no contexto escolar: um relato de experiência. **Em Extensão**, Uberlândia, v. 21, n. 1, p. 202-218, jan./jun. 2022. Disponível em: <https://seer.ufu.br/index.php/revextensao/article/view/65057>. Acesso em: 20 ago. 2024.

CARNEIRO, R. C. M. S. et al. Constipação intestinal em idosos e sua associação com fatores físicos, nutricionais e cognitivos. **Aletheia**, v. 51, n. 1-2, p. 117-130, jan./dez. 2018. Disponível em: <https://pepsic.bvsalud.org/pdf/aletheia/v51n1-2/v51n1-2a11.pdf>. Acesso em: 30 ago. 2024.

CASTÔR, K. S. et al. Cuidados paliativos: perfil com olhar biopsicossocial dentre pacientes oncológicos. **BrJP**, v. 2, n. 1, p. 49-54, jan./mar. 2019. Disponível em: <https://www.scielo.br/j/brjp/a/PptcKK77c3vLRkQyHTrVk7b/abstract/?lang=pt>. Acesso em: 27 nov. 2024.

CASTRO, J. **Geografia da fome**: o dilema brasileiro – pão ou aço. 10. ed. Rio de Janeiro: Antares, 1984.

CAVEIÃO, C. et al. **Emergências**: o que fazer antes da chegada do socorro especializado? Curitiba: InterSaberes, 2022.

CIOSAK, S. I. et al. Senescência e senilidade: novo paradigma na atenção básica de saúde. **Revista da Escola de Enfermagem da USP**, v. 45, n. 2 (especial), p. 1763-1768, dez. 2011. Disponível em: <https://www.scielo.br/j/reeusp/a/9VCqQLGF9kHwsVTLk4FdDRt/?lang=pt&format=pdf>. Acesso em: 28 abr. 2024.

CLÍNICA JOINT. **Lista das 10 fraturas ósseas mais graves**. 2021. Disponível em: <https://jointinstitute.com.br/lista-das-10-fraturas-osseas-mais-graves/>. Acesso em: 31 mar. 2024.

CORREIA, E. P. E.; TOURINHO, T. Osteoporose. In: GARCIA, E. et al. (Org.). **Essências em geriatria clínica**. Porto Alegre: EDIPUCRS, 2018. p. 347-357.

CORREIA, J. B. et al. Foreign Body Airway Obstruction. **Archivos de Bronconeumología**, v. 56, n. 9, p. 59, 2020.

CORTES, C. C. Historia y desarrollo de los cuidados paliativos. In: MARCOS G. S. (Ed.). **Cuidados paliativos e intervención psicossocial em enfermos com cáncer**. Las Palmas: ICEPS, 1988. p. 17-21.

COSTA, R. S. da et al. Reflexões bioéticas acerca da promoção de cuidados paliativos a idosos. **Saúde em Debate**, Rio de Janeiro, v. 40, n. 108, p. 170-177, jan./mar. 2016. Disponível em: <https://www.scielo.br/j/sdeb/a/nbwsngkHRpms9FzpGGnZLZm/?format=pdf&lang=pt>. Acesso em: 5 mar. 2025.

CRUCIOLLI, R. M. et al. Cuidados paliativos em pacientes oncológicos. **Acta de Ciências e Saúde**, v. 8, n. 1, p. 13-30, 2019. Disponível em: <https://www2.ls.edu.br/actacs/index.php/ACTA/article/view/193>. Acesso em: 27 nov. 2024.

CRUZ, M. M. Concepção de saúde-doença e o cuidado em saúde. In: OLIVEIRA, R. G.; GRABOIS, V.; MENDES JÚNIOR, W. V. (Org.). **Qualificação de gestores do SUS**. Rio de Janeiro, RJ: EAD/ENSP, 2009. p. 21-34.

CRUZ, N. A. O. et al. O papel da equipe multidisciplinar nos cuidados paliativos em idosos. **Research, Society and Development**, v. 10, n. 8, p. 1-13, 2021a. Disponível em: <https://rsdjournal.org/index.php/rsd/article/download/17433/15772/222628>. Acesso em: 27 nov. 2024.

CRUZ, N. A. O. et al. O papel da equipe multidisciplinar nos cuidados paliativos em idosos: uma revisão integrativa. **Brazilian Journal of Development**, Curitiba, v. 7, n. 1, p. 414-434, jan. 2021b. Disponível em: <https://ojs.brazilianjournals.com.br/ojs/index.php/BRJD/article/view/22545>. Acesso em: 26 nov. 2024.

DIAS, L. L. C. et al. Cuidados paliativos: a arte de cuidar que transcende a família e o doente oncológico diante da finitude. **Revista Pró-UniverSUS**, v. 15, n. 2, p. 72-78, maio/jul. 2024. Disponível em: <https://editora.univassouras.edu.br/index.php/RPU/article/view/3171>. Acesso em: 27 nov. 2024.

DIAS, Q. C. et al. Reflexões sobre a boa morte: em busca da autonomia perdida no processo de cuidado. **Contribuciones a las Ciencias Sociales**, v. 16, n. 11, p. 27180-27200, 2023. Disponível em: <2024. https://ojs.revistacontribuciones.com/ojs/index.php/clcs/article/view/2733>. Acesso em: 27 nov. 2024.

DANTAS, E. H. M.; SANTOS, C. A. S. (Org.). **Aspectos biopsicossociais do envelhecimento e a prevenção de quedas na terceira idade**. Joaçaba: Ed. Unoesc, 2017. Disponível em: <https://ufsj.edu.br/portal2-repositorio/File/ppgpsi/ebooks/Aspectos_Biopsicossociais_do_envelhecimento.pdf>. Acesso em: 7 mar. 2024.

DATASUS – Departamento de informática do Sistema Único de Saúde do Brasil. Disponível em: <http://w3.DATASUS.gov.br/APRESENTACAO/PoliticaInformacaoSaude29_03_2004.pdf>. Acesso em: 16 jan. 2024.

DODD-BUTERA, T.; BRODERICK, M.; MEZA, C. Animals, Poisonous and Venomous. In: WEXLER, P. (Ed.). **Encyclopedia of Toxicology**. 4. ed. Academic Press, 2024. p. 505-514.

DOMINGUES, M. A. R. C.; ORDONEZ, T. N.; SILVA, T. B. L. Instrumentos de avaliação de rede de suporte social. In: FREITAS, E. V. de; PY, L. (Ed.). **Tratado de geriatria e gerontologia**. 5. ed. Rio de Janeiro: Gen; Guanabara Koogan, 2022. p. 3800-3834.

DOVEY, T. M. et al. Food Neophobia and 'Picky/Fussy' Eating in Children: a Review. **Appetite**, v. 50, n. 2-3, p. 181-193, Mar./May 2008.

DOYLE, D.; WOODRUFF, R. **The IAHPC Manual of Palliative Care**. 2. ed. London: IAHPC Press, 2004.

EVANS, C. J. et al. The Selection and Use of Outcome Measures in Palliative and End-of-Life Care Research: the MORECare International Consensus Workshop. **Journal of Pain Symptom Management**, v. 46, n. 6, p. 925-937, Dec. 2013.

FAGHERAZZI, S. B. **Análise da influência de diferentes fatores sobre as pressões ventilatórias máximas em idosos do município de Porto Alegre – Brasil**. 105 f. Dissertação (Mestrado em Gerontologia Biomédica) – Pontifícia Universidade Católica do Rio Grande do Sul, Porto Alegre, 2010. Disponível em: <http://tede2.pucrs.br/tede2/handle/tede/2612>. Acesso em: 7 fev. 2024.

FERNANDES, J. D.; MACHADO, M. C. R.; OLIVEIRA, Z. N. P. Quadro clínico e tratamento da dermatite da área das fraldas – Parte II. **Anais Brasileiros de Dermatologia**, v. 84, n. 1, p. 47-54, 2009. Disponível em: <https://www.scielo.br/j/abd/a/SvzqbrGJL6vTHNnhDYD9Ntg/>. Acesso em: 5 set. 2024.

FERREIRA, F. N. et al. O médico veterinário como capacitador de agentes comunitários de saúde e de endemias para a prevenção de acidentes por animais peçonhentos. **Research, Society and Development**, v. 9, n. 7, p. 1-23, maio 2020. Disponível em: <https://www.researchgate.net/publication/341608172_O_Medico_Veterinario_como_capacitador_de_agentes_comunitarios_de_saude_e_de_endemias_para_a_prevencao_de_acidentes_por_animais_peconhentos>. Acesso em: 25 ago. 2024.

FERRIOLLI, E. Envelhecimento do sistema digestório. In: FREITAS, E. V. de; PY, L. (Ed.). **Tratado de geriatria e gerontologia**. 3. ed. Rio de Janeiro: Gen; Guanabara Koogan, 2016. p. 952-958.

FIGUEIREDO, J. F. et al. Qualidade de vida de pacientes oncológicos em cuidados paliativos. **Revista de Enfermagem do Centro-Oeste Mineiro**, v. 8, jul. 2018. Disponível em: <https://seer.ufsj.edu.br/recom/article/view/2638>. Acesso em: 29 nov. 2024.

FISBERG, R. M.; MARCHIONI, D. M. L.; COLUCCI, A. C. A. Avaliação do consumo alimentar e da ingestão de nutrientes na prática clínica. **Arquivos Brasileiros de Endocrinologia & Metabologia**, v. 53, n. 5, p. 617-624, jul. 2009. Disponível em: <https://www.scielo.br/j/abem/a/y96PnbFww5kJDSfdYfpDsqj/>. Acesso em: 20 ago. 2024.

FLORIANI, C. A.; SCHRAMM, F. R. Atendimento domiciliar ao idoso: problema ou solução. **Cadernos de Saúde Pública**, v. 20, n. 4, p. 986-994, jul./ago. 2004. Disponível em: <https://www.scielo.br/j/csp/a/V5YZWbp8BG793JYZ635846C/>. Acesso em: 31 ago. 2024.

FLORIANI, C. A.; SCHRAMM, F. R. Desafios morais e operacionais da inclusão dos cuidados paliativos na rede de atenção básica. **Cadernos de Saúde Pública**, v. 23, n. 9, p. 2072-2080, set. 2007. Disponível em: <https://www.scielo.br/j/csp/a/KPxkWPpNcmTLPgTJhf8fwwt/>. Acesso em: 20 ago. 2024.

FONTANA JÚNIOR, A. F.; SANTOS, F. L.; SOARES, J. C. Causas e efeitos do envelhecimento no sistema cardiorrespiratório. JORNADA ACADÊMICA DO CURSO DE EDUCAÇÃO FÍSICA DA FAMES, 7., 2014, Vitória. **Anais**... 2014. Disponível em: <http://metodistacentenario.com.br/jornada-academica-educacao-fisica-da-fames/anais/7a-jornada/antonio-fontana-junior-envelhecimento-fames.pdf/view>. Acesso em: 31 ago. 2024.

FORNELLS, H. A. Cuidados paliativos en el domicilio. **Acta Bioethica**, v. 6, n. 1, p. 63-75, 2000. Disponível em: <https://www.scielo.cl/scielo.php?pid=S1726-569X2000000100005&script=sci_abstract>. Acesso em: 20 ago. 2024.

FRATEZI, F. R.; GUTIERREZ, B. A. O. Cuidador familiar do idoso em cuidados paliativos: o processo de morrer no domicílio. **Ciência & Saúde Coletiva**, v. 16, n. 7, p. 3241-3248, jul. 2011. Disponível em: <https://www.scielo.br/j/csc/a/XnZpFwTPnkRY3y8ySwPqDvz/>. Acesso em: 27 nov. 2024.

FREITAS, E. V. de Diabetes Melito. In: FREITAS, E. V. de; PY, L. (Ed.). **Tratado de geriatria e gerontologia**. 5. ed. Rio de Janeiro: Gen; Guanabara Koogan, 2022. p. 1159-1177.

FREITAS, E. V. de; MIRANDA, R. D. Avaliação geriátrica ampla. In: FREITAS, E. V. de; PY, L. (Ed.). **Tratado de geriatria e gerontologia**. 3. ed. Rio de Janeiro: Gen; Guanabara Koogan, 2016. p. 1375-1387.

FREITAS, E. V. de; MIRANDA, R. D. Avaliação geriátrica ampla. In: FREITAS, E. V. de; PY, L. (Ed.). **Tratado de geriatria e gerontologia**. 5. ed. Rio de Janeiro: Gen; Guanabara Koogan, 2022. p. 1375-1387.

FREITAS, E. V. de; PY, L. (Ed.). **Tratado de geriatria e gerontologia**. 5. ed. Rio de Janeiro: Gen; Guanabara Koogan, 2022.

GALESI, L. F.; QUESADA, K. R.; OLIVEIRA, M. R. M. Indicadores de segurança alimentar e nutricional. **Revista Simbio-Logias**, v. 2, n. 1, p. 221-230, maio 2009. Disponível em: <https://www.ibb.unesp.br/Home/ensino/departamentos/educacao/indicadoers_de_seguranca.pdf>. Acesso em: 20 ago. 2024.

GARCIA, E. et al. (Org.). **Essências em geriatria clínica**. Porto Alegre: EDIPUCRS, 2018.

GAUCHE, H.; CALVO, M. C. M.; ASSIS, M. A. A. Ritmos circadianos de consumo alimentar nos lanches e refeições de adultos: aplicação do semanário alimentar. **Revista de Nutrição**, Campinas, v. 19, n. 2, p. 177-185, mar./abr. 2006. Disponível em: <https://www.scielo.br/j/rn/a/GqwzYsxYrb4pXtpxswG3Tcn/>. Acesso em: 20 ago. 2024.

GODINHO, H. F. B. G.; PINHO, M. E. M. de; MOREIRA, L. A. Distanásia e ortotanásia: reflexões éticas, legais e sociais na prática médica contemporânea. **Research, Society and Development**, v. 13, n. 8, p. 1-10, ago. 2024.

GOIÁS. Corpo de Bombeiros Militar do Estado de Goiás. **Manual operacional de bombeiros**: resgate pré-hospitalar. Goiânia, 2016. Disponível em: <https://www.bombeiros.go.gov.br/wp-content/uploads/2015/12/MANUAL-DE-RESGATE-PR%C3%89-HOSPITALAR.pdf>. Acesso em: 31 mar. 2024.

GOMES, I.; BRITTO, V. Censo 2022: número de pessoas com 65 anos ou mais de idade cresceu 57,4% em 12 anos. **Agência IBGE Notícias**, 1º nov. 2023. Disponível em: <https://agenciadenoticias.ibge.gov.br/agencia-noticias/2012-agencia-de-noticias/noticias/38186-censo-2022-numero-de-pessoas-com-65-anos-ou-mais-de-idade-cresceu-57-4-em-12-anos>. Acesso em: 20 jan. 2024.

GOMIEIRO, L. T. Y. **Os efeitos de um programa de exercícios respiratórios para idosos asmáticos**. 164 f. Dissertação (Mestrado em Ciências) – Universidade de São Paulo, São Paulo, 2008. Disponível em: <https://www.teses.usp.br/teses/disponiveis/5/5146/tde-25062009-094810/publico/ludmilatygomieiro.pdf>. Acesso em: 7 mar. 2024.

GONÇALVES, C. R. C. S. **Cuidados paliativos nos serviços de atenção domiciliar do Sistema Único de Saúde**: revisão integrativa de literatura brasileira. 96 f. Dissertação (Mestrado em Promoção de Saúde e Prevenção da Violência) – Universidade Federal de Minas Gerais, Belo Horizonte, 2023. Disponível em: <https://hdl.handle.net/1843/69087>. Acesso em: 27 nov. 2024.

GONÇALVES, L. H. T. et al. Conhecimento e atitude sobre diabetes mellitus de usuários idosos com a doença atendidos em unidade básica de saúde. **Nursing**, v. 23, n. 260, p. 3496-3500, jan. 2020. Disponível em: <https://www.revistanursing.com.br/index.php/revistanursing/article/view/468/443>. Acesso em: 4 mar. 2024.

GORZONI, M. L.; MARROCHI, L. C. R. Constipação intestinal e diarreia. In: FREITAS, E. V. de; PY, L. (Ed.). **Tratado de geriatria e gerontologia**. 5. ed. Rio de Janeiro: Gen; Guanabara Koogan, 2016. p. 997-1006.

GUETERRES, É. C. et al. Educação em saúde no contexto escolar: estudo de revisão integrativa. **Enfermería Global**, Murcia, v. 16, n. 46, p. 477-488, abr. 2017. Disponível em: <https://scielo.isciii.es/pdf/eg/v16n46/pt_1695-6141-eg-16-46-00464.pdf>. Acesso em: 12 jan. 2024.

HALL, J. E.; HALL, M. E. **Guyton & Hall**: tratado de fisiologia médica. Tradução de Alcides Marinho Junior et al. 14. ed. Rio de Janeiro: Elsevier, 2021.

HANEMANN, T.; ZEREU, M.; ZELMANOWICZ, A. Epidemiologia do câncer na população idosa. In: GARCIA, E. et al. (Org.). **Essências em geriatria clínica**. Porto Alegre: EDIPUCRS, 2018. p. 558-572.

HARDING, R. et al. The PRISMA Symposium 1: Outcome Tool Use. Disharmony in European Outcomes Research for Palliative and Advanced Disease Care: too Many Tools in Practice. **Journal of Pain Symptom Management**, v. 42, n. 4, p. 493-500, Oct. 2011.

HATZIANDREU, E.; ARCHONTAKIS, F.; DALY, A. **The Potential Cost Savings of Greater Use of Home- and Hospice-Based End of Life Care in England**. London: National Audit Office, 2008.

HAUBERT, M. **Primeiros socorros**. Porto Alegre: Sagah, 2018.

HIGGINSON, I. J.; EVANS, C. J. What Is the Evidence that Palliative Care Teams Improve Outcomes for Cancer Patients and Their Families? **Cancer Journal**, v. 16, n. 5, p. 423-435, Sept. 2010.

HIMELSTEIN, B. P. et al. Pediatric Palliative Care. **New England Journal of Medicine**, v. 350, n. 17, p. 1752-1762, Apr. 2004.

HOFFMANN, M. et al. Padrões alimentares de mulheres no climatério em atendimento ambulatorial no Sul do Brasil. **Ciência & Saúde Coletiva**, v. 20, n. 5, p. 1565-1574, 2015. Disponível em: <https://www.scielo.br/j/csc/a/rnsBfZFYSrprLKk8wVmMV9g/>. Acesso em: 20 ago. 2024.

HÖFLING, E. M. Estado e políticas (públicas) sociais. **Cadernos Cedes**, Campinas, v. 21, n. 55, p. 30-41, nov. 2001. Disponível em: <https://www.scielo.br/j/ccedes/a/pqNtQNWnT6B98Lgjpc5YsHq/?lang=pt&format=pdf>. Acesso em: 21 jan. 2024.

HOSPITAL ISRAELITA ALBERT EINSTEIN. **Acidente Vascular Cerebral (AVC)**. Disponível em: <https://www.einstein.br/especialidades/neurologia/subespecialidade/acidente-vascular-cerebral>. Acesso em: 31 ago. 2024.

IBGE – Instituto Brasileiro de Geografia e Estatística. Diretoria de Pesquisas. Coordenação de Trabalho e Rendimento. **Pesquisa de Orçamentos Familiares – POF 2017-2018**: perfil das despesas no Brasil – indicadores de qualidade de vida. Rio de Janeiro, 2021. Disponível em: <https://agenciadenoticias.ibge.gov.br/media/com_mediaibge/arquivos/c904b38149a4529baa952a5cdc6333c2.pdf>. Acesso em: 20 ago. 2024.

IBGE – Instituto Brasileiro de Geografia e Estatística. **Projeções da população**. Rio de Janeiro, 2013. Disponível em: <https://www.ibge.gov.br/estatisticas/sociais/populacao/9109-projecao-da-populacao.html?edicao=9116>. Acesso em: 6 dez. 2024.

IGLESIAS, S. B. O.; ZOLLNER, A. C. R.; CONSTANTINO, C. F. Cuidados paliativos pediátricos. **Residência Pediátrica**, v. 6, Supl.1, p. 46-54, 2016. Disponível em: <https://cdn.publisher.gn1.link/residenciapediatrica.com.br/pdf/v6s1a10.pdf>. Acesso em: 5 set. 2024.

INGLETON, C.; FAULKNER, A. Quality Assurance in Palliative Care: Some of the Problems. **European Journal of Cancer Care**, v. 4, n. 1, p. 38-44, Mar. 1995.

JESUS, J. G. L. et al. Orientação alimentar da pessoa idosa na Atenção Primária à Saúde: desenvolvimento e validação de um protocolo baseado no Guia Alimentar para a População Brasileira. **Revista Brasileira de Geriatria e Gerontologia**, v. 24, n. 5, 2021. Disponível em: <https://www.scielo.br/j/rbgg/a/9wmCKGncFRF9hzLvbzSdWhM/abstract/?lang=pt>. Acesso em: 20 ago. 2024.

JONES, J. M. et al. Assessing Agreement between Terminally Ill Cancer Patients' Reports of Their Quality of Life and Family Caregiver and Palliative Care Physician Proxy Ratings. **Journal of Pain Symptom Management**, v. 42, n. 3, p. 354-365, Sept. 2011.

JULIÃO, N. A.; SOUZA, A. de; GUIMARÃES, R. R. de M. Tendências na prevalência de hipertensão arterial sistêmica e na utilização de serviços de saúde no Brasil ao longo de uma década (2008-2019). **Ciência & Saúde Coletiva**, v. 26, n. 9, p. 4007 -4019, 2021. Disponível em: <https://www.scielo.br/j/csc/a/L4sGZw5MYny3vjWDnCvLbxs/?format=pdf&lang=pt>. Acesso em: 5 mar. 2025.

KARNAKIS, T.; COSTA, R. N.; SARAIVA, M. D. Câncer no idoso. In: FREITAS, E. V. de; PY, L. (Ed.). **Tratado de geriatria e gerontologia**. 5. ed. Rio de Janeiro: Gen; Guanabara Koogan, 2022. p. 2869-2911.

KABARITI, C. M. C.; CARDOSO, M. N.; COSTA, L. C. Envelhecimento e saúde: a urgência dos cuidados paliativos. **Revista Cedigma**, v. 1, n. 1, p. 53-70, 2024. Disponível em: <https://revistacedigma.cedigma.com.br/index.php/cedigma/article/view/29>. Acesso em: 27 nov. 2024.

KAYE, E. C. et al. The Impact of Specialty Palliative Care in Pediatric Oncology: a Systematic Review. **Journal of Pain and Symptom Management**, v. 61, n. 5, p. 1060-1079, May 2021.

KLAASSEN, C. D. (Ed.). **Casarett & Doull's Toxicology**: The Basic Science of Poisons. 9. ed. New York: McGraw-Hill Education, 2019.

KUMAR, V.; ABBAS, A. K.; ASTER, J. C. **Robbins & Cotran**: patologia – bases patológicas das doenças. 9. ed. Rio de Janeiro: Guanabara Koogan, 2016.

LAU, V. K.; GOLBERT, L.; RECH, C. G. S. L. Diabetes mellitus. In: GARCIA, E. et al. (Org.). **Essências em geriatria clínica**. Porto Alegre: EDIPUCRS, 2018. p. 431-438.

LEÃO, M. (Org.). **O direito humano à alimentação adequada e o Sistema Nacional de Segurança Alimentar e Nutricional**. Brasília: ABRANDH, 2013. Disponível em: <https://www.mds.gov.br/webarquivos/publicacao/seguranca_alimentar/DHAA_SAN.pdf>. Acesso em: 15 ago. 2024.

LIMA, A. L. **5 principais doenças cardíacas no idoso**. 2021. Disponível em: <https://www.tuasaude.com/doencas-cardiacas-no-idoso/>. Acesso em: 7 fev. 2024.

LIMA, B. B.; SANTANA, D. R. S.; ALVES, R. A. Lesão por pressão. In: FREITAS, E. V. de; PY, L. (Ed.). **Tratado de geriatria e gerontologia**. 5. ed. Rio de Janeiro: Gen; Guanabara Koogan, 2022. p. 3178-4581.

LIMA, J. G. et al. O processo de trabalho dos agentes comunitários de saúde: contribuições para o cuidado em territórios rurais remotos na Amazônia, Brasil. **Cadernos de Saúde Pública**, v. 37, n. 8, p. 1-18, 2021. Disponível em: <https://www.scielo.br/j/csp/a/wtrkTyL7qTmDC4gqftX7B3N/>. Acesso em: 15 ago. 2024.

LOPES, A. F. L. et al. Condutas de puérperas imediatas frente a um suposto engasgo em bebês. **Research, Society and Development**, v. 10, n. 10, p. 1-9, 2021. Disponível em: <https://doi.org/10.33448/rsd-v10i10.19133>. Acesso em: 9 out. 2024.

MACHADO, S. et al. Morrer num serviço de medicina interna: as últimas horas de vida. **Medicina Interna**, v. 25, n. 4, p. 286-292, out./dez. 2018. Disponível em: <https://revista.spmi.pt/index.php/rpmi/article/view/538>. Acesso em: 27 nov. 2024.

MACIEL, A. C. Incontinência urinária. In: FREITAS, E. V. de; PY, L. (Ed.). **Tratado de geriatria e gerontologia**. 5. ed. Rio de Janeiro: Gen; Guanabara Koogan, 2022. p. 1081-1095.

MACIEL, A. C. Incontinência urinária. In: FREITAS EV et al (org). **Tratado de Geriatria e Gerontologia**. 2a.ed. Rio de Janeiro: Guanabara koogan, 2006.

MACIEL, F. B. M. et al. Agente comunitário de saúde: reflexões sobre o processo de trabalho em saúde em tempos de pandemia de Covid-19. **Ciência & Saúde Coletiva**, v. 25, p. 4185-4195, out. 2020. Disponível em: <https://www.scielo.br/j/csc/a/XsyXgfVksPRS38tgfYppqBb/abstract/?lang=pt>. Acesso em: 1º dez. 2024.

MACRAE, M. C.; FAZAL, O.; O'DONOVAN, J. Community Health Workers in Palliative Care Provision in Low-Income and Middle-Income Countries: a Systematic Scoping Review of the Literature. **BMJ Global Health**, v. 5, p. 1-10, May 2020. Disponível em: <https://gh.bmj.com/content/5/5/e002368>. Acesso em: 28 nov. 2024.

MAGALHÃES, E. S.; OLIVEIRA, A. E. M.; CUNHA, N. B. Atuação do nutricionista para melhora da qualidade de vida de pacientes oncológicos em cuidados paliativos. **Arquivos de Ciências da Saúde**, v. 25, n. 3, p. 4-9, jul./dez. 2018. Disponível em: <https://fi-admin.bvsalud.org/document/view/5rrm5>. Acesso em: 27 nov. 2024.

MAHAN, L. K.; RAYMOND, J. L. **Krause**: alimentos, nutrição e dietoterapia. Tradução de Verônica Mannarino e Andréa Favan. 14. ed. Rio de Janeiro: Elsevier, 2018.

MALTA, D. C.; MERHY, E. E. O percurso da linha do cuidado sob a perspectiva das doenças crônicas não transmissíveis. **Interface – Comunicação, Saúde, Educação**, v. 14, n. 34, p. 593-605, jul./set. 2010. Disponível em: <https://www.scielo.br/j/icse/a/Vp4G9JR7JkP7K5N8SCRh3qr/abstract/?lang=pt>. Acesso em: 20 ago. 2024.

MAMED, S. N. et al. Perfil dos óbitos por acidente vascular cerebral não especificado após investigação de códigos garbage em 60 cidades do Brasil, 2017. **Revista Brasileira de Epidemiologia**, v. 22, n. 3, 2019. Disponível em: <https://www.scielo.br/j/rbepid/a/3FNHYXdBVvtCcb9gKZht9KR/abstract/?lang=pt>. Acesso em: 6 dez. 2024.

MANIGLIA, E. **As interfaces do direito agrário e dos direitos humanos e a segurança alimentar**. São Paulo: Ed. Unesp; Cultura Acadêmica, 2009.

MARQUES, É. A. et al. Escalas aplicadas em pacientes com suspeita e diagnóstico de acidente vascular encefálico. **Revista Nursing**, v. 22, n. 251, p. 2921-2925, abr. 2019. Disponível em: <https://revistanursing.com.br/index.php/revistanursing/article/view/402/382>. Acesso em: 31 mar. 2024.

MARTINS, E. A. N.; SILVA, L. C. L. C.; BACCARIN, R. Y. A. Líquido sinovial da articulação femuropatelar após desmotomia patelar medial experimental em equinos. **Ciência Rural**, Santa Maria, v. 37, n. 3, p. 784-788, maio/jun. 2007. Disponível em: <https://www.scielo.br/j/cr/a/Q9hc47QfZqn8T43RJx9dWJd/abstract/?lang=pt>. Acesso em: 4 mar. 2024.

MARTINS, G. B.; HORA, S. S. Desafios à integralidade da assistência em cuidados paliativos na pediatria oncológica do Instituto Nacional de Câncer José Alencar Gomes da Silva. **Revista Brasileira de Cancerologia**, v. 63, n. 1, p. 29-37, jan./mar. 2017. Disponível em: <https://rbc.inca.gov.br/index.php/revista/article/view/154/86>. Acesso em: 5 set. 2024.

MARTINS JÚNIOR, L. O envelhecimento e o coração: as valvas. **Revista da Faculdade de Ciências Médicas de Sorocaba**, v. 18, n. 1, p. 58-59, abr. 2016. Disponível em: <https://revistas.pucsp.br/index.php/RFCMS/article/view/25388>. Acesso em: 7 fev. 2024.

MATOS, F. D. et al. Doenças do aparelho digestório alto. In: FREITAS, E. V. de; PY, L. (Ed.). **Tratado de geriatria e gerontologia**. 3. ed. Rio de Janeiro: Gen; Guanabara Koogan, 2016. p. 959-979.

MATOS, P. A. S. B. A. et al. Cuidados paliativos no paciente pediátrico. In: SILVA NETO, B. R. (Org.). **A medicina voltada à promoção da saúde e do bem-estar 3**. Ponta Grossa: Atena, 2023. p. 200-215.

MATSUMOTO, D. Y. Cuidados paliativos: conceitos, fundamentos e princípios. In: CARVALHO, R. T.; PARSONS, H. A. (Org.). **Manual de cuidados paliativos ANPC**. 2. ed. Rio de Janeiro: Diagraphic, 2012. p. 23-30. Disponível em: <https://paliativo.org.br/biblioteca/09-09-2013_Manual_de_cuidados_paliativos_ANCP.pdf>. Acesso em: 27 nov. 2024.

MEDEIROS, R. V. et al. Como ensinar cuidados paliativos para estudantes de Medicina e Enfermagem? Uma revisão integrativa de literatura. **Revista Brasileira de Educação Médica**, v. 48, n. 4, 2024. Disponível em: <https://www.scielo.br/j/rbem/a/ZCcy3VSDDBL4vdqT7S5Y9Bh/?lang=pt>. Acesso em: 27 nov. 2024.

MEIRELES, V. C.; BALDISSERA, V. D. A. Qualidade da atenção aos idosos: risco de lesão por pressão como condição marcadora. **Revista Rene**, v. 20, p. 1-9, 2019. Disponível em: <http://periodicos.ufc.br/rene/article/view/40122/pdf>. Acesso em: 7 mar. 2024.

MELLO, B. S. **Aplicabilidade dos resultados de enfermagem segundo Nursing Outcomes Classification (NOC) em pacientes oncológicos com dor aguda ou crônica em cuidados paliativos**. 165 f. Dissertação (Mestrado em Enfermagem) – Universidade Federal do Rio Grande do Sul, Porto Alegre, 2014. Disponível em: <http://hdl.handle.net/10183/222078>. Acesso em: 28 nov. 2024.

MENDES, E. C.; VASCONCELLOS, L. C. F. Cuidados paliativos no câncer e os princípios doutrinários do SUS. **Saúde em Debate**, v. 39, n. 106, p. 881-892, jul./set. 2015. Disponível em: <https://www.scielo.br/j/sdeb/a/NzsfPpNHtw6kQg8wqpH39Sr/abstract/?lang=pt>. Acesso em: 27 nov. 2024.

MENEGHELO, R. S. et al. III Diretrizes da Sociedade Brasileira de Cardiologia sobre teste ergométrico. **Arquivos Brasileiros de Cardiologia**, v. 95, n. 5, p. 1-26, 2010. Disponível em: <https://www.scielo.br/j/abc/a/6GBLntkf9HQKb3VfChDbTvH/?lang=pt#:~:text=O%20Teste%20Ergom%C3%A9trico%20%C3%A9%20m%C3%A9todo,compat%C3%ADveis%20com%20arritmias%20ao%20exerc%C3%ADcio.>. Acesso em: 15 fev. 2024.

MENEZES, R. A.; BARBOSA, P. C. A construção da "boa morte" em diferentes etapas da vida: reflexões em torno do ideário paliativista para adultos e crianças. **Ciência & Saúde Coletiva**, v. 18, n. 9, p. 2653-2662, set. 2013. Disponível em: <https://www.scielo.br/j/csc/a/XCvnTPkbCDF8KsHbJzMDsZg/abstract/?lang=pt>. Acesso em: 27 nov. 2024.

MERHY, E. E.; FEUERWERKER, L. C. M.; CERQUEIRA, M. P. Da repetição à diferença: construindo sentidos com o outro no mundo do cuidado. In: FRANCO, T. B.; RAMOS, V. C. (Org.). **Semiótica, afecção e cuidado em saúde**. São Paulo: Hucitec, 2010. p. 60-75.

MINAYO, M. C. S. et al. Políticas de apoio aos idosos em situação de dependência: Europa e Brasil. **Ciência & Saúde Coletiva**, v. 26, n. 1, p. 137-146, 2021. Disponível em: <https://www.scielo.br/pdf/csc/v26n1/1413-8123-csc-26-01-137.pdf>. Acesso em: 4 mar. 2024.

MIRANDA, M. Acidente Vascular Cerebral. **SBAVC – Sociedade Brasileira de AVC**. Disponível em: <https://avc.org.br/pacientes/acidente-vascular-cerebral/>. Acesso em: 8 mar. 2024a.

MIRANDA, M. Fatores de risco para o AVC. **SBAVC – Sociedade Brasileira de AVC**. Disponível em: <https://avc.org.br/pacientes/fatores-de-risco-para-o-avc/>. Acesso em: 8 mar. 2024b.

MOLINA, P. E. **Fisiologia endócrina**. Tradução de André Garcia Islabão e Patricia Lydie Josephine Voeux. 5. ed. Porto Alegre: AMGH, 2021.

MÖLLENDORFF, R. **Guia de orientações para visita domiciliar realizada pelo agente comunitário de saúde**. Trabalho de Conclusão de Curso (Especialização em Atenção Básica em Saúde da Família) – Universidade Federal de Minas Gerais, Teófilo Otoni, 2012. Disponível em: <https://www.nescon.medicina.ufmg.br/biblioteca/imagem/5096.pdf>. Acesso em: 25 ago. 2024.

MONACO, L. M.; MEIRELES, F. C.; ABDULLATIF, M. T. G. V. (Org.). **Animais venenosos**: serpentes, anfíbios, aranhas, escorpiões, insetos e lacraias. 2. ed. São Paulo: Instituto Butantan, 2017. Disponível em: <https://publicacoeseducativas.butantan.gov.br/web/animais-venenosos/pages/pdf/animais_venenosos.pdf>. Acesso em: 25 ago. 2024.

MONTEIRO, A. C. M. et al. A atuação do enfermeiro junto à criança com câncer: cuidados paliativos. **Revista de Enfermagem UERJ**, Rio de Janeiro, v. 22, n. 6, p. 778-783, nov./dez. 2014. Disponível em: <https://www.e-publicacoes.uerj.br/index.php/enfermagemuerj/article/view/15665/12267>. Acesso em: 27 nov. 2024.

MONTEIRO, F. L. R. et al. Atuação da equipe multiprofissional em cuidados paliativos oncológicos na assistência domiciliar ao paciente e seus familiares. **Brazilian Journal of Development**, v. 6, n. 5, p. 31203-31216, maio 2020. Disponível em: <https://ojs.brazilianjournals.com.br/ojs/index.php/BRJD/article/view/10678>. Acesso em: 27 nov. 2024.

MOORE, K. L.; DALLEY, A. F.; AGUR, A. M. R. **Anatomia orientada para a clínica**. Tradução de Claudia Lucia Caetano de Araujo. 6. ed. Rio de Janeiro: Guanabara Koogan, 2011.

MORAES, E. N. **Atenção à saúde do idoso**: aspectos conceituais. Brasília: Organização Pan-Americana da Saúde, 2012. Disponível em: <https://apsredes.org/pdf/Saude-do-Idoso-WEB1.pdf>. Acesso em: 5 set. 2024.

MORAES, E. N. et al. **Avaliação multidimensional do idoso/SAS**. Curitiba: Sesa, 2018. Disponível em: <https://www.saude.pr.gov.br/sites/default/arquivos_restritos/files/documento/2020-04/avaliacaomultiddoidoso_2018_atualiz.pdf>. Acesso em: 4 mar. 2024.

MORAES, V. D.; MACHADO, C. V.; MAGALHÃES, R. O Conselho Nacional de Segurança Alimentar e Nutricional: dinâmica de atuação e agenda (2006-2016). **Ciência & Saúde Coletiva**, v. 26, n. 12, p. 6175-6187, 2021. Disponível em: <https://www.scielo.br/j/csc/a/rBCz53kZsypnb673Lxyvmwq/abstract/?lang=pt>. Acesso em: 15 ago. 2024.

MORAIS, D. C.; LOPES, S. O.; PRIORE, S. E. Indicadores de avaliação da Insegurança Alimentar e Nutricional e fatores associados: revisão sistemática. **Ciência & Saúde Coletiva**, v. 25, n. 7, p. 2687-2700, 2020. Disponível em: <https://www.scielo.br/j/csc/a/kQf8Ghxm5dnDYGFjfRY7RJR/abstract/?lang=pt>. Acesso em: 20 ago. 2024.

MORIN, E. Por uma reforma do pensamento. In: PENA-VEGA, A.; NASCIMENTO, E. P. (Org.). **O pensar complexo**: Edgar Morin e a crise da modernidade. Rio de Janeiro: Garamond, 1999. p. 21-34.

NAEMT – National Association of Emergency Medical Technicians. **PHTLS**: Atendimento Pré-Hospitalar ao Traumatizado. 9. ed. Porto Alegre: Artmed, 2020.

NAKATANI, A. Y. K. et al. Perfil sociodemográfico e avaliação funcional de idosos atendidos por uma equipe de saúde da família na periferia de Goiânia, Goiás. **Revista da Sociedade Brasileira de Clínica Médica**, v. 1, n. 5, p. 131-136, nov./dez. 2003.

NASCIMENTO, F. A. O. Cuidado domiciliar na finitude e o conteúdo relevante para a formação dos profissionais de enfermagem. **Revista Enfermagem Atual In Derme**, v. 98, n. 2, p. e024299, abr. 2024. Disponível em: <https://revistaenfermagematual.com.br/index.php/revista/article/view/2151>. Acesso em: 27 nov. 2024.

NEVES, A. C. Conceito ampliado de saúde em tempos de pandemia. **Poliética**, São Paulo, v. 9, n. 1, p. 78-95, 2021. Disponível em: <https://revistas.pucsp.br/index.php/PoliEtica/article/view/55089>. Acesso em: 26 ago. 2024.

NORMANDO, F. **Camadas da pele**: quais são e quais suas funções? Disponível em: <https://www.bodyhealthbrasil.com/camadas-da-pele-quais-sao-e-funcoes/>. Acesso em: 5 set. 2024.

OISHI, A; MURTAGH, F. E. The Challenges of Uncertainty and Interprofessional Collaboration in Palliative Care for Non-Cancer Patients in the Community: a Systematic Review of Views from Patients, Carers and Health-Care Professionals. **Palliative Medicine**, v. 28, n. 9, p. 1081-1098, Oct. 2014.

OLIVEIRA, B. F. M.; PAROLIN, M. K. F.; TEIXEIRA JR., E. V. **Trauma**: atendimento pré-hospitalar. 3. ed. São Paulo: Atheneu, 2014.

OLIVEIRA, F. F. de et al. Importância do agente comunitário de saúde nas ações da Estratégia Saúde da Família: revisão integrativa. **Revista Baiana de Saúde Pública**, v. 46, n. 3, p. 291-313, jul./set. 2022. Disponível em: <https://rbsp.sesab.ba.gov.br/index.php/rbsp/article/view/3771>. Acesso em: 5 mar. 2025.

OLIVEIRA, I. V. et al. Educação permanente em saúde e o Programa Nacional de Melhoria do Acesso e da Qualidade da Atenção Básica: um estudo transversal e descritivo. **Saúde Debate**, Rio de Janeiro, v. 44, n. 124, p. 47-57, jan./mar. 2020. Disponível em: <https://www.scielo.br/j/sdeb/a/8w7BsHDDS97nhJBYrByvvKz/abstract/?lang=pt>. Acesso em: 15 ago. 2024.

OLIVEIRA, M. S. S.; SANTOS, L. A. S. Guias alimentares para a população brasileira: uma análise a partir das dimensões culturais e sociais da alimentação. **Ciência & Saúde Coletiva**, v. 25, n. 7, p. 2519-2528, 2020. Disponível em: <https://www.scielo.br/j/csc/a/fygwP4WtxNyXvKPmrxKJ46m/>. Acesso em: 20 ago. 2024.

OLIVEIRA NETO, A. A.; ARAÚJO, A. H. I. M.; FARIAS, D. S. A efetividade dos torniquetes no atendimento pré-hospitalar. **Research, Society and Development**, v. 11, n. 11, 2022. Disponível em: <https://rsdjournal.org/index.php/rsd/article/view/24619>. Acesso em: 31 mar. 2024.

OLIVEIRA, R. G.; GRABOIS, V.; MENDES JÚNIOR, W. V. (Org.). **Qualificação de gestores do SUS**. Rio de Janeiro: EAD/ENSP, 2009.

OLIVEIRA, V.; MALDONADO, R. R. Hipotireoidismo e hipertireoidismo: uma breve revisão sobre as disfunções tireoidianas. **Interciência & Sociedade**, v. 3, n. 2, p. 36-44, 2014. Disponível em: <https://www.researchgate.net/publication/280490596_Hipotireoidismo_e_Hipertireoidismo-uma_Breve_Revisao_Sobre_as_Disfuncoes_Tireoidianas>. Acesso em: 4 mar. 2024.

ONU – Organização das Nações Unidas. **ONU apoia estratégia brasileira de promoção do envelhecimento saudável**. 2019. Disponível em: <https://brasil.un.org/pt-br/82162-onu-apoia-estrat%C3%A9gia-brasileira-de-promo%C3%A7%C3%A3o-do-envelhecimento-saud%C3%A1vel>. Acesso em: 6 jan. 2024.

OPAS – Organização Pan-Americana de Saúde. **Década do Envelhecimento Saudável nas Américas (2021-2030)**. Disponível em: <https://www.paho.org/pt/decada-do-envelhecimento-saudavel-nas-americas-2021-2030>. Acesso em: 1º set. 2024.

OPAS – Organização Pan-Americana da Saúde. **Relatório Mundial sobre o Idadismo**. Washington, D.C., 2022. Disponível em: <https://iris.paho.org/handle/10665.2/55872>. Acesso em: 1º mar. 2024.

PADOVANI, A. R. et al. Protocolo Fonoaudiológico de Avaliação do Risco para Disfagia (PARD). **Revista da Sociedade Brasileira de Fonoaudiologia**, v. 12, n. 3, p. 199-205, set. 2007. Disponível em: <https://www.scielo.br/j/rsbf/a/sFTJfXjKkqrtYjSKzDzgyDd>. Acesso em: 30 ago. 2024.

PAIVA, C. F. **O Hospital do Câncer IV como lócus da atualização do capital científico dos enfermeiros em cuidados paliativos oncológicos no Brasil (2005-2006)**. 219 f. Tese (Doutorado em Enfermagem) – Universidade Federal do Rio de Janeiro, Rio de Janeiro, 2023. Disponível em: <http://objdig.ufrj.br/51/teses/949586.pdf>. Acesso em: 27 nov. 2024.

PARAIZO-HORVATH, C. M. S. et al. Identificação de pessoas para cuidados paliativos na atenção primária: revisão integrativa. **Ciência & Saúde Coletiva**, v. 27, n. 9, p. 3547-3557, set. 2022. Disponível em: <https://www.scielo.br/j/csc/a/87d6DSLbV73mkvd7LtqDY4r/>. Acesso em: 26 nov. 2024.

PARKER, D.; HODGKINSON, B. A Comparison of Palliative Care Outcome Measures Used to Assess the Quality of Palliative Care Provided in Long-Term Care Facilities: a Systematic Review. **Palliative Medicine**, v. 25, n. 1, p. 5-20, Jan. 2011.

PEDRINELLI, A.; GARCEZ-LEME, L. E.; NOBRE, R. S. A. O efeito da atividade física no aparelho locomotor do idoso. **Revista Brasileira de Ortopedia**, v. 44, n. 2, p. 96-101, abr. 2009. Disponível em: <https://www.scielo.br/j/rbort/a/V5syBGdrJYm8YypNphgWqcx/>. Acesso em: 1º mar. 2024.

PEREIRA, F. M. P.; SANTOS, C. S. V. de B. Estudo de adaptação cultural e validação da *Functional Assessment of Cancer Therapy-General* em cuidados paliativos. **Revista de Enfermagem Referência**, v. 3, n. 5, p. 45-54, dez. 2011. Disponível em: <https://www.index-f.com/referencia/2011pdf/35-045.pdf>. Acesso em: 5 mar. 2025.

PEREIRA, É. F.; TEIXEIRA, C. S.; SANTOS, A. Qualidade de vida: abordagens, conceitos e avaliação. **Revista Brasileira de Educação Física e Esporte**, São Paulo, v. 26, n. 2, p. 241-250, abr./jun. 2012. Disponível em: <https://www.scielo.br/j/rbefe/a/4jdhpVLrvjx7hwshPf8FWPC>. Acesso em: 29 nov. 2024.

PEREIRA, I. F. S.; SPYRIDES, M. H. C.; ANDRADE, L. M. B. Estado nutricional de idosos no Brasil: uma abordagem multinível. **Cadernos de Saúde Pública**, Rio de Janeiro, v. 32, n. 5, maio 2016. Disponível em: <https://www.scielo.br/j/csp/a/J9BfcW8NqRMXJkgg3dPvhmh/abstract/?lang=pt>. Acesso em: 20 ago. 2024.

PEREIRA, J. P.; MESQUITA, D. D.; GARBUIO, D. C. Educação em saúde: efetividade de uma capacitação para equipe do ensino infantil sobre a obstrução de vias aéreas por corpo estranho. **Revista Brasileira Multidisciplinar**, v. 23, n. 2, p. 17-25, 2020. Disponível em: <https://revistarebram.com/index.php/revistauniara/article/view/828>. Acesso em: 9 out. 2024.

PEREIRA, K. C. et al. A construção de conhecimentos sobre prevenção de acidentes e primeiros socorros junto ao público leigo. **Revista de Enfermagem do Centro-Oeste Mineiro**, v. 5, n. 1, p. 1478-1485, jan./abr. 2015. Disponível em: <http://www.seer.ufsj.edu.br/index.php/recom/article/view/456>. Acesso em: 25 ago. 2024.

PESSINI, L. Cuidados paliativos: alguns aspectos conceituais, biográficos e éticos. **Prática Hospitalar**, v. 7, n. 41, p. 107-112, set./out. 2005.

PIEGAS, L. S. et al. V Diretriz da Sociedade Brasileira de Cardiologia sobre Tratamento do Infarto Agudo do Miocárdio com Supradesnível do Segmento ST. **Arquivos Brasileiros de Cardiologia**, v. 105, n. 2, p. 1-105, ago. 2015. Disponível em: <https://www.scielo.br/j/abc/a/VPF5J5cmYSyFFfM8Xfd7dkf>. Acesso em: 25 ago. 2024.

PIEXAK, D. R. et al. Percepção de profissionais de saúde em relação ao cuidado a pessoas idosas institucionalizadas. **Revista Brasileira de Geriatria e Gerontologia**, v. 15, n. 2, p. 201-208, 2012. Disponível em: <https://www.scielo.br/j/rbgg/a/WzV78QkDp4kMDmgK5szypDD/>. Acesso em: 28 abr. 2024.

PINHEIRO, A. A. et al. Alterações fisiológicas relacionadas ao envelhecimento no sistema respiratório e patologias associadas: uma breve revisão bibliográfica. CONGRESSO NACIONAL DE CIÊNCIAS DA SAÚDE – CONACIS, 2014, Cajazeiras. **Anais... Campina Grande: Realize, 2014.** Disponível em: <https://editorarealize.com.br/artigo/visualizar/5113>. Acesso em: 6 fev. 2024.

PINHO, B. de S.; PIRES, R. R. Trabalho de agentes comunitárias de saúde com a psicologia diante das questões de saúde mental. **Sanare – Revista de Políticas Públicas**, Sobral, v. 21, n. 2, p. 117-125, jul./dez. 2022. Disponível em: <https://sanare.emnuvens.com.br/sanare/article/view/1671>. Acesso em: 15 ago. 2024.

PINTO, J. R. R.; COSTA, F. N. Consumo de produtos processados e ultraprocessados e o seu impacto na saúde dos adultos. **Research, Society and Development**, v. 10, n. 14, 2021. Disponível em: <https://rsdjournal.org/index.php/rsd/article/download/22222/19907/270602>. Acesso em: 20 ago. 2024.

PONTES, A. R. L. et al. Primeiros socorros em picada de animais peçonhentos (ofídicos e escorpião). **Educação, Ciência e Saúde**, v. 2, n. 1, p. 126-141, jul./dez. 2021. Disponível em: <https://periodicos.ces.ufcg.edu.br/periodicos/index.php/99cienciaeducacaosaude25/article/download/326/pdf_138>. Acesso em: 20 ago. 2024.

PORTAL DE CUIDADO DE IDOSOS. **Doença de Parkinson**: como afeta os idosos? 28 jan. 2022. Disponível em: <https://www.masternursing.com.br/doenca-de-parkinson-como-afeta-os-idosos/#:~:text=Bradicinesia%20consiste%20na%20lentid%C3%A3o%20dos,indicar%20a%20Doen%C3%A7a%20de%20Parkinson.>. Acesso em: 6 dez. 2024.

PORTO, G.; LUSTOSA, M. A. Psicologia hospitalar e cuidados paliativos. **Revista da Sociedade Brasileira de Psicologia Hospitalar**, v. 13, n. 1, p. 76-93, jun. 2010. Disponível em: <https://pepsic.bvsalud.org/scielo.php?script=sci_arttext&pid=S1516-08582010000100007>. Acesso em: 27 nov. 2024.

POTTER, P. A.; PERRY, A. G. **Fundamentos de enfermagem**. Tradução de Adilson Dias Salles et al. 8. ed. Rio de Janeiro: Elsevier, 2016.

PRADO, E. et al. Vivência de pessoas com câncer em estágio avançado ante a impossibilidade de cura: análise fenomenológica. **Escola Anna Nery**, v. 24, n. 2, p. 1-8, 2020. Disponível em: <https://www.scielo.br/j/ean/a/ZwBNrNHNmcNDztn3hW5kYCC/?lang=pt>. Acesso em: 27 nov. 2024.

PRADO, R. T. et al. Comunicação no gerenciamento do cuidado de enfermagem diante do processo de morte e morrer. **Texto & Contexto Enfermagem**, v. 28, p. 1-14, 2019. Disponível em: <https://www.scielo.br/j/tce/a/3ZbjJPqGHbbgpycfMMS9r9N/?lang=pt>. Acesso em: 27 nov. 2024.

PRÉCOMA, D. B. et al. Atualização da Diretriz de Prevenção Cardiovascular da Sociedade Brasileira de Cardiologia – 2019. **Arquivos Brasileiros de Cardiologia**, v. 113, n. 4, p. 787-891, 2019. Disponível em: <https://abccardiol.org/article/atualizacao-da-diretriz-de-prevencao-cardiovascular-da-sociedadebrasileira-de-cardiologia-2019/>. Acesso em: 20 ago. 2024.

QUEIROZ, T. A. et al. Cuidados paliativos ao idoso na terapia intensiva: olhar da equipe de enfermagem. **Texto & Contexto Enfermagem**, v. 27, n. 1, p. 1-10, 2018. Disponível em: <https://www.scielo.br/j/tce/a/WFzGhtvNyzHmq7xLffMD9pn/abstract/?lang=pt>. Acesso em: 27 nov. 2024.

RCH – ROYAL CHILDREN'S HOSPITAL. **Primary and Secondary Survey**. Disponível em: <https://www.rch.org.au/trauma-service/manual/primary-and-secondary-survey/>. Acesso em: 2 mar. 2023.

REBELATTO, J. R.; MORELLI, J. G. S. **Fisioterapia geriátrica**: a prática da assistência ao idoso. São Paulo: Manole, 2004.

RIBEIRO, D. R. et al. Prevalência de diabetes mellitus e hipertensão em idosos. **Revista Artigos.Com**, v. 14, 28 jan. 2020. Disponível em: <https://acervomais.com.br/index.php/artigos/article/view/2132/1208>. Acesso em: 24 fev. 2024.

RIBEIRO, L. C. C.; ALVES, P. B.; MEIRA, E. P. Percepção dos idosos sobre as alterações fisiológicas do envelhecimento. **Ciência, Cuidado e Saúde**, Maringá, v. 8, n. 2, p. 220-227, abr.-jun. 2009. Disponível em: <https://periodicos.uem.br/ojs/index.php/CiencCuidSaude/article/view/8202>. Acesso em: 1º mar. 2024.

RICHMOND, C. Dame Cicely Saunders. **British Medical Journal**, v. 331, n. 7510, p. 238-239, Jul. 2005.

RIELLA, M. C. **Princípios de nefrologia e distúrbios hidroeletrolíticos**. 6. ed. Rio de Janeiro: Guanabara Koogan, 2018.

RODRIGUES, I. E. **Conhecimento dos agentes comunitários de saúde sobre o processo de formação para atuação na Estratégia Saúde da Família**. Dissertação (Mestrado em Saúde Coletiva) – Universidade de Fortaleza, Fortaleza, 2019. Disponível em: <https://uol.unifor.br/auth-sophia/exibicao/21243>. Acesso em: 15 ago. 2024.

RODRIGUES, M. S.; SANTANA, L. F.; GALVÃO, I. M. Utilização do ABCDE no atendimento do traumatizado. **Revista de Medicina**, São Paulo, v. 96, n. 4, p. 278-280, out./dez. 2017. Disponível em: <https://www.revistas.usp.br/revistadc/article/view/123390>. Acesso em: 25 ago. 2024.

ROSINKE, M. R.; LOPES, D. A. C. Abordagem da enfermagem nos cuidados paliativos em oncologia pediátrica. **Revista Saúde Viva Multidisciplinar da AJES**, v. 6, n. 10, jul./dez. 2023. Disponível em: <https://www.revista.ajes.edu.br/revistas-noroeste/index.php/revisajes/article/view/63>. Acesso em: 27 nov. 2024.

RUBIM, L. G.; SANTOS, T. A. Q.; SOUZA, S. A. G. O úmero distal e suas vertentes do tratamento de fratura em adultos. **Revista Eletrônica Acervo Saúde**, v. 15, n. 10, p. 1-7, out. 2022. Disponível em: <https://acervomais.com.br/index.php/saude/article/download/11264/6631/>. Acesso em: 20 ago. 2024.

RUIVO, S. et al. Efeito do envelhecimento cronológico na função pulmonar. Comparação da função respiratória entre adultos e idosos saudáveis. **Revista Portuguesa de Pneumologia**, v. 15, n. 4, p. 629-653, jul./ago. 2009. Disponível em: <https://doi.org/10.1016/S0873-2159(15)30161-6>. Acesso em: 24 fev. 2024.

SAKATA, K. N. Concepções da equipe de saúde da família sobre as visitas domiciliares. **Revista Brasileira de Enfermagem**, Brasília, v. 60, n. 6, p. 659-664, nov./dez. 2007. Disponível em: <https://www.scielo.br/j/reben/a/5DSFdzfDZ7ZnYXfvHmwWbkx/?format=pdf&lang=pt>. Acesso em: 15 ago. 2024.

SALGADO, Y. C. S. (Org.). **Cuidados paliativos**: procedimentos para melhores práticas. Ponta Grossa: Atena, 2019.

SALICIO, V. M. M. Função respiratória em idosos praticantes e não praticantes de hidroterapia. **Journal of Health Sciences**, v. 17, n. 2, p. 107-112, jul. 2015. Disponível em: <https://journalhealthscience.pgsskroton.com.br/article/view/297#:~:text=Os%20idosos%20praticantes%20de%20hidroterapia,f%C3%ADsica%20no%20processo%20de%20envelhecimento.>. Acesso em: 31 ago. 2024.

SANCHEZ, K. O. L. et al. Apoio social à família do paciente com câncer: identificando caminhos e direções. **Revista Brasileira de Enfermagem**, v. 63, n. 2, p. 290-299, mar./abr. 2010. Disponível em: <https://www.scielo.br/j/reben/a/JZYcXJmR8qLB3tvX5bGMLvv/abstract/?lang=pt>. Acesso em: 27 nov. 2024.

SANTANA, G. P.; SIMEÃO, E. L. M. S. Estudo multicêntrico sobre as práticas dos Agentes de Combate às Endemias e dos Agentes Comunitários de Saúde no Brasil. **RICI – Revista Ibero-Americana de Ciência da Informação**, Brasília, v. 15 n. 3, p. 828-841, set./dez. 2022. Disponível em: <https://periodicos.unb.br/index.php/RICI/article/view/45657>. Acesso em: 15 ago. 2024.

SANTIAGO, F. A. O. **Cuidados paliativos na atenção primária**: conhecimento dos médicos e enfermeiros da Estratégia Saúde da Família de um município de referência no Maranhão. 78 f. Dissertação (Mestrado em Saúde da Família) – Universidade Federal do Maranhão, São Luís, 2018. Disponível em: <https://profsaude-abrasco.fiocruz.br/sites/default/files/francisco_alipio.pdf>. Acesso em: 27 nov. 2024.

SANTOS, D. C. A.; BIANCHI, L. R. O. Envelhecimento morfofuncional: diferença entre os gêneros. **Arquivos do Museu Dinâmico Interdisciplinar**, v. 18, n. 2, p. 33-46, 2015. Disponível em: <https://periodicos.uem.br/ojs/index.php/ArqMudi/article/view/24657>. Acesso em: 7 fev. 2024.

SANTOS, I. K. S.; CONDE, W. L. Tendência de padrões alimentares entre adultos das capitais brasileiras. **Revista Brasileira de Epidemiologia**, v. 23, p. 1-13, 2020. Disponível em: <https://www.scielo.br/j/rbepid/a/R34R7WFJydkx6BszbFM4sMJ/#:~:text=Resultados%3A,de%20escore%20do%20padr%C3%A3o%20transi%C3%A7%C3%A3o.>. Acesso em: 20 ago. 2024.

SANTOS, J. P. M. et al. Análise da funcionalidade de idosos com osteoartrite. **Fisioterapia e Pesquisa**, v. 22, n. 2, p. 161-168, 2015. Disponível em: <https://www.scielo.br/j/fp/a/BPDYYVKWfJJgh8ZWZGYpW5D/?lang=pt&format=pdf#:~:text=A maioria dos portadores de,articular, crepitações e atrofia muscular5.>. Acesso em: 5 set. 2024.

SANTOS, K. F.; REIS, M. A.; ROMANO, M. C. C. Práticas parentais e comportamento alimentar da criança. **Texto & Contexto Enfermagem**, v. 30, p. 1-12, 2021. Disponível em: <https://www.scielo.br/j/tce/a/3jSd7pLcXtbvPcSCx3dKnzD/?lang=pt&format=pdf>. Acesso em: 20 ago. 2024.

SANTOS, M. A. A. et al. Envelhecer altera relevantemente a frequência cardíaca média? **Arquivos Brasileiros de Cardiologia**, v. 101, n. 5, p. 388-398, 2013. Disponível em: <https://www.scielo.br/j/abc/a/7KN3BWVVCYPDkgVwcX3F4BN/>. Acesso em: 10 jan. 2024.

SANTOS, M. L.; BORGES, G. F. Exercício físico no tratamento e prevenção de idosos com osteoporose: uma revisão sistemática. **Fisioterapia em Movimento**, Curitiba, v. 23, n. 2, p. 289-299, abr./jun. 2010. Disponível em: <https://www.scielo.br/j/fm/a/C37kMkSqsQwNYtLxNKSMyYf/>. Acesso em: 4 mar. 2024.

SANTOS, S. M. C. et al. Avanços e desafios nos 20 anos da Política Nacional de Alimentação e Nutrição. **Cadernos de Saúde Pública**, v. 37, supl. 1, 2021. Disponível em: <https://www.scielo.br/j/csp/a/Qhb4jbyYRNVF9xT7678f7vJ/>. Acesso em: 20 ago. 2024.

SANTOS, T. B.; DÍAZ, K. C. M. Atuação do profissional de enfermagem em cuidados paliativos na Atenção Primária à Saúde. **Revista Ibero-Americana de Humanidades, Ciências e Educação**, v. 10, n. 11, p. 4020-4030, nov. 2024. Disponível em: <https://periodicorease.pro.br/rease/article/view/16820>. Acesso em: 27 nov. 2024.

SANTOS, T. M.; GOLBERT, L. Distúrbio da tireoide. In: GARCIA, E. et al. (Org.). **Essências em geriatria clínica**. Porto Alegre: EDIPUCRS, 2018. p. 442-447.

SBD – Sociedade Brasileira de Diabetes. **Diretrizes da Sociedade Brasileira de Diabetes 2019-2020**. São Paulo: Científica, 2019. Disponível em: <https://portaldeboaspraticas.iff.fiocruz.br/biblioteca/diretrizes-da-sociedade-brasileira-de-diabetes-2019-2020/>. Acesso em: 14 fev. 2024.

SBDC – Sociedade Brasileira de Doenças Cerebrovasculares. Primeiro Consenso Brasileiro para Trombólise no Acidente Vascular Cerebral Isquêmico Agudo. **Arquivos de Neuropsiquiatria**, v. 60, n. 3-A, p. 675-680, 2002. Disponível em: <https://www.scielo.br/j/anp/a/sx3CPv6VHh8GnsVnKL84sKt/abstract/?lang=pt>. Acesso em: 8 mar. 2023.

SBP – Sociedade Brasileira de Pediatria. Cuidados paliativos pediátricos: o que são e qual a sua importância? Cuidando da criança em todos os momentos. **Documento Científico**, n. 5, 8 nov. 2021a. Disponível em: <https://www.sbp.com.br/fileadmin/user_upload/23260c-DC_Cuidados_Paliativos_Pediatricos.pdf>. Acesso em: 27 nov. 2024.

SBP – Sociedade Brasileira de Pediatria. Departamentos Científicos de Nutrologia e Pediatria Ambulatorial. **Manual de Alimentação**: orientações para alimentação do lactente ao adolescente, na escola, na gestante, na prevenção de doenças e segurança alimentar. São Paulo: SBP, 2018. Disponível em: <https://pediatriaarte.com.br/wp-content/uploads/2024/10/24607c-ManAlim-OrientAlim_Lactente_ao_adl_na_escola-gest.pdf>. Acesso em: 20 ago. 2024.

SBP – Sociedade Brasileira de Pediatria. Departamento de Nutrologia. **Guia prático de alimentação da criança de 0 a 5 anos – 2021**. São Paulo: SBP, 2021b. Disponível em: <https://www.sbp.com.br/fileadmin/user_upload/23148cf-GPrat_Aliment_Crc_0-5_anos_SITE.pdf>. Acesso em: 20 ago. 2024.

SCHENKER, M.; COSTA, D. H. Avanços e desafios da atenção à saúde da população idosa com doenças crônicas na Atenção Primária à Saúde. **Ciência & Saúde Coletiva**, v. 24, n. 4, p. 1369-1380, 2019. Disponível em: <https://www.scielo.br/j/csc/a/fjgYFRhV7s4Tgqvdf5LKBDj/abstract/?lang=pt>. Acesso em: 5 set. 2024.

SCHMIDT, M. W. I. et al. Persistence of Soil Organic Matter as an Ecosystem Property. **Nature**, v. 478, n. 7367, p. 49-56, Oct. 2011.

SCIAMA, D. S.; GOULART, R. M. M.; VILLELA, V. H. L. Envelhecimento ativo: representações sociais dos profissionais de saúde das Unidades de Referência à Saúde do Idoso. **Revista da Escola de Enfermagem da USP**, v. 54, p. 1-10, 2020. Disponível em: <https://www.scielo.br/j/reeusp/a/7jXtCFr9bc6BRBR3KZ9HpFS/?lang=pt&format=pdf>. Acesso em: 25 fev. 2024.

SEGALL-CORRÊA, A. M.; MARIN-LEON, L. A segurança alimentar no Brasil: proposição e usos da Escala Brasileira de Medida da Insegurança Alimentar (EBIA) de 2003 a 2009. **Segurança Alimentar e Nutricional**, Campinas, v. 16, n. 2, p. 1-19, 2009. Disponível em: <https://periodicos.sbu.unicamp.br/ojs/index.php/san/article/download/8634782/2701/>. Acesso em: 20 ago. 2024.

SILVA, A. F.; ISSI, H. B.; MOTTA, M. G. C. A família da criança oncológica em cuidados paliativos: o olhar da equipe de enfermagem. **Ciência, Cuidado e Saúde**, Porto Alegre, v. 10, n. 4, p. 820-827, 2011. Disponível em: <https://periodicos.uem.br/ojs/index.php/CiencCuidSaude/article/view/18328>. Acesso em: 27 nov. 2024.

SILVA, C. F.; PASSOS, V. M. A.; BARRETO, S. M. Frequência e repercussão da sobrecarga de cuidadoras familiares de idosos com demência. **Revista Brasileira de Geriatria e Gerontologia**, v. 15, n. 4, p. 707-731, 2012. Disponível em: <https://www.scielo.br/j/rbgg/a/7Ydj3ySk8N4Fgcng74DBpzC/abstract/?lang=pt>. Acesso em: 20 ago. 2024.

SILVA, D. B. **Guia prático para avaliação clínica de enfermagem de úlcera de membros inferiores**. 92 f. Dissertação (Mestrado em Enfermagem) – Universidade do Vale do Rio dos Sinos, Porto Alegre, 2014. Disponível em: <http://repositorio.jesuita.org.br/bitstream/UNISINOS/4313/1/Daiana Barbosa da Silva.pdf301ddcfd8b2a8dd9ecbf88294fdf3511MD51LICENSElicense.txtlicense.txttext/plain;>. Acesso em: 5 set. 2024.

SILVA, E. L.; ERBERT, I. Práticas alimentares propostas pelo Guia Alimentar para a População Brasileira (2014): cenário após seis anos de seu lançamento. **Pubsaúde**, v. 5, n. 122, maio 2021. Disponível em: <https://pubsaude.com.br/revista/praticas-alimentares-propostas-pelo-guia-alimentar-para-a-populacao-brasileira-2014-cenario-apos-seis-anos-de-seu-lancamento/>. Acesso em: 20 ago. 2024.

SILVA, J. F. et al. Lesões precoces por pressão em pacientes com incontinência miccional e fecal em Unidade de Terapia Intensiva. **Revista Eletrônica Acervo Enfermagem**, v. 2, 2020. Disponível em: <https://acervomais.com.br/index.php/enfermagem/article/view/2591>. Acesso em: 6 dez. 2024.

SILVA JUNIOR, A. R. et al. Conforto nos momentos finais da vida: a percepção da equipe multidisciplinar sobre cuidados paliativos. **Revista de Enfermagem da UERJ**, v. 27, p. 1-6, 2019. Disponível em: <https://www.e-publicacoes.uerj.br/enfermagemuerj/article/view/45135/33098>. Acesso em: 27 nov. 2024.

SILVA, M. E. P. et al. Manobra de Heimlich como técnica de desengasgo nos primeiros socorros pediátricos: revisão integrativa de literatura. **Research, Society and Development**, v. 11, n. 17, p. 1-7, 2022. Disponível em: <https://rsdjournal.org/index.php/rsd/article/view/38629/32050>. Acesso em: 9 out. 2024.

SILVA, S. S.; CARITÁ, E. C.; MORAIS, E. R. E. D. Fatores de risco para doença arterial coronariana em idosos: análise por enfermeiros utilizando ferramenta computacional. **Escola Anna Nery**, v. 14, n. 4, p. 797-802, out./dez. 2010. Disponível em: <https://www.scielo.br/j/ean/a/4MnvQ7rX5hJ9Z5zwnSZhWPQ/>. Acesso em: 31 ago. 2024.

SILVA, V. F. B. et al. Cuidados paliativos em pacientes oncológicos: estratégias e desafios no manejo da qualidade de vida. **Brazilian Journal of Implantology and Health Sciences**, v. 6, n. 8, p. 1919-1933, 2024. Disponível em: <https://bjihs.emnuvens.com.br/bjihs/article/view/2916>. Acesso em: 27 nov. 2024.

SILVA, W. T. et al. Características clínicas e comorbidades associadas à mortalidade por insuficiência cardíaca em um hospital de alta complexidade na Região Amazônica do Brasil. **Revista Pan-Amazônica de Saúde**, Ananindeua, v. 11, p. 1-8, out. 2020. Disponível em: <http://scielo.iec.gov.br/scielo.php?script=sci_arttext&pid=S2176-62232020000100020&lng=pt&nrm=iso>. Acesso em: 24 fev. 2024.

SIMÃO, A. F. et al. I Diretriz Brasileira de Prevenção Cardiovascular. **Arquivos Brasileiros de Cardiologia**, v. 101, n. 6, p. 1-63, dez. 2013. Disponível em: <https://www.scielo.br/j/abc/a/Y4YsXjwWkv8Wj6SpdLz9XHG/#>. Acesso em: 25 ago. 2024.

SINDACS-PE – Sindicato dos Agentes Comunitários de Saúde e Agentes de Combate às Endemias de Pernambuco. **Atribuições comuns do ACS e ACE**. 23 fev. 2022. Disponível em: <https://www.sindacspe.org.br/single-post/atribui%C3%A7%C3%B5es-comuns-do-acs-e-ace>. Acesso em: 2 nov. 2023.

SINE QUA NON. **Enciclopédia Significados**. Disponível em: <https://www.significados.com.br/sine-qua-non/>. Acesso em: 25 ago. 2024.

SMELTZER, S. C.; BARE, B. G. **Brunner & Suddarth**: tratado de enfermagem médico-cirúrgica. 14. ed. Rio de Janeiro: Guanabara Koogan, 2019.

SOUZA, B. F.; SOUZA, S. B. S.; FERREIRA, L. S. Atribuições da equipe multiprofissional nos cuidados paliativos de pacientes adultos em estágio terminal. **Revista Liberum Accessum**, v. 16, n. 2, p. 201-212, nov. 2024. Disponível em: <https://revista.liberumaccesum.com.br/index.php/RLA/article/view/309>. Acesso em: 27 nov. 2024.

SOUZA, C. Políticas públicas: uma revisão da literatura. **Revista Sociologias**, Porto Alegre, v. 8, n. 16, p. 20-45, jul./dez. 2006. Disponível em: <https://www.scielo.br/j/soc/a/6YsWyBWZSdFgfSqDVQhc4jm/?format=pdf&lang=pt>. Acesso em: 25 ago. 2024.

SOUZA, J. I. B.; SALES, W. B.; DIAS, V. N. Alterações morfológicas do sistema musculoesquelético no processo de envelhecimento humano. In: CONGRESSO INTERNACIONAL DE ENVELHECIMENTO HUMANO – CIEH, 6., 2019, Campina Grande. **Anais**... Campina Grande: Realize, 2019. Disponível em: <https://editorarealize.com.br/artigo/visualizar/53125>. Acesso em: 1º mar. 2024.

SOUZA, K. M.; LUCENA, F. S. Percepção do agente comunitário de saúde sobre os desafios e potencialidades do seu trabalho no enfrentamento à pandemia de Covid-19. In: LAUER, R. D'A. (Org.). **Saúde pública e saúde coletiva**: definições e debates em sua constituição. Ponta Grossa: Atena, 2023. p. 79-89.

SOUZA NETO, O. M. et al. Envelhecimento pulmonar e assistência integral de enfermagem ao idoso com doença pulmonar obstrutiva crônica. In: CONGRESSO INTERNACIONAL DE ENVELHECIMENTO HUMANO, 6., 2019, Campina Grande. **Anais**... Campina Grande: Realize, 2019. Disponível em: <https://www.envelhecimento pulmonar e assistência integral de enfermagem ao idoso com doença pulmonar obstrutiva crônica>. Acesso em: 6 fev. 2024.

SPICKER, P. **Social Policy**: Theory and Practice. 3. ed. Bristol: Policy Press, 2014.

SUZUKI, M. Y. Para uma proposta de educação destinada a cuidadores de idosos, focada em cuidados paliativos. **Revista Kairós Gerontologia**, v. 16, n. 2, p. 223-234, mar. 2013. Disponível em: <https://revistas.pucsp.br/index.php/kairos/article/view/17642>. Acesso em: 27 nov. 2024.

STREY, Y. T. M.; TEIXEIRA, P. J. Z. Doença Pulmonar Obstrutiva Crônica. In: GARCIA, E. et al. (Org.). **Essências em geriatria clínica**. Porto Alegre: EDIPUCRS, 2018. p. 187-201.

SVERIGES LANDSTING REGIONER OCH KOMMUNER [Swedish Association of Local Authorities and Regions]. Vårdhandboken: Dödsfall och vård i livets slutskede [The Handbook for Healthcare: Dying and End-of-Life Care]. Inera AB.

TAVARES, T. E.; CARVALHO, C. M. R. G. Características de mastigação e deglutição na doença de Alzheimer. **Revista CEFAC**, v. 14, n. 1, p. 122-137, jan./fev. 2012. Disponível em: <https://www.scielo.br/j/rcefac/a/T85wkwdsNZhkBh6rGsfVJrk/abstract/?lang=pt>. Acesso em: 20 ago. 2024.

TEMEL, J. S. et al. Early Palliative Care for Patients with Metastatic Non-Small-Cell Lung Cancer. **New England Journal of Medicine**, v. 363, n. 8, p. 733-742, Aug. 2010.

TEO, C. R. P. A. et al. Direito humano à alimentação adequada: percepções e práticas de nutricionistas a partir do ambiente escolar. **Trabalho, Educação e Saúde**, v. 15, n. 1, p. 245-267, jan./abr. 2017. Disponível em: <https://www.scielo.br/j/tes/a/zQG7Pw7FfdhC8cLKnXpxRKq/abstract/?lang=pt>. Acesso em: 15 ago. 2024.

TERCI, A. O. **Xerostomia em pacientes idosos**: relação com o fluxo salivar, proteínas totais, capacidade tampão, pH e medicação em uso. 79 f. Dissertação (Mestrado em Odontologia) – Universidade de São Paulo, São Paulo, 2007. Disponível em: <https://www.teses.usp.br/teses/disponiveis/23/23139/tde-22042008-115758/publico/AdrianaOliveiraTerci.pdf>. Acesso em: 31 ago. 2024.

THALER, G. R. et al. A ética médica na perspectiva do cuidado paliativo em pediatria. In: COLÓQUIO ESTADUAL DE PESQUISA MULTIDISCIPLINAR, 7.; CONGRESSO NACIONAL DE PESQUISA MULTIDISCIPLINAR, 5., 2023, Mineiros. **Anais**... 2023. Disponível em: <https://publicacoes.unifimes.edu.br/index.php/coloquio/article/view/2512>. Acesso em: 20 ago. 2024.

TROVO, M. M.; SILVA, S. M. A. Competência comunicacional em cuidados paliativos. In: CASTILHO, R. K.; SILVA, V. C. S.; PINTO, C. S. (Ed.). **Manual de cuidados paliativos**. 3. ed. São Paulo: ANCP; Atheneu, 2021. p. 39-42.

VASCONCELLOS, A. B. P. A.; MOURA, L. B. A. Segurança alimentar e nutricional: uma análise da situação da descentralização de sua política pública nacional. **Cadernos de Saúde Pública**, v. 34, n. 2, 2018. Disponível em: <https://www.scielo.br/j/csp/a/zBLgfjqmvXSJKJhcLz8Gf4c/abstract/?lang=pt>. Acesso em: 15 ago. 2024.

VEGA, E.; MORSCH, P. A Década do Envelhecimento Saudável (2021-2030) na região das Américas. **Mais 60 – Estudos sobre Envelhecimento**, v. 32, n. 80, p. 24-35, ago. 2021. Disponível em: <https://portal.sescsp.org.br/files/artigo/7900e835/c298/418e/968a/b75612b7f2d1.pdf>. Acesso em: 28 abr. 2024.

VERAS, R. Envelhecimento populacional contemporâneo: demandas, desafios e inovações. **Revista de Saúde Pública**, v. 43, n. 3, p. 548-554, 2009. Disponível em: <https://www.scielo.br/j/rsp/a/pmygXKSrLST6QgvKyVwF4cM/?format=pdf&lang=pt>. Acesso em: 28 abr. 2024.

VOLPATO, F. S.; SANTOS, G. R. S. Pacientes oncológicos: um olhar sobre as dificuldades vivenciadas pelos familiares cuidadores. **Imaginário – USP**, v. 13, n. 14, p. 511-544, 2007. Disponível em: <https://pepsic.bvsalud.org/scielo.php?script=sci_arttext&pid=S1413-666X2007000100024>. Acesso em: 27 nov. 2024.

VILLAS BOAS, P. J. F. et al. Síndromes mielodisplásicas. In: FREITAS, E. V. de; PY, L. (Ed.). **Tratado de geriatria e gerontologia**. 5. ed. Rio de Janeiro: Gen; Guanabara Koogan, 2022. p. 2912-2966.

WARRELL, D. A. Injuries, Envenoming, Poisoning, and Allergic Reactions Caused by Animals. In: FIRTH, J. D.; CONLON, C. P.; COX, T. M. (Ed.). **Oxford Textbook of Medicine**. 6. ed. Oxford: Oxford University Press, 2020. p. 1324-1360.

WEFFORT, V. R. S.; LAMOUNIER, J. A. (Coord.). **Nutrição em pediatria**: da neonatologia à adolescência. 2. ed. São Paulo: Manole. 2017.

WHO – World Health Organization. **Envelhecimento ativo**: uma política de saúde. Tradução de Suzana Gontijo. Brasília: Opas, 2005. Disponível em: <https://iris.paho.org/handle/10665.2/7685>. Acesso em: 8 nov. 2024.

YEN, Y-F. et al. An Interventional Study for the Early Identification of Patients with Palliative Care Needs and the Promotion of Advance Care Planning and Advance Directives. **Journal of Pain and Symptom Management**, v. 59, n. 5, p. 974-982, May 2020.

ZANCHETTA, M. S. et al. Brazilian Community Health Agents and Qualitative Primary Healthcare Information. **Primary Health Care Research & Development**, v. 16, p. 235-245, 2015. Disponível em: <https://www.cambridge.org/core/services/aop-cambridge-core/content/view/E307BDC04512A94CC8859E5FC44ACDDE/S146342361400019Xa.pdf/brazilian-community-health-agents-and-qualitative-primary-healthcare-information.pdf>. Aceso em: 5 dez. 2023.

ZASLAVSKY, C.; GUS, I. Idoso: doença cardíaca e comorbidades. **Arquivos Brasileiros de Cardiologia**, v. 79, n. 6, p. 635-639, dez. 2002. Disponível em: <https://www.scielo.br/j/abc/a/BVLZZjpRsvzHQQVjzy9pGVS/?lang=pt>. Acesso em: 27 fev. 2024.

ZIMMERMANN, C. et al. Effectiveness of Specialized Palliative Care: a Systematic Review. **Journal of the American Medical Association**, v. 299, n. 14, p. 1698-1709, May 2008.

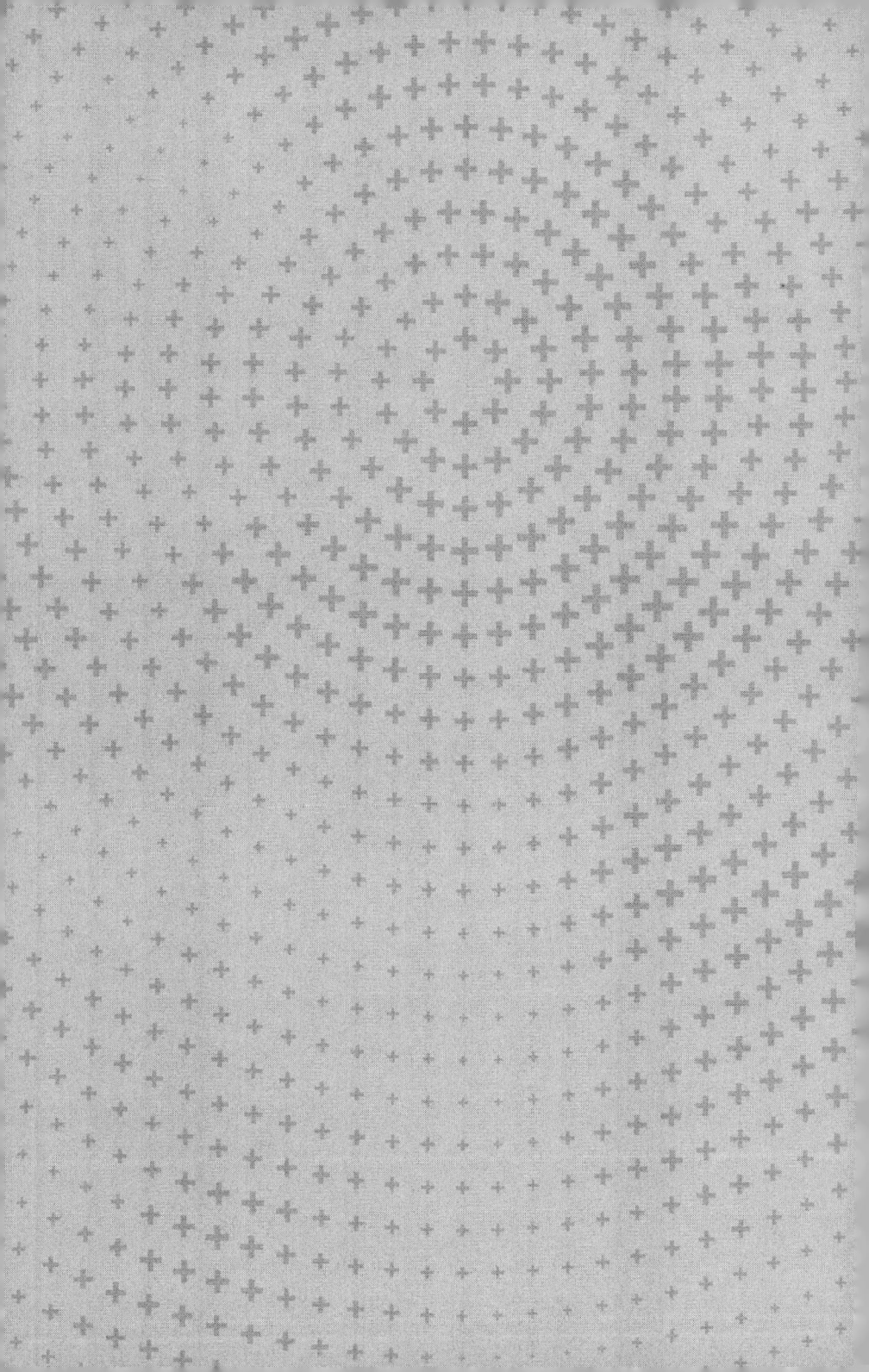

Respostas

Capítulo 1
Questões para revisão
1. d
2. a
3. e
4. Desenvolver atividades de promoção da saúde, de prevenção de doenças e agravos, em especial aqueles mais prevalentes no território, e realizar visitas domiciliares com periodicidade estabelecida no planejamento da equipe e conforme as necessidades de saúde da população. A importância de esses profissionais atuarem em conjunto é que, assim, podem trabalhar em prol de uma mesma comunidade, com a mesma finalidade: promover a saúde, prevenir doenças e orientar a população com o objetivo de proporcionar o melhor para a comunidade.
5. Os ACSE desempenham um papel crucial na transformação social das realidades de saúde em suas comunidades, pois atuam diretamente com os moradores locais, estabelecendo vínculos sólidos e promovendo a participação ativa da comunidade no cuidado com a saúde. Suas atividades vão além da simples prestação de serviços, abrangendo ações de promoção da saúde, prevenção de doenças e educação sanitária, de modo a instrumentalizar os indivíduos e a coletividade para serem protagonistas de suas trajetórias, contribuir para a construção de uma sociedade mais saudável e resiliente, além de promover o bem-estar e a qualidade de vida das comunidades atendidas.

Questões para reflexão

1. Os profissionais ACSE são o elo entre a comunidade e os serviços de saúde, pois estão em contato direto com ambos os lados, verificando as necessidades da população, da comunidade e do território e discutindo-as com a equipe de saúde. Fortalecer esse papel exige que, primeiramente, os ACSE tenham sua identidade bem consolidada, se valorizem como profissionais e coloquem em ação as estratégias que consideram pertinentes para a melhoria da qualidade de vida da comunidade.
2. As atribuições dos profissionais ACSE vão além do cadastramento de indivíduos e famílias em determinado território. Cabe a esses profissionais conhecer suas atribuições e colocá-las em prática. São profissionais que, por estarem mais próximos da realidade local, conseguem identificar as reais necessidades e propor intervenções em busca de uma APS mais eficaz.

Capítulo 2
Questões para revisão

1. O ACS é responsável por coletar informações, identificar possíveis situações de risco nutricional e encaminhá-las para avaliação técnica, no caso, o nutricionista. Além de supervisionar, o nutricionista tem como função principal orientar e capacitar os agentes comunitários, elaborar protocolos e estratégias de intervenção, realizar diagnósticos nutricionais completos e, quando necessário, propor encaminhamentos para outros níveis de cuidado.
2. d
3. O consumo alimentar inadequado na infância pode levar a várias implicações negativas para a saúde, incluindo obesidade infantil, problemas cardiovasculares, baixa estatura, inadequações no desenvolvimento, desnutrição, anemia, desenvolvimento cognitivo comprometido e dificuldades de aprendizagem.
4. c
5. e

Questões para reflexão

1. A EAN pode ser integrada em atividades comunitárias de diversas maneiras, tais como oficinas culinárias, palestras, cartilhas educativas, dinâmicas em grupo e ações de degustação de alimentos saudáveis. É importante que as atividades sejam adaptadas às características da população, considerando suas necessidades, hábitos e cultura alimentar.
2. Sim, é possível mensurar os efeitos da EAN aplicada em uma determinada população por meio de indicadores de saúde, tais como o Índice de Massa Corporal (IMC), a prevalência de doenças crônicas não transmissíveis (DCNT), como diabetes e hipertensão arterial, e a melhoria de hábitos alimentares, como o aumento do consumo de frutas e hortaliças e a redução do consumo de alimentos ultraprocessados. Essa avaliação pode ser realizada por meio de pesquisas de campo, com a aplicação de questionários e exames de saúde, além de análises de dados epidemiológicos.
3. Os principais desafios incluem a perda de apetite, a dificuldade de mastigação e deglutição, a falta de interesse na comida, a diminuição do paladar, a dificuldade de preparar e armazenar alimentos e a limitação financeira.
4. Melhorando a saúde física e mental, aumentando a energia e a disposição, prevenindo doenças crônicas, melhorando o funcionamento do sistema imunológico, auxiliando na recuperação de lesões e doenças, contribuindo para uma vida mais independente e autônoma, entre outras formas.
5. O ACS tem um papel fundamental na prevenção de doenças crônicas, pois ele é responsável por realizar ações de promoção da saúde e prevenção de doenças na comunidade em que atua. Ele pode, por exemplo, orientar a população sobre a importância de uma alimentação saudável e equilibrada, incentivando o consumo de frutas, verduras e legumes e alertando sobre os riscos do consumo excessivo de alimentos ultraprocessados. Já o nutricionista tem um papel importante na orientação alimentar individual e coletiva, planejando dietas adequadas às necessidades de cada indivíduo ou grupo populacional. Ele também pode realizar ações de educação alimentar, oferecendo informações sobre a escolha de alimentos saudáveis

e a importância de manter uma dieta equilibrada para a prevenção de doenças crônicas.

Capítulo 3
Questões para revisão

1. d
2. b
3. d
4. Carlos, como um agente comunitário de saúde e endemias, deve instruir a família a manter produtos de limpeza e medicamentos em locais altos e trancados, longe do alcance de crianças e animais.
5. Os ACSE devem imobilizar a área afetada e manter a vítima calma, procurando assistência médica imediatamente.

Questões para reflexão

1. Resposta esperada:
   Os ACSE desempenham um papel vital não apenas na promoção da saúde, mas também na intervenção em situações de emergência, especialmente em comunidades com acesso limitado a serviços de saúde imediatos. O conhecimento e as habilidades em primeiros socorros permitem que esses profissionais atuem como os primeiros a responder em casos de acidentes ou emergências médicas, proporcionando os cuidados iniciais que podem ser cruciais para a sobrevivência dos pacientes até a chegada de atendimento especializado. Além disso, os ACSE têm um papel fundamental na educação em saúde da comunidade, funcionando como mediadores entre a população e os serviços de saúde. Ao ensinarem noções básicas de primeiros socorros, os ACSE capacitam a comunidade a agir rapidamente em situações de risco, prevenindo agravamentos de saúde e, ao mesmo tempo, promovendo uma cultura de prevenção e autocuidado. Essa educação contínua fortalece o vínculo entre a comunidade e os serviços de saúde, criando um senso de responsabilidade coletiva e cuidado mútuo. Por meio dessa relação, os

ACSE contribuem para que a comunidade se sinta mais segura e amparada, sabendo que pode contar tanto com a atuação direta do profissional quanto com as ferramentas de conhecimento adquiridas. Essa interação promove uma cultura preventiva, em que as pessoas aprendem a identificar riscos e a tomar medidas antes que problemas maiores aconteçam. Dessa forma, os ACSE se tornam um elo indispensável para a criação de uma comunidade mais informada, responsável e integrada ao sistema de saúde.

2. Resposta esperada:

Diante da situação apresentada, o ACS deve observar os princípios da cadeia de sobrevivência do Suporte Básico de Vida (SBV) estabelecida pela American Heart Association (AHA) em 2020, que define uma sequência de elos críticos para maximizar as chances de sobrevivência em uma parada cardiorrespiratória (PCR). São cinco elos principais que o ACS deve seguir rigorosamente:

Primeiro elo – Reconhecimento rápido da parada cardíaca e solicitação de ajuda: ao perceber que o paciente está inconsciente e não respira ou respira de maneira anormal (*gasping*), o ACS deve imediatamente reconhecer a PCR. O primeiro passo é solicitar ajuda, pedindo à esposa do paciente ou a um observador que ligue para o serviço de emergência (Samu – 192) e informe o ocorrido, solicitando também um desfibrilador externo automático (DEA), caso disponível nas proximidades. Se o ACS estiver sozinho, deve primeiro chamar o socorro antes de iniciar as manobras de reanimação (AHA, 2020).

Segundo elo – Início imediato da RCP com enfoque nas compressões torácicas: o ACS deve iniciar imediatamente as compressões torácicas, seguindo a abordagem C-A-B (circulação, abertura das vias aéreas, respiração) da AHA. O foco deve ser a realização de compressões de alta qualidade, pressionando o centro do tórax do paciente com uma profundidade de 5 a 6 cm, em uma frequência de 100-120 compressões por minuto. As compressões devem ser rápidas e eficazes, garantindo que o sangue continue circulando pelo corpo do paciente. O ACS deve realizar ciclos de 30 compressões seguidas de 2 ventilações, caso tenha treinamento para isso e acesso a um dispositivo de barreira (máscara). Se o ACS não tiver o treinamento para ventilações, deve continuar apenas com as compressões até que a equipe de emergência chegue (AHA, 2020).

Terceiro elo – Uso rápido de um DEA: se um DEA estiver disponível, o ACS deve aplicá-lo assim que possível. O desfibrilador fornecerá instruções passo a passo, e o agente deve seguir as orientações fornecidas pelo aparelho. Caso o DEA recomende a aplicação de um choque, o ACS deve se certificar de que ninguém esteja tocando o paciente antes de administrar o choque. Após o choque, o agente deve imediatamente retomar as compressões torácicas, independentemente da resposta do paciente.

Quarto elo – Suporte avançado e intervenção rápida: o ACS deve continuar a realizar a ressuscitação cardiopulmonar (RCP) até a chegada dos profissionais de suporte avançado (equipe de emergência). Quando o suporte avançado chegar, eles estarão preparados para administrar medicamentos, fornecer ventilação avançada e realizar outros procedimentos para estabilizar o paciente. O ACS desempenha um papel crucial nesse elo, mantendo a circulação sanguínea até que intervenções avançadas possam ser realizadas.

Quinto elo – Cuidados pós-parada cardíaca: embora esse elo seja mais relevante para os profissionais de saúde que lidam com o paciente em um ambiente hospitalar, o ACS deve estar ciente da importância do tratamento contínuo após a reversão da PCR. Manter a temperatura corporal e monitorar o coração e o sistema respiratório são ações essenciais para garantir que o paciente tenha a melhor chance de recuperação a longo prazo.

Capítulo 4
Questões para revisão

1. a
2. a
3. b
4. Alguns dos requisitos para o exercício da atividade do ACS são: residir na área da comunidade em que atuar desde a data da publicação do edital

- do processo seletivo público; ter concluído, com aproveitamento, curso de formação inicial, com carga horária mínima de quarenta horas; ter concluído o ensino médio; quando não houver candidato inscrito que preencha o requisito da conclusão do ensino médio, poderá ser admitida a contratação de candidato com ensino fundamental, que deverá comprovar a conclusão do ensino médio no prazo máximo de três anos.
5. A visita domiciliar permite a identificação de problemas de saúde e a promoção de ações preventivas específicas para as necessidades de cada idoso, contribuindo para a melhoria da qualidade de vida dessa parte população.

Questão para reflexão

1. O aluno deve refletir sobre a importância do ACS e do ACE na condução dos grupos de educação em saúde para os idosos, levando em consideração aspectos como prevenção de doenças, promoção da saúde e qualidade de vida. Nesse sentido, a participação desses profissionais nos grupos de educação em saúde destinados à população idosa é de extrema importância. Eles desempenham um papel fundamental na disseminação de informações relevantes sobre hábitos saudáveis, prevenção de doenças e manejo de condições crônicas, contribuindo, assim, para a promoção do envelhecimento ativo e saudável. Além disso, a presença do ACS/ACE nos grupos proporciona uma abordagem mais próxima e acessível aos idosos, facilitando o estabelecimento de vínculos de confiança e favorecendo uma comunicação mais eficaz. Dessa forma, a atuação desses profissionais fortalece a integração entre a comunidade e os serviços de saúde, promovendo uma maior adesão às práticas de cuidado e colaborando para a melhoria da qualidade de vida dos idosos.

Capítulo 5
Questões para revisão
1. d
2. b
3. e
4. Os órgãos que têm por função eliminar as toxinas resultantes do metabolismo corporal, atuar como órgãos produtores de hormônios e manter a constante homeostasia hídrica do organismo são os rins.
5. A leucemia se caracteriza pelo processo no qual uma célula ainda imatura na medula óssea sofre uma mutação genética ao tentar alcançar sua maturidade, o que resulta em uma produção anormal e multiplicada dos glóbulos brancos, que, consequentemente, tornam-se células cancerosas.

Questões para reflexão
1. O modelo de medicina científica ocidental, também conhecido como *biomédico*, predominante na atualidade, concentra-se na explicação da doença e fragmenta o corpo em partes, enfatizando os aspectos biológicos e fisiológicos da doença. Nesse modelo, as doenças são vistas como disfunções ou anormalidades nos órgãos, tecidos e sistemas do corpo humano, geralmente causadas por agentes patogênicos, como bactérias, vírus ou disfunções genéticas (Cruz, 2009).

    As quatro áreas de ação da década são:
    1. Mudar a forma como pensamos, sentimos e agimos com relação à idade e ao envelhecimento.
    2. Garantir que as comunidades promovam as capacidades das pessoas idosas.
    3. Entregar serviços de cuidados integrados e de atenção primária à saúde centrados na pessoa e adequados à pessoa idosa.
    4. Propiciar o acesso a cuidados de longo prazo às pessoas idosas que necessitem desse suporte. (Opas, 2024)

Capítulo 6
Questões para revisão
1. c
2. d
3. a
4. As decisões éticas nos cuidados paliativos para idosos são complexas em virtude de questões como restrição de tratamentos agressivos, aplicação de diretrizes antecipadas de vontade e equilíbrio entre qualidade de vida e prolongamento da vida. A colaboração com a família é essencial, pois os familiares frequentemente representam os interesses e desejos do paciente nesse processo de tomada de decisões éticas.
5. O desafio enfrentado pela comunidade pediátrica está associado à falta de experiência em lidar com questões relacionadas à morte, em razão da carência de uma educação formal abrangente em cuidados paliativos tanto na formação pediátrica geral quanto na especializada. Isso evidencia a necessidade premente de capacitação na área de cuidados paliativos para que os profissionais possam lidar de forma adequada e compassiva com questões relacionadas à morte em contextos pediátricos.

Questões para reflexão
1. Faz-se necessário reconhecer o dilema ético e prático que emerge com os avanços médicos. Encontrar um equilíbrio entre a busca pela cura e a preservação da qualidade de vida em pacientes idosos é de extrema importância. A promoção de discussões e tomadas de decisão informadas, com a participação de pacientes, familiares, profissionais de saúde e a sociedade em geral, desempenha um papel fundamental na abordagem desse desafio complexo com empatia e ética.

2. É essencial ponderar sobre como equilibrar a busca por tratamento e a aceitação do curso natural da vida. A incorporação dos aspectos psicológicos e espirituais no cuidado reconhece a profundidade da experiência humana e pode colaborar para a adoção de uma abordagem mais abrangente e compassiva nos cuidados paliativos. Essa abordagem não beneficia apenas o paciente, mas se estende à família, proporcionando apoio emocional e espiritual durante o processo de doença e o luto subsequente.

3. A abordagem interprofissional nos cuidados paliativos desempenha um papel crucial na prestação de uma assistência completa, abrangendo as diversas dimensões da experiência humana durante doenças graves. A colaboração entre profissionais de múltiplas disciplinas é fundamental para essa abordagem holística, mas também pode apresentar desafios, como a necessidade de coordenação eficaz e uma comunicação precisa entre os membros da equipe. Refletir sobre estratégias para superar esses desafios é essencial para a melhoria contínua da qualidade dos cuidados paliativos.

Sobre os autores

Ana Paula Garcia Fernandes dos Santos

Graduada em Nutrição (2018) pela Universidade Federal do Paraná (UFPR), pós-graduada em Vigilância Sanitária e Controle de Qualidade na Produção de Alimentos (2020) pela Pontifícia Universidade Católica do Paraná (PUCPR) e mestra pelo Programa de Pós-Graduação em Alimentação e Nutrição (2022) do Departamento de Nutrição do Setor de Ciências da Saúde da UFPR. Atua como coordenadora do curso de Gastronomia e também como coordenadora de estágio do curso de Nutrição do Centro Universitário Internacional Uninter. Participa como conselheira do Conselho Regional de Nutricionistas (CRN) da 8ª Região.

Deisi Cristine Forlin Benedet

Bacharel e licenciada em Enfermagem (2011) pela Universidade Federal do Paraná (UFPR); especialista em Enfermagem Ginecológica e Obstétrica (2016) pela Universidade Positivo (UP); mestra em Ciências (2014) pela Escola de Enfermagem da Universidade de São Paulo (EE/USP); e doutora em Enfermagem (2021) pela UFPR. É docente e coordenadora do curso de Bacharelado em Enfermagem do Centro Universitário Internacional Uninter. Tem experiência como docente no ensino técnico, na graduação e na pós-graduação em Enfermagem.

Denise Ferreira Gomide Batista

Bacharel em Enfermagem (2006) pela Universidade Federal do Triângulo Mineiro (UFTM); mestra em Ciências da Saúde (2019) pela Escola de Enfermagem de Ribeirão Preto da Universidade de São Paulo (EERP/USP); especialista em Urgência e Emergência (2009) e em Terapia Intensiva e Unidade Coronária (2011) pela Pontifícia Universidade Católica de Campinas (PUC-Campinas); especialista em Economia e Gestão em Saúde (2022) pela Faculdade de Saúde Pública da Universidade de São Paulo (FSP/USP); especialista em Formação Docente para EaD (2023) pelo Centro Universitário Internacional Uninter; e doutoranda pelo Programa de Enfermagem Fundamental da EERP/USP. Em 2009, atuou como enfermeira folguista no Pronto Socorro Adulto e Infantil, na Unidade de Terapia Intensiva (UTI) Adulto e Pediátrica e na Clínica Médica do Hospital Ouro Verde, em Campinas-SP. De 2009 a 2013, atuou como enfermeira no Pronto Socorro Adulto e como preceptora da Residência Multiprofissional Saúde do Hospital da PUC-Campinas. De 2010 a 2011, atuou como enfermeira nas Unidades de Internação (clínica, cirúrgica e oncologia) do Hospital Vera Cruz, em Campinas-SP. De 2014 a 2015, atuou como coordenadora do Bloco Cirúrgico – Centro de Material e Esterilização (CME) e Recuperação Pós-anestesia (RPA) – do Hospital São Francisco, em Ribeirão Preto-SP. De 2016 a 2019, atuou como enfermeira na UTI Adulto e na Unidade Coronária do Hospital Unimed. Em 2017, atuou como enfermeira na Unidade Coronária do Hospital das Clínicas de Ribeirão Preto-SP. Atualmente, é professora e tutora do curso de Bacharelado em Enfermagem do Centro Universitário Internacional Uninter.

Elgison da Luz dos Santos

Bacharel em Fisioterapia (2009) pelo Centro Universitário UniDomBosco, licenciado em Pedagogia (2020) pela Faculdade Intervale e tecnólogo em Gestão Pública (2023) pela Universidade Estadual de Ponta Grossa (UEPG); especialista em Fisioterapia do Trabalho e Ergonomia (2013) pela Faculdade Ibrate (2013), especialista em Ensino de Ciências (2012) pela Universidade Tecnológica Federal do Paraná (UTFPR), especialista em Saúde Pública e Estratégia de Saúde da Família (2021) pela Faculdade Intervale; mestre em Engenharia Elétrica (2016) e Informática Industrial (2016) pela UTFPR; e doutor em Tecnologia em Saúde (2020) pela Pontifícia Universidade Católica do Paraná (PUCPR). Atuou na Secretaria de Saúde da Prefeitura Municipal de Rio Branco do Sul-PR na área de fisioterapia assistencial e na gestão pública em saúde. Tem experiência no ensino superior presencial e em educação a distância (EaD). Atualmente, é professor e coordenador de curso (CST em Massoterapia) e de estágio (BCH em Fisioterapia) no Centro Universitário Internacional Uninter.

Karla Michelle Nobre Minervino

Tecnóloga em Agente Comunitário de Saúde e Endemias (2023) pelo Centro Universitário Internacional Uninter e pós-graduanda em Práticas Integrativas e Complementares e em Saúde da Família pela mesma instituição. Bolsista voluntária do Programa de Iniciação Científica do Centro Universitário Internacional Uninter. Atua como tutora do Programa Amamenta e Alimenta Brasil da Universidade Federal de Santa Catarina (UFSC) e como agente comunitária de saúde em município do Rio Grande do Norte.

Louise Aracema Scussiato

Bacharel e licenciada em Enfermagem (2010) pela Universidade Federal do Paraná (UFPR); especialista em Enfermagem do Trabalho (2015) pelo Centro Universitário Internacional Uninter; mestra (2012) e doutora (2020) em Enfermagem pela UFPR. Atua como docente do Centro Universitário Internacional Uninter, onde também é coordenadora do Curso Superior de Tecnologia em Agente Comunitário de Saúde e Endemias e coordenadora das práticas de campo e dos estágios do curso de Bacharelado em Enfermagem.

Maria Caroline Waldrigues

Mestra em Educação, na linha de pesquisa de Políticas Educacionais (2014), pela Universidade Federal do Paraná (UFPR); pós-graduada em Políticas Educacionais (2011) pelo Núcleo de Políticas, Gestão e Financiamento da Educação (NuPE) da UFPR; pós-graduada em Gestão Pública em Saúde (2011) pelo Setor de Ciências Sociais Aplicadas da UFPR (2011); pós-graduada em Ensino do Processo de Enfermagem (2022) pela Pontifícia Universidade Católica do Paraná (PUCPR); pós graduada em Formação Docente para EaD (2023) pelo Centro Universitário Internacional Uninter; graduada em Enfermagem (2008) pela PUCPR; e pós-graduada em Envelhecimento Saudável: Prevenção, Tratamento e Cuidado (2024) pela Pontifícia Universidade Católica do Rio Grande do Sul (PUCRS). Atualmente, é coordenadora dos cursos de Tecnologia e Bacharelado em Gerontologia do Centro Universitário Internacional Uninter e membro do Departamento Científico de Enfermagem Gerontológica (DCEG) da Associação Brasileira de Enfermagem (ABEn) – Seção Paraná (Gestão 2022-2025).

Reuber Lima de Sousa

Mestre em Enfermagem, na linha de pesquisa de Processo de Cuidar em Saúde e Enfermagem (2022), pela pela Universidade Federal do Paraná (UFPR); pós-graduado em Formação Docente para EaD (2024) pelo Centro Universitário Internacional Uninter; MBA Gestão em Saúde e Controle de Infecção (2019) pelo Centro de Estudos Avançados e Tecnologia (Faceat); e graduado em Enfermagem (2013) pelo Centro Universitário Autônomo do Brasil (UniBrasil). Atualmente, é professor e tutor do curso de Bacharelado em Enfermagem do Centro Universitário Internacional Uninter e membro do Departamento Científico de Enfermagem Gerontológica (DCEG) da Associação Brasileira de Enfermagem (ABEn) – Seção Paraná (Gestão 2022-2025).

Impressão:
Março/2025